心脏导管检查入门

Cardiac Catheterization

主编 （日）矢嶋纯二 日本心脏血管研究所附属医院副院长

主审 孙英贤

主译 张月兰 中国医科大学附属第一医院 心内科教授

北方联合出版传媒（集团）股份有限公司

辽宁科学技术出版社

本书严格描述了药物的适应证、副作用和给药时间等，但这些内容可能会发生变化。本书提到的所有药物，请参阅产品制造商提供的说明信息。

KOREKARA HAJIMERU SHINZOU CATHETER KENSA
© JUNJI YAJIMA 2013
Originally published in Japan in 2013 and all rights reserved by MEDICAL VIEW CO., LTD
Chinese (Simplified Character only) translation rights arranged through
TOHAN CORPORATION, TOKYO

©2025，辽宁科学技术出版社。
著作权合同登记号：第06-2016-28号。

图书在版编目（CIP）数据

心脏导管检查入门/（日）矢嶋纯二主编；张月兰
主译. —沈阳：辽宁科学技术出版社，2025.1
ISBN 978-7-5591-1926-1

Ⅰ.①心… Ⅱ.①矢… ②张… Ⅲ.①心导管插
入 Ⅳ.① R540.4

中国版本图书馆 CIP 数据核字（2020）第 241748 号

出版发行：辽宁科学技术出版社
　　　　　（地址：沈阳市和平区十一纬路25号　邮编：110003）
印　刷　者：沈阳丰泽彩色包装印刷有限公司
经　销　者：各地新华书店
幅面尺寸：210 mm × 285 mm
印　　张：25
字　　数：600千字
出版时间：2025年1月第1版
印刷时间：2025年1月第1次印刷
责任编辑：郭敬斌　唐丽萍
封面设计：顾　娜
版式设计：袁　舒
责任校对：栗　勇

书　　号：978-7-5591-1926-1
定　　价：268.00元

编辑电话：024-23284363　13840404767
E-mail: guojingbin@126.com
邮购热线：024-23284502
http://www.lnkj.com.cn

作者名单

■ 主编

矢 嶋 纯 二　日本心脏血管研究所附属医院副院长

■ 编者（按文章先后顺序）

赤羽正史　日本那须红十字医院心血管内科副部长

冈部辉雄　日本国际医疗福祉大学三田医院心血管内科准教授

柚本和彦　日本横滨灾难医院心血管内科冠状动脉治疗中心部长

茂木 聪　日本庆应义塾大学医学部心血管内科

河村朗夫　日本庆应义塾大学医学部心血管内科讲师

富永真和　日本立川综合医院放射线科

高桥 稔　日本立川综合医院心血管内科主任医师

伊藤信吾　日本国立国际医疗中心第一心血管内科

原 久男　日本国立国际医疗中心第二心血管内科主任医师

池田长生　日本国立国际医疗中心第一心血管内科

田中真吾　日本心脏血管研究所附属医院心血管内科

清野义胤　日本星综合医院院长助理

小山雄广　日本东京大学医学部附属医院心血管内科

堀 真规　日本东邦大学医疗中心大桥医院心血管内科

中村正人　日本东邦大学医疗中心大桥医院心血管内科教授

山 下 淳　日本东京医科大学医院心血管内科

道下一朗　日本横滨荣共济医院心血管内科部长

岸 干 夫　日本 NTT 东日本关东医院心血管内科

小田弘隆　日本新潟市民营医院心血管内科部长

金子英弘　日本心脏血管研究所附属医院心血管内科

后 藤 亮　日本秀和综合医院心血管内科主任医师

矢嶋纯二　日本心脏血管研究所附属医院副院长

越田亮司　日本 CARESS 札幌钟楼纪念医院心血管中心医师

浦泽一史　日本 CARESS 札幌钟楼纪念医院副院长

安 藤 弘　日本春日部中央综合医院心脏病中心心血管内科部长

尾崎俊介　日本春日部中央综合医院心脏病中心心血管内科

东谷迪昭　日本东京医科大学医院心血管内科

山崎哲郎　日本所泽心脏中心

樱田真己　日本所泽心脏中心院长

唐原 悟　日本春日部中央综合医院心脏病中心心血管内科部长

小堀裕一　日本户田中央综合医院心脏血管中心内科

田边康宏　日本都立广尾医院心血管内科主任医师

高梨贺江　日本心脏血管研究所附属医院 ME 室

妹 尾 惠　日本心脏血管研究所附属医院心血管内科
太 郎

深町大介　日本大学医学部内科学心血管内科

上田知实　日本榊原纪念医院儿科心血管内科

高见泽格　日本榊原纪念医院心血管内科

氏家勇一　日本星综合医院心血管内科部长

小松宣夫　日本太田西之内医院心血管内科部长

纳口英次　日本心脏血管研究所附属医院 ME 室

鬼仓基之　日本骏河台日本大学医院心血管内科

新田宗也　日本东京警察医院心血管内科主任医师

雨池典子　日本绫濑循环医院心血管内科

朴泽英成　日本绫濑循环医院心血管内科部长

樱井将之　日本昭和大学医学部内科学讲座心血管内科学部

滨嵜裕司　日本昭和大学医学部内科学讲座心血管内科学部讲师

小川崇之　日本东京慈善会医科大学心血管内科讲师

中津裕介　日本盐田纪念医院心脏血管中心部长

山胁理弘　日本济生会横滨市东部医院心血管内科主任医师

木村祐之　日本丰桥心脏中心心血管内科主任医师

矢作和之　日本三井纪念医院心血管内科

田边健吾　日本三井纪念医院心血管内科部长

上 妻 谦　日本帝京大学医学部附属医院心血管内科准教授

嘉纳宽人　日本心脏血管研究所附属医院心血管内科

松尾仁司　日本岐阜心脏中心副院长

松野俊介　日本心脏血管研究所附属医院心血管内科

高山忠辉　日本大学医学部内科学心血管内科

广 高 史　日本大学医学部内科学心血管内科准教授

平山笃志　日本大学医学部内科学心血管内科教授

伊藤良明　日本济生会横滨市东部医院心血管内科副部长

粟田政树　日本关西灾难医学医院心血管内科副部长

松 冈 宏　日本爱媛县立今治医院副院长 / 爱媛大学医学部临床教授

上田恭敬　日本大阪警察医院心血管内科部长

名越良治　日本大阪府济生会中津医院心血管内科

志手淳也　日本大阪府济生会中津医院心血管内科部长

嶋村邦宏　日本和歌山县立医科大学心血管内科

久保隆史　日本和歌山县立医科大学心血管内科讲师

赤阪隆史　日本和歌山县立医科大学心血管内科教授

太 田 洋　日本板桥中央综合医院心血管内科主任部长

大塚崇之　日本心脏血管研究所附属医院心血管内科主任医师

奥村恭男　日本大学医学部内科学心血管内科

译者名单

■主　审

孙英贤

■主　译

张月兰　栾　波

■副主译

孙志军　张心刚　陈　韦　徐　峰

■参译人员（以姓氏笔画为序）

王　勃　　中国医科大学附属第一医院

孙志军　　中国医科大学附属盛京医院

孙英贤　　中国医科大学附属第一医院

孙国哲　　中国医科大学附属第一医院

孙晓丹　　沈阳市第十人民医院

孙溢晗　　辽宁省人民医院

刘正阳　　中国医科大学附属第一医院

刘谋杰　　中国医科大学附属第一医院

吕　岩　　中国医科大学附属第一医院

张月兰　　中国医科大学附属第一医院

张心刚　　中国医科大学附属第一医院

张海山　　中国医科大学附属第一医院

张晓娇　　辽宁省人民医院

陈　韦　　辽宁中医药大学附属医院

陈　明　　中国医科大学附属第一医院

侯　平　　辽宁中医药大学附属医院

胡文宇　　中国医科大学附属第一医院

段　娜　　辽宁省人民医院

赵红岩　　辽宁省人民医院

栾　波　　辽宁省人民医院

夏　霏　　辽宁省人民医院

徐以康　　沈阳医学院附属第二医院·辽宁省退伍军人总医院

徐　峰　　中国医科大学附属第一医院

程　颖　　中国医科大学附属第一医院

解　强　　中国医科大学附属第四医院

肇恒楠　　沈阳医学院附属第二医院·辽宁省退伍军人总医院

序言

对完成心内科基本轮转工作，拟进一步提升水平，步入介入领域的医生来说，参考书较多，但大多数较难，初学者不易掌握。为了帮助刚刚进入介入工作的医疗工作者，本书囊括了心脏介入诊疗中的基本知识和基本技能操作，通俗易懂。

首先，本书介绍了导管检查术前准备、术后熟练读图阅片以及如何完成报告的书写；接着又对心脏导管检查所需的必备物品、穿刺与止血、合并症的防治、导管检查流程、冠状动脉造影流程、冠状动脉造影图像解析等基本的操作步骤、重点难点及注意事项进行了讲解。

本书并没有罗列全部病种病例，而是相对于其他教材未提及的疾病、设备器械的组成及操作步骤、实践中可能出现的相关问题等进行了详细且图文并茂的介绍说明。除此之外，本书还加入了心内科医生不常接触的外周血管介入诊疗的相关知识及各位前辈、同道在实际操作中的经验，这是非常宝贵的。

通过本书，笔者希望有二：一是衷心希望本书可以最大限度地帮助目前的介入医疗工作者，成为他们的良师益友；二是希望今后共同提高介入诊疗技术水平。

心脏血管研究所附属医院副院长　矢嶋纯二

译者推荐序

　　心脏介入诊疗手术以其创伤小、疗效高、风险低、康复快、成本低等独特优势，受到广大心内科医生及患者的广泛欢迎，已经成为心血管疾病的诊断与治疗的重要手段。目前分为冠状动脉介入、心脏起搏、电生理和射频消融治疗及先心病 / 结构心脏病介入治疗等多个重要领域。部分心内科介入医生亦从事外周动脉、肾动脉及主动脉的介入诊疗工作。无论采用何种介入诊疗技术，均需掌握基础操作方法和技术要领，这是心脏介入治疗手术入门的重中之重。

　　随着我国经皮冠状动脉介入治疗（PCI）的飞速发展，通过介入手术治疗冠状动脉病变已成为心内科介入医生的日常临床工作，但介入治疗在我国不少单位或基层医院才刚刚起步，涌现出大量年轻的介入初学者，技术水平参差不齐。我们精心翻译了日本《心脏导管检查入门》一书，本书从介入诊疗入门开始，结合大量影像学资料，详细阐述了导管介入工作准备，如药物、抢救设备、穿刺与止血、缝合器等基本操作，介入检查围手术期常见的并发症处理，各种仪器设备的操作，冠状动脉造影、冠状动脉内超声（IVUS）、冠状动脉储备分数（FFR）测定、冠状动脉光学相干断层成像技术（OCT）及电生理检查等入门操作及技巧。本书以基础规范为特点，图文并茂，言简意赅，面向基层及刚刚起步的初学者，是介入初学者踏入介入治疗领域的基础工具书之一，也推荐作为介入医疗工作者的常用工具书。本书译者希望介入初学者参照本书，掌握相关基础知识及技能，减少并发症，努力提高自己的介入诊疗技术水平，为促进我国介入治疗的快速发展贡献力量。

　　本书虽几经校稿，但由于专业水平有限，难免有不足之处，请广大读者给予批评指正。

中国医科大学附属第一医院心内科教授　张月兰

Ⅲ　心脏导管检查前的准备及检查流程

Ⅳ　穿刺和止血

V 右心导管

IX 冠状动脉功能评价：FFR

X 血管内超声

XI 血管内镜

XII OCT

XIII 其他血管的造影

XIV 电生理检查

本书使用的缩略语

A		
AAE	annuloaortic ectasia	主动脉瓣环扩张
ACT	activated coagulation time	活化凝血酶时间
AHA	American Heart Association	AHA 分型
AM	acute marginal branch	锐缘支
ASD	atrial septal defect	房间隔缺损
AVN	AV node artery	房室结支
AVNRT	atrioventricular nodal reentrant tachycardia	房室结折返性心动过速
B		
BSA	body surface area	体表面积
C		
CABG	coronary artery bypass grafting	冠状动脉搭桥手术
CAG	coronary angiography	冠状动脉造影
CB	conus branch	圆锥支
CHF	continuous hemofiltration	持续的血液滤过
CI	cardiac index	心排血指数
CIN	contrast media induced nephrotoxicity	造影剂肾病
CKD	chronic kidney disease	慢性肾脏病
CRBSI	catheter-related blood stream infection	导管引起的血行感染
CTO	chronic total occlusion	慢性完全性闭塞性病变
CVC	central venous catheter	中心静脉导管
D		
DDP	Direct Distal SFA Puncture	正向
DEB	drug eluting balloon	药物球囊
DES	drug eluting stent	药物洗脱支架
DG	diagonal	对角支
DSA	digital subtraction angiography	数字减影血管造影
E		
EDP	end-diastolic pressure	舒张期末压
EEM	external elastic membrane	外弹力膜
F		
FFR	fractional flow reserve	冠状动脉血流储备分数
G, H		
GEA	gastro-epiploic artery	胃大网膜动脉
HD	hemodialysis	血液透析
HIT	heparin-induced thrombocytopenia	肝素诱导血小板减少症
I, K		
IABP	intra-aortic balloon pumping	主动脉内球囊反搏术
ICE	intracardiac echocardiography	心腔内超声
IMA	inferior mesenteric artery	肠系膜动脉
ISDN	isosorbide dinitrate	硝酸异山梨醇酯
KBT	kissing balloon technique	对吻球囊技术
L		
LA	left atrium	左房
LAD	left anterior descending coronary artery	左前降支
LAO	left anterior oblique	左前斜位
LCC	left coronary cusp	左冠窦

LCX	left circumflex coronary artery	左回旋支
LITA	left internal thoracic artery	左内乳动脉
LM	left main	左主干
LMT	left main coronary trunk	左主干
LV	left ventricle	左室
LVEDP	left ventricular end-diastolic pressure	左室舒张末压
LVEDV	left ventricular end-diastolic volume	左室舒张末容积
LVEDVI	left ventricular end-diastolic volume index	左室舒张末容积指数
LVEF	left ventricular ejection fraction	左室射血分数
LVSDV	left ventricular end-systolic volume	左室收缩末容积
LVSDVI	left ventricular end-systolic volume index	左室收缩末容积指数
M		
MBS	myocardial blush score	光周波速领域图像
MDU	motor drive unit	电机驱动装置
MLD	minimum lumen diameter	最小血管内径
N		
NCC	noncoronary cusp	无冠窦
NTG	nitroglycerin	硝酸甘油
NURD	non-uniform rotational distortion	自动回转速率
O		
OFDI	optical frequency domain imaging	光学频域成像
OM	obtuse marginal	钝缘支
P		
PAP	pulmonary arterial pressure	肺动脉压
PAWP	pulmonary artery wedge pressure	肺毛细血管楔压
PCPS	percutaneous cardiopulmonary support	经皮心肺辅助装置
PD	posterior descending artery	后降支
POP	popliteal artery	腘动脉
PTA	percutaneous transluminal angioplasty	经皮血管成形术
R		
RA	right atrium	右房
RAO	right anterior oblique	右前斜位
RAP	right atrial pressure	右房压
RCA	right coronary artery	右冠状动脉
RCC	right coronary cusp	右冠窦
RITA	right internal thoracic artery	右内乳动脉
RV	right ventricle	右室
RVB	right ventricular branch	右室支
S		
SFA	superficial femoral artery	股浅动脉
SN	sinus node artery	窦房结支
SP	septal	间隔支
SV	stroke volume	每搏量
T, V		
TAVR	transcatheter aortic valve replacement	经皮主动脉瓣置换术
TIMI	Thrombolysis in myocardial infarction	TIMI 血流
VSD	ventricular septal defect	室间隔缺损

※ 本书中 FFRmyo 皆用 FFR 表示。

解剖

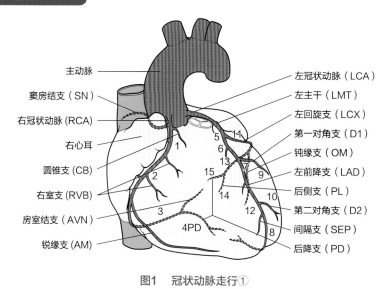

主动脉
窦房结支（SN）
右冠状动脉（RCA）
右心耳
圆锥支（CB）
右室支（RVB）
房室结支（AVN）
锐缘支（AM）

左冠状动脉（LCA）
左主干（LMT）
左回旋支（LCX）
第一对角支（D1）
钝缘支（OM）
左前降支（LAD）
后侧支（PL）
第二对角支（D2）
间隔支（SEP）
后降支（PD）

图1　冠状动脉走行①

简称	正式名称	
SN	sinus node branch	窦房结支
RCA	right coronary artery	右冠状动脉
CB	conus branch	圆锥支
RVB	right ventricular branch	右室支
AVN	atrioventricular node branch	房室结支
AM	acute marginal branch	锐缘支
LCA	left coronary artery	左冠状动脉
LMT	left main coronary trunk	左主干
LCX	left circumflex coronary artery	左回旋支
D1	first diagonal branch	第一对角支
OM	obtuse marginal branch	钝缘支
LAD	left anterior descending coronary artery	左前降支
PL	posterolateral branch	后侧支
D2	second diagonal branch	第二对角支
SEP	septal branch	间隔支
PD	posterior descending	后降支

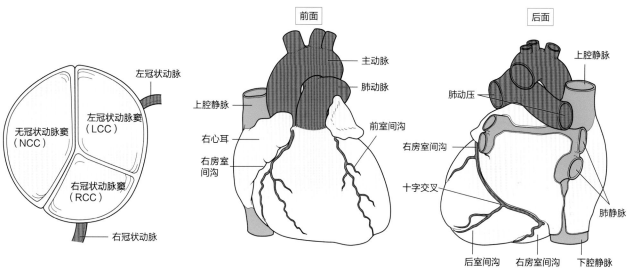

左冠状动脉
左冠状动脉窦（LCC）
无冠状动脉窦（NCC）
右冠状动脉窦（RCC）
右冠状动脉

图2　主动脉起始部位解剖
（主动脉冠状面所见）

前面

主动脉
肺动脉
上腔静脉
右心耳
右房室间沟
前室间沟

后面

上腔静脉
肺动压
右房室间沟
十字交叉
肺静脉
后室间沟　右房室间沟　下腔静脉

图3　冠状动脉走行②

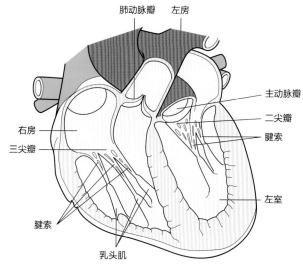

肺动脉瓣　左房
主动脉瓣
二尖瓣
腱索
右房
三尖瓣
左室
腱索
乳头肌

图4　心脏的内部结构

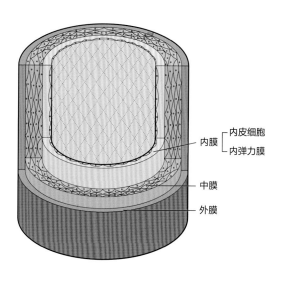

内膜 ┬内皮细胞
　　 └内弹力膜
中膜
外膜

图5　血管结构

15

造影角度

RAO（right anterior oblique）
右前斜位观察心脏角度

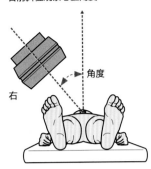

右　角度

LAO（left anterior oblique）
左前斜位观察心脏角度

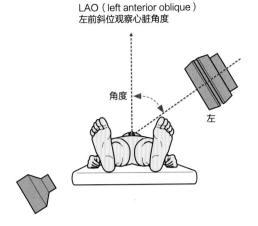

角度　左

CRANIAL
头位观察心脏角度

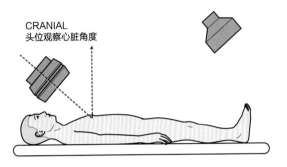

CAUDAL
足位观察心脏角度

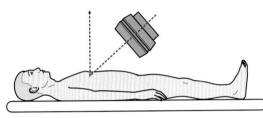

图 6　造影角度的叫法

动脉、静脉

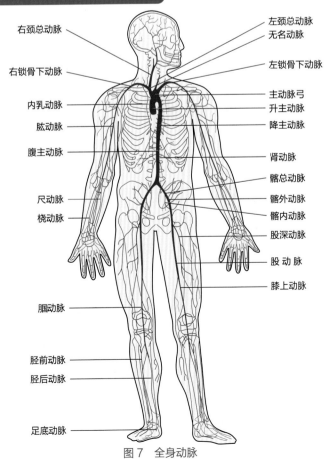

右颈总动脉
右锁骨下动脉
内乳动脉
肱动脉
腹主动脉
尺动脉
桡动脉
腘动脉
胫前动脉
胫后动脉
足底动脉

左颈总动脉
无名动脉
左锁骨下动脉
主动脉弓
升主动脉
降主动脉
肾动脉
髂总动脉
髂外动脉
髂内动脉
股深动脉
股 动 脉
膝上动脉

图 7　全身动脉

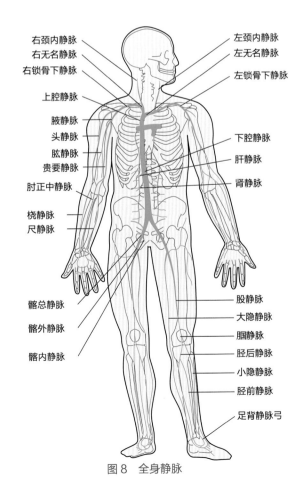

右颈内静脉
右无名静脉
右锁骨下静脉
上腔静脉
腋静脉
头静脉
肱静脉
贵要静脉
肘正中静脉
桡静脉
尺静脉
髂总静脉
髂外静脉
髂内静脉

左颈内静脉
左无名静脉
左锁骨下静脉
下腔静脉
肝静脉
肾静脉
股静脉
大隐静脉
腘静脉
胫后静脉
小隐静脉
胫前静脉
足背静脉弓

图 8　全身静脉

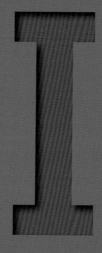

心脏导管检查
必备的物品

I **1**

心脏导管检查必备的物品

心导管鞘管

心导管鞘管是导管介入手术中不可缺少的，
有各种各样的种类和形状，可以根据情况选择使用。

首先掌握
此处要点

1 心导管鞘管是导管介入手术中不可缺少的。

2 了解心导管鞘管的种类，根据具体情况选择使用。

3 紧急情况下需要迅速插入，请正确进行组装。

4 有可能引起血管等损伤，使用时要充分注意。

5 它不仅可以插入导管，还可以用于动脉压力的持续监测以及成为紧急时的输液途径。

何谓心导管鞘管

● 所谓心导管鞘管是在进行心导管检查时，保护血管，确保导管插入，安全、迅速地
完成导管的插入、拔出及更换等的辅助装置。

心导管鞘管的构造

● 心导管鞘管为空心结构，留置在血管内部分鞘管的远端有防止逆流的安全阀和三
通（图1）。此外，为了降低插入、拔出鞘时的阻力，在鞘的表面有时涂上亲水性
涂层。

● 心导管鞘管多半是导管组套，其中包括鞘管本身、扩张管、指引导丝、穿刺针、注
射器、手术刀（图2）。导丝有 0.025in（0.63mm）和 0.035in（0.89mm）两种。
一般来说，经股动脉和肱动脉途径时多半选择 0.035in 导丝的组套，经桡动脉途径

时多半选择 0.025in 导丝的组套。

● **扩张管是为了对应指引导丝的直径而制作的，所以，同时使用几个导丝直径不同的心导管鞘管时要加以注意。**

● 例如，0.025in 的扩张管里不能通过 0.035in 的导丝，由于扩张管和指引导丝之间存在间隙，不仅不能顺利插入，还可能导致血管损伤。因此，**特别是在紧急情况下，当面对多个导管组套时需要注意。**

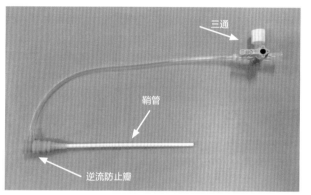

图 1 鞘管的构造

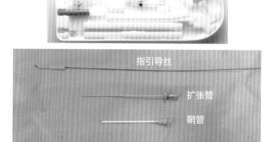

图 2 导管组套构成内容

心导管鞘管的种类

直径的种类

● 心导管鞘管的直径为 4Fr（1.4mm）~8Fr（2.7mm），由心导管的尺寸来决定（图 3）。另外，由于直径较大鞘管的支撑力、通过性更强，血管迂曲严重时，不易扭曲。

● 鞘管的尺寸如果超过导管尺寸的话，没有任何问题，可以使用。使用比导管的尺寸大的鞘管时，也可以测定压力以及用于紧急时的输液。

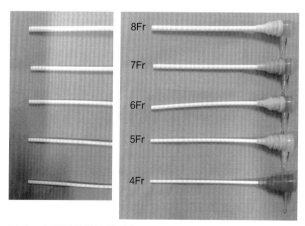

图 3 心脏导管鞘管的种类
从上往下依次为8Fr、7Fr、6Fr、5Fr、4Fr尺寸。

形状的种类

- 鞘管的形状一般都是直的，但是，也有特殊形状的鞘管。

- 一般情况下鞘管的长度为7cm、10cm、25cm，通常使用的是7cm和10cm长的鞘管。但是，在血管迂曲的病例或指引导丝容易误入血管分支的病例中，如果选择25cm鞘管的话，导管容易插入，易于操作，所以根据具体情况选择（图4）。

- 血管迂曲严重，即使使用25cm鞘管，拔出时也有产生扭曲、导管的取出和操作上发生困难的病例。此时，通过使用有涂层且具有防扭曲功能的螺旋鞘管，可以使导管的操作变得容易（图5）。

- 鞘管的形状通常都是直的，但在进行下肢的经皮血管成形术（percutaneous transluminal angioplasty：PTA）时，也有形状独特的鞘管。在进行PTA的时候，因为经常直接把鞘管送到接近病变部位，鞘管的长度可长达95cm或120cm（图6）。

- 经对侧股动脉进入的时候，为了容易通过主动脉和髂总动脉的分支部位，也有前端弯曲的J形鞘管（图7）。另外，从同侧的股动脉插入股浅动脉以下的下肢动脉时，需要反向穿刺，有时难以进行导管操作。此时，通过使用根部弯曲的鞘管，可以在通常的位置进行操作（图8）。

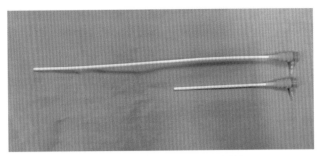

图4　10cm长7Fr鞘管和25cm长7Fr鞘管

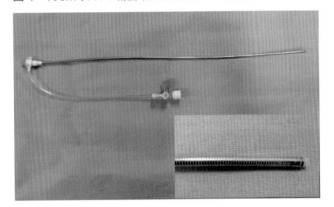

图5　螺旋鞘管

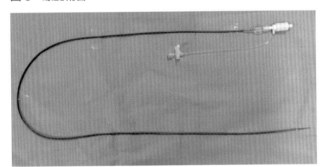

图6　120cm鞘管

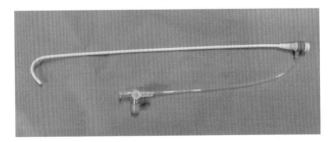

图7　J形鞘管

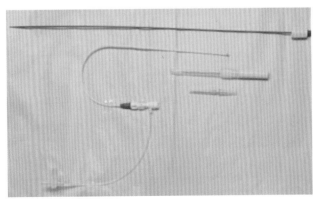

图8　根部弯曲的鞘管

组装方法

① 通过鞘管的三通加入肝素生理盐水排气。扩张管内事先也要使用肝素生理盐水预充。

② 把扩张管插入鞘管，将扩张管及鞘管尾端锁紧。

此处注意

如果逆流防止瓣破损，将起不到止血的作用，所以，扩张管插入时要瞄准瓣的中心。并且要确保扩张管和鞘管的锁定。扩张管和鞘管未被锁定的话，只有鞘管前进，鞘管尖有可能损伤血管壁。

插入方法

① 用手术刀在穿刺部位的皮肤上切一小口。

② 将穿刺针插入血管，留下套管，拔出内针（图 9b）。

③ 将指引导丝通过套管慢慢插入血管。此时，先插入导丝柔软的部分（图 9c）。

④ 留下导丝，拔出套管（图 9d）。

⑤ 在指引导丝留置血管的状态下，顺导丝将鞘管插入血管中（图 9e）。

⑥ 解锁扩张管及鞘管，慢慢地拔出指引导丝和扩张管（图 9f）。

此处注意

导丝缓慢进入，感觉到阻力时，不要强行前进，停下来查找产生阻力的原因。

此处注意

如果用注射器过于用力抽吸，可能会把空气从逆流防止瓣中吸进来，应注意。

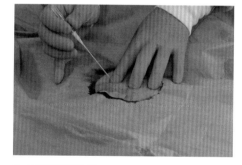

a：穿刺针的持针方法。

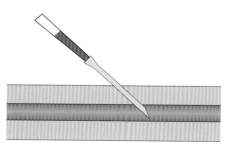

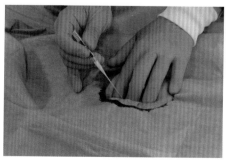

b

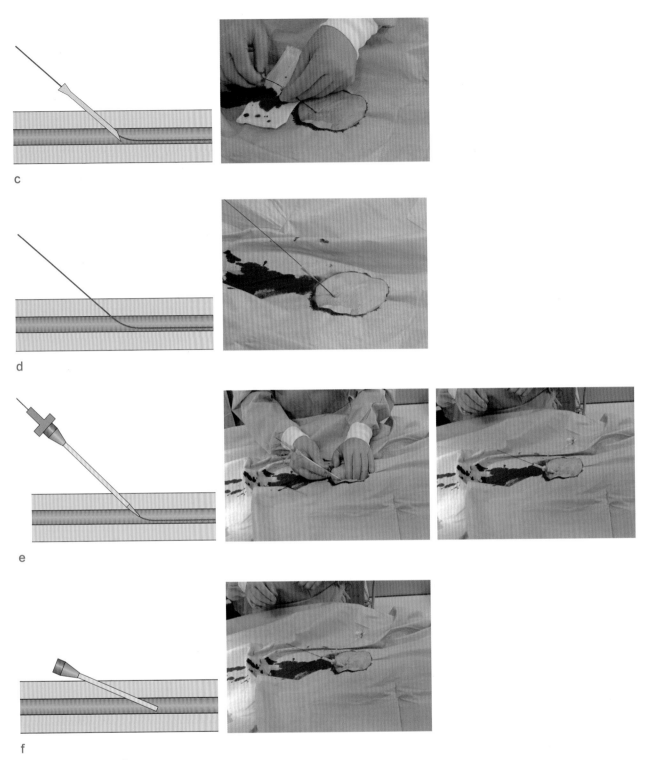

c

d

e

f

图 9　鞘管的插入方法

● 上述过程是从心导管鞘管的安装到插入的全过程。然后，先进指引导丝，再将导管
　 插入鞘管。导管手术结束时，拔出导管后，再拔出鞘管。

造影用指引导丝

造影用指引导丝，在血管造影用的导管和 PCI 用指引导管插入血管之前，为了起到引导作用，应事先插入血管内。

> 首先掌握
> 此处要点

1 在使用前，要在指引导丝的包装盒内注满肝素生理盐水。

2 指引导丝每次使用之后，都要用肝素生理盐水浸泡过的纱布将血液擦拭干净，然后收藏到盒子里。

3 无论哪种造影用指引导丝，在插入血管时，都必须进行透视下确认。

4 根据血管的走行和有无血管病变等，选择匹配的造影用指引导丝。

5 使用亲水性聚合物涂层式指引导丝时，一定要通过透视把握导丝尖端的前进方向。

6 操作过程中破损了的造影用指引导丝，应尽量不要再继续使用。

何谓造影用指引导丝？

- 所谓造影用指引导丝，是指将血管造影用的导管以及 PCI 用指引导管插入血管时，以其引导为目的，事先插入血管内的导丝。多为不锈钢的弹簧状导丝。外径为 0.032in（0.81mm）～0.038in（0.96mm），常用 0.035in（0.89mm），一般全长 150cm。

- 如图 1 所示，对应血管的走行，将造影用指引导丝先行。即便是弯曲、蛇形的血管，也可以在不损伤血管壁的情况下引导导管。

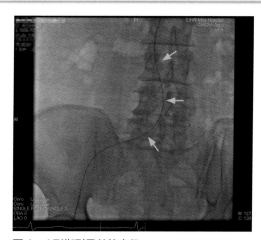

图 1　J 形指引导丝的走行

J 形指引导丝沿着蛇形的血管走行。可以更安全、可靠地进行导管的引导。

造影用指引导丝的种类

- 造影用指引导丝根据其尖端的形状，分为几种类型。最普通的是 J 形指引导丝（图 2）。通过将尖端设计为 J 字形，不仅可以防止对血管内膜的损伤，还可以避免误入细小血管，将导管安全地引导到靶血管内。根据尖端弯曲的半径，如图所示称为 3.0mmJ 形指引导丝。

- 到达主动脉窦时，根据其形状可以流畅地在窦内旋转，将导管引导到主动脉窦内，使向冠状动脉开口部位的插入更加可靠（图 3）。

- 即使在左室造影时，也可以安全地将导丝先行插入左室内。有时导管单独插入左室内会有困难，所以应该积极利用 J 形指引导丝（图 4）。

- 主动脉瓣狭窄患者，直型指引导丝可以精准地通过狭小的瓣膜间隙。但是，在到达靶目标之前，原则上应该用 J 形指引导丝进行引导，然后更换成直型指引导丝（图 5）。

- 血管迂曲严重，或指引导丝通过途中有血栓和溃疡等病变时，为了避免反复插入、拔出指引导丝，使用图像（图 6）的长导丝（260cm），可以轻松更换各种导管。

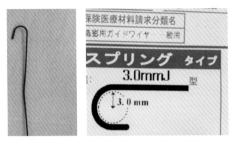

图 2　根据 J 形指引导丝尖端弯曲直径命名

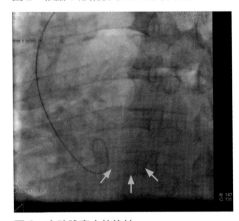

图 3　主动脉窦内的旋转

J 形指引导丝尖端在窦内旋转。在这种状态下，通过推进导管，可以减少因导管尖端引起的血管内膜损伤的风险，安全地引导到冠状动脉开口处。

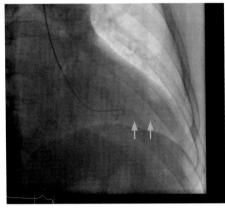

图 4　向左室内插入

J 形指引导丝在大多数病例都能很容易进入左室内。

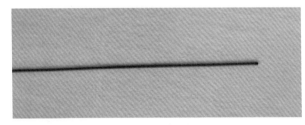

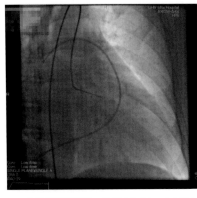

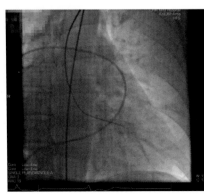

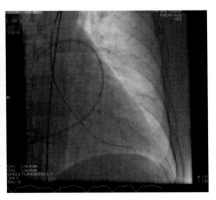

a：使用直型指引导丝，将 JR（Judkins right 型）4.0 造影用导管引导送到接近主动脉瓣位置。

b：用同一导丝穿过狭窄瓣膜的间隙。

c：进入左室内。

图 5　直型指引导丝

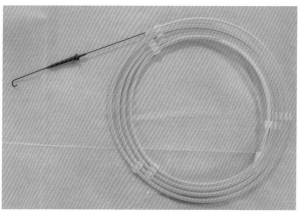

图6　260cm 长导丝

亲水性聚合物涂层式造影用指引导丝

● 因动脉粥样硬化导致血管严重迂曲，或因钙化血管壁失去弹性的情况下，经常会遇到普通的弹簧型指引导丝无法前进的情况。在这种情况下，如果强行推进指引导丝，可能会导致血管夹层等并发症。

● 这时，表面涂有亲水性聚合物涂层的指引导丝能发挥作用。Radifocus® 指引导丝（泰尔茂公司制造）通过降低与血管壁之间的摩擦力，可以更容易地插入指引导丝（图7）。

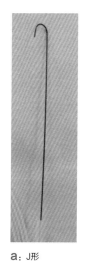
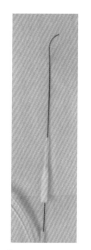
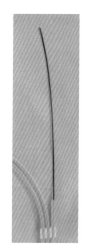

a：J形　　　　　b：角形　　　　　c：直型

图7　亲水性聚合物涂层式造影用指引导丝
与液体接触时，导丝表面的摩擦系数减小，与血管壁的摩擦减轻，容易插入弯曲和迂曲血管。

漂浮型指引导丝

● 为了防止误入上述的小血管及分支，同时防止在大血管内，像 J 形指引导丝那样对血管内膜造成不同程度的损伤而研发的漂浮型指引导丝（欧贝克斯公司制造）（图8）。

● 特别是经桡动脉插入导管时，将发挥良好的效果。从其尖端的形状开始，在肱动脉等小血管内，尖端以延伸的形式前进，会防止其误入分支（图9）。

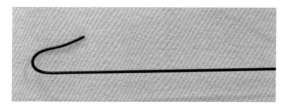

图8　漂浮型指引导丝

● 另一方面，在锁骨下动脉和股动脉等较粗血管内，由于尖端采取了以往的天鹅颈状
  形态，可以和J形指引导丝一样安全推进导管（图9）。

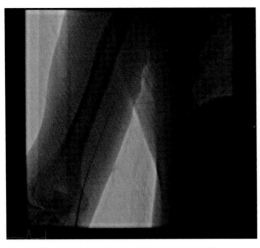 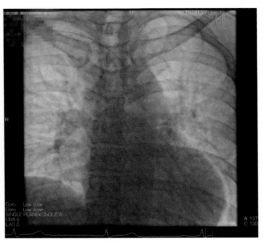

a：在血管直径较小的肱动脉内，尖端以延伸的形式行进，所以很难误入细小的分支。

b：进入主动脉之后，前端会恢复到漂浮型，起到与J形指引导丝相同的作用。

图9　桡动脉路径的漂浮型指引导丝

建　议

● **造影用指引导丝，无论诊断还是治疗，都是为安全可靠地将导管引导到靶血管而设计的**。对于其操作当然要完全掌握。注意点如下：

① 使用前，要在指引导丝包装盒内充满肝素生理盐水。特别是亲水性聚合物涂层式造影指引导丝，一旦干燥，其效果会减半。

② 指引导丝使用后，每次都要用肝素生理盐水浸泡过的纱布擦拭干净后，收回到盒子里。残留血液的话容易造成血栓。

③ 无论哪种造影用指引导丝，在血管内推进时，都必须进行透视下的确认。初学者只凭手触感操作的话需要谨慎。

④ 应该根据血管的走行和有无血管病变等，选择适合的造影用指引导丝。

⑤ 在使用亲水性聚合物涂层式造影用指引导丝时，特别要通过透视准确地把握导丝尖端的行进方向。

⑥ 操作过程中破损了的造影用指引导丝，尽量不要再继续使用。比如说，中途弯折了，如果继续强行使用，会造成血管内膜损伤而引起主动脉夹层等严重的并发症。

3

柚本和彦

各种心导管

心导管检查分为血管造影（静脉系统、动脉系统）和心内检查（压力、氧饱和度、
心搏出量测定等），根据各自的用途准备心导管。
多数情况下，心导管附有发明者的名字。

> 首先掌握
> 此处要点

1 根据用途和目的选择合适的导管。

2 了解各种导管的特性和构造。

3 理解冠状动脉、主动脉、动脉系统的立体解剖。

4 即使是同样形状的导管，由于生产厂家不同也会有差异，所以要熟悉自己经常使用的导管特征。

用于测压的导管

● 有代表性的心内测压系统的导管是 Swan-Ganz® 导管（热稀释法导管，爱德华斯
生命科学公司生产）（图 1）。其前端附有气囊，随着血流插入，可以测量中心静脉
压、右房压、右室压、肺动脉压、肺动脉楔压和心搏出量。

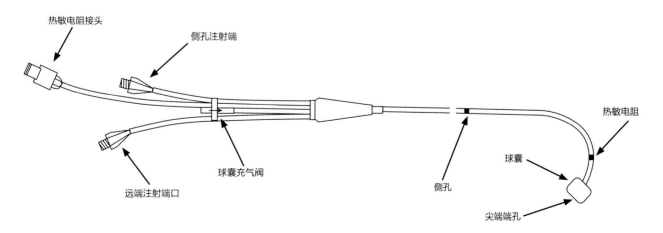

热敏电阻接头

侧孔注射端

热敏电阻

球囊

球囊充气阀

远端注射端口

侧孔

尖端端孔

图 1　Swan-Ganz® 导管
从侧孔注入冰生理盐水通过前端的热敏电阻（温度传感器）可以测量心搏出量。

造影用导管

● 根据造影部位的不同，备有各式各样的导管。

此处注意

左冠状动脉的 Amplatz 导管也常用于右冠状动脉。

冠状动脉造影用导管

Judkins 导管（图2、图3）

● 这是最常见的导管形状。左、右冠状动脉用导管均有，根据主动脉形状不同，具有其匹配的各种尺寸。

Amplatz 导管（图4）

● 有右冠状动脉用和左冠状动脉用两种。形状符合主动脉的形态，Judkins 导管不合适的情况、冠状动脉开口异常、静脉桥血管造影等可以使用（图5）。

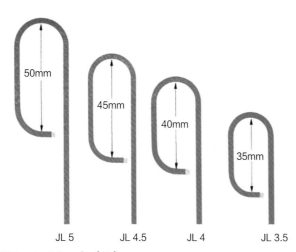

图2　Judkins 左（JL）
根据主动脉的粗细和形状有各种各样的尺寸。
通常为JL4，身材矮小的女性多使用JL3.5。

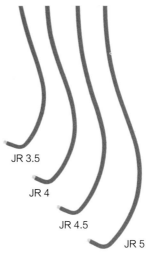

图3　Judkins 右（JR）
与JL一样，根据主动脉的粗细和形状有各种各样的尺寸。通常为JR 4，身材矮小的女性多使用JR 3.5。

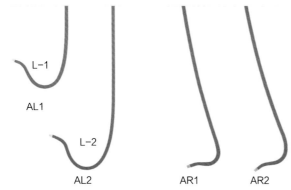

图4　Amplatz 左（AL）、Amplatz 右（AR）
也可以用在Judkins导管不合适的情况。

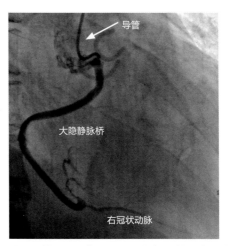

图5　使用 AL（Amplatz 左）导管，大隐静脉桥血管造影
也适用于冠状动脉走行变异的血管造影。

左右共用导管（图6）

● 这是用于经上肢入路，用一根导管可以对左、右冠状动脉进行造影的导管。

多用途导管（Sones 导管）（图7）

● 经上肢入路，一根导管可以行左、右冠状动脉及左室造影。但是操作上需要技巧。

内乳动脉旁路造影导管（图8、图9）

● 从锁骨下动脉进行内乳动脉造影时，将导管尖端弯曲成锐角。**通过右上肢入路用一根导管能进行左、右内乳动脉造影。**

大隐静脉桥血管造影用导管

● 右冠状动脉及左冠状动脉桥血管造影，用 Judkins 及 Amplatz 导管都能完成。

胃网膜动脉桥血管造影导管（腹腔动脉造影导管）（图10）

● 进行胃网膜动脉桥血管造影时，可用腹腔动脉造影导管。

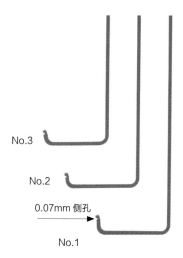

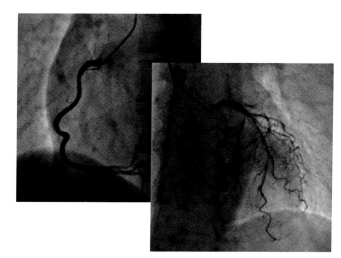

a：左右共用类型［type-MITSUDO,Toray Plastics (America), Inc.制造］。

b：通过左右共用导管行左右冠状动脉造影。

图6　左右共用导管

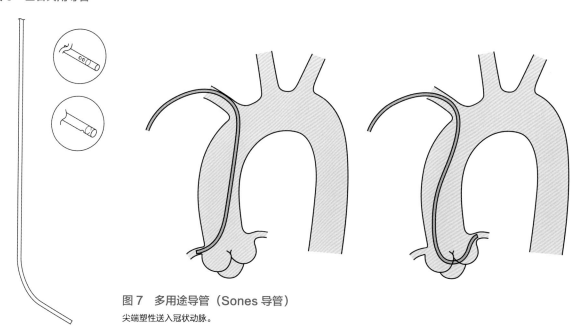

图7　多用途导管（Sones 导管）
尖端塑性送入冠状动脉。

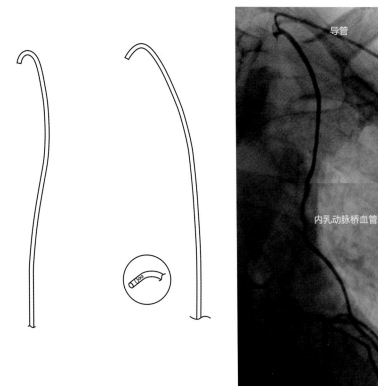

图 8　通过 IMA 导管从左侧桡动脉对内乳动脉旁路造影

尖端弯成锐角，形成容易适合于锁骨下动脉分支的内乳动脉的形状。

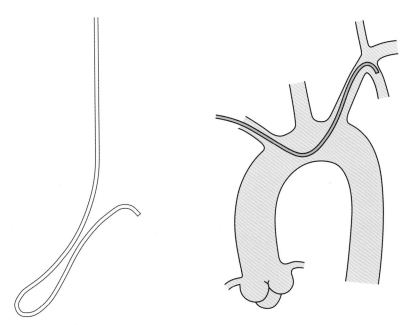

图 9　经右桡动脉用 YUMIKO 导管（古德曼公司生产）进行左内乳动脉桥血管造影

只用右侧桡动脉对左、右内乳动脉进行造影。

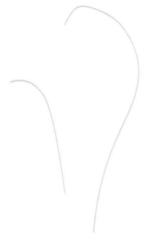

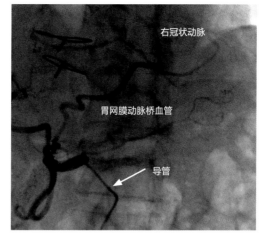

右冠状动脉

胃网膜动脉桥血管

导管

图 10　蛇形导管影像
将蛇形导管深深插入腹主动脉，对与右冠状动脉吻合的胃网膜动脉桥血管进行造影。

操作注意事项

左室造影导管（Pig tail 导管）（图 11）

● 为了防止导管尖端所致心肌的损伤和心律失常，导管尖端弯曲成猪尾巴形状。**不仅用于左室造影，也可用于主动脉等大血管造影。**

肺动脉造影用导管（Berman 导管）（图 12）

● 一般情况下用于静脉系统的导管，尖端带有球囊，随着血流将球囊送入靶血管，在球囊扩张的状态下造影，可以预防血管损伤。

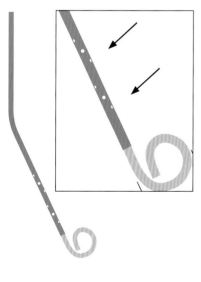

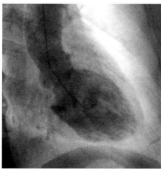

图 11　使用 Pig tail 导管的左室造影
为了防止由于心脏跳动导管尖端所致的心室穿孔和期前收缩，尖端弯曲并带有多个侧孔。

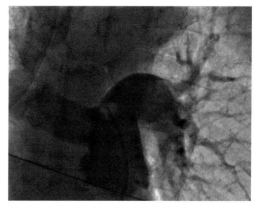

图 12　Berman 导管的肺动脉造影
可见到尖端扩张的球囊。

三连三通的安装及使用方法

目前已进入自动化注射的时代，但还要熟练掌握安装和使用三连三通，因为其不仅能学习如何测量压力，而且压力的变化特别是注入造影剂时压力的变化能提示手术是否安全。

首先掌握此处要点

Point

1 为了防止空气进入，要进行正确安装。

2 彻底排除连接管内的空气。

3 使用注射器时要保持尾端朝上。

4 在每次造影前，一定要观察压力波形。

5 造影刚开始要缓慢注射，注射过半后要逐渐加速。

三连三通的安装

- 一般的三连三通和附属用品如图 1 所示。
- **与连接管的连接处要缓慢拧紧，避免进入空气。**一般从右侧开始，连接注射器、造影剂、肝素生理盐水、测压管（图 2）。
- 用肝素生理盐水充满压力管后，设定压力传感器（图 3）。
- 设定传感器（图 4）。
- 将开关转向患者侧，处于开放状态（图 5）。
- 零点校正结束（图 6），恢复到原始方向（图 7）。
- 如果连上造影剂的话，就会变成图 8 所示的状态。

此处注意

本院工作人员应用本系统时，为了避免进入空气，需要使用注射器将系统内抽成负压。

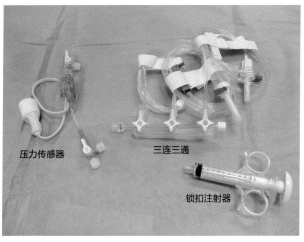

图1　三连三通系统

压力传感器

三连三通

锁扣注射器

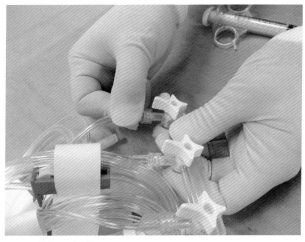

图2　连接压力管

↑患者侧

此处注意

连接处拧紧。

压力监护侧↓

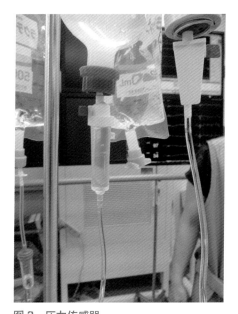

图3　压力传感器

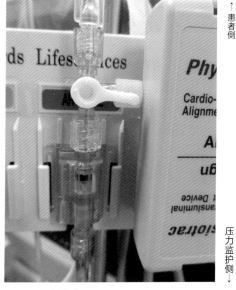

图4　设定传感器

从这里校准调零

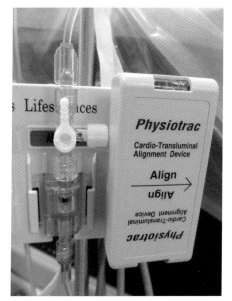

图5　打开开关

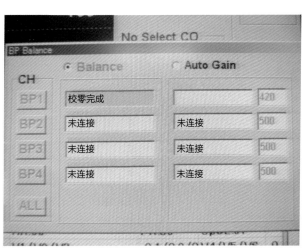

图6　零点校正结束

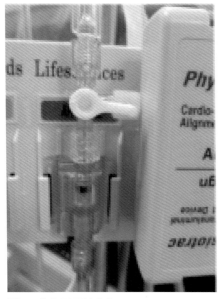

图7　恢复到原始方向

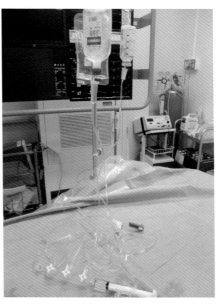

图8　连接造影剂通路

排气

- 管内常有细小气泡残留，要仔细排气。压力嵌顿时，多半是线路或传感器内有空气。

- 三连三通和附属配件连接过程**注意无菌操作**。

> **术语解释** 压力嵌顿：血压显示不清。

使用方法

- 与导管连接后，在注入造影剂之前应先回抽血液，防止推入空气（图9）。

- 打开连接压力管上的开关，**通常压力将出现在显示屏上**。确认压力波形正常后，将注射器尾端抬起，打开开关注入造影剂（图10）。

- **压力嵌顿时可能有气泡，没有压力时怀疑导管处于嵌顿或扭曲状态。**嵌顿状态多半是导管进入右冠状动脉圆锥支等小分支中或有病变的开口部位。在这种情况下，强行地加压、造影会导致冠状动脉夹层，动态确认压力曲线在行PCI操作上也是非常重要的。

- 造影剂注入量为2~4mL/s，右冠状动脉注入2~6mL，左冠状动脉注入6~10mL。

- 此时如果降低注射器尾端，会造成进气，需要注意（图11）。手术床抬高时，如果是身材矮小的术者就容易发生上述情况。

> **术语解释** wedge（嵌顿）：导管进入细小分支时嵌在血管壁的状态。

> **术语解释** kinking（扭曲）：导管扭曲缠绕状态。

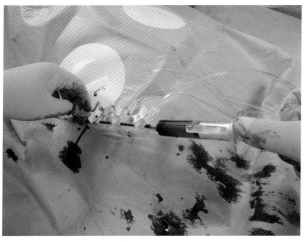

图9 回抽血液防止注入空气

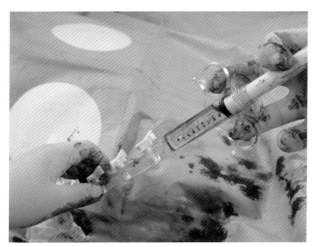

图10 注入造影剂

此处注意

注入时慢慢地用力，注射过半后逐渐加速。与5Fr导管相比，4Fr导管最初就要快速用力。但如果开始压力过大，导管则容易从冠状动脉中脱出，所以要谨慎地操作。

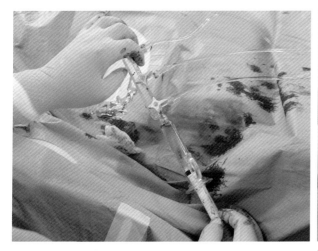

a：造影剂注射器尾部朝下是错误的。

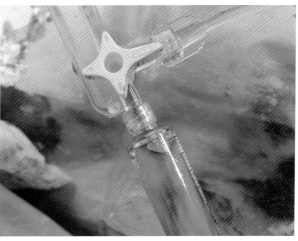

b：容易推进空气。

图11 造影剂注入时的注意事项

5-①

富永真和　高桥　稔

自动注射系统的使用方法：ACIST CVi 可变式造影剂注入系统的设置

如果未充分排气，系统内各部位连接处未拧紧的话，不能充分地注入造影剂，
得不到良好的图像，所以要严格掌握系统的安装和使用方法。

> 首先掌握
> 此处要点

1 安装时要仔细，按顺序操作。

2 连接处要拧紧。

3 确保排气充分。

系统结构

● 操作前，掌握 ACIST CVi 的基本结构（DVx 公司）（图 1）。

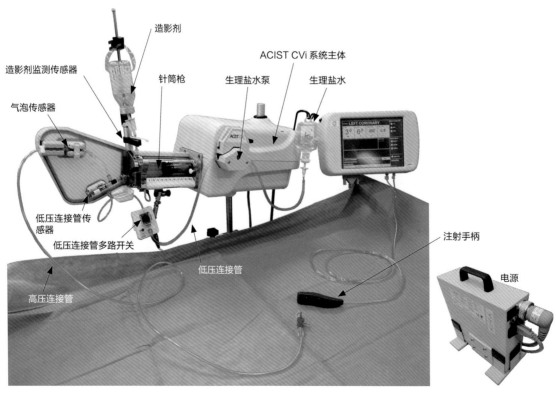

图 1　系统结构

ACIST CVi 安装步骤：各部位缆线的连接

● 如果未连接好，会造成操作不当（图2）。确认后，连接电源（图3）。

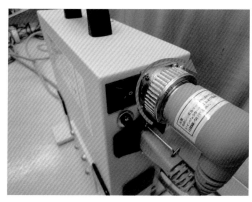

a：电源/主机缆线。

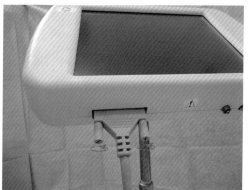

b：主机/电源缆线。

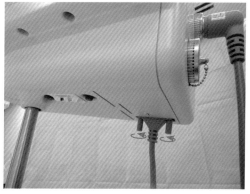

c：主机/控制面板缆线。

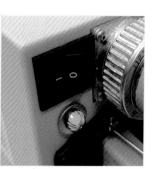

d：控制面板/主机缆线。

图2　缆线连接的确认

此处注意

确认电源指示器（绿色指示灯）是否亮灯。

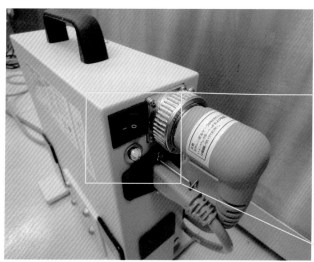

图3　打开电源

ACIST CVi 安装步骤：显示器页面的操作

- 电源接通后 20s 将显示 ACIST 画面（图 4a）。
- 之后，在语言选择画面上选择"所需语种"（图 4b）。5s 未选择时，将自动跳回前一页面，并显示开始画面（图 4d）。
- 在压力选择页面中选择【psi】（图 4c）。
- 在开始画面上按【START】按钮（图 4d）。
- 在通道同步 / 非同步选择画面中，选择非同步→【Cardiac】或同步→【Peripheral】（图 4e）（本次选择非同步【Cardiac】）。

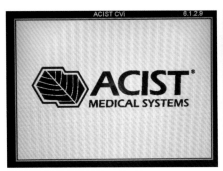

a：ACIST画面。

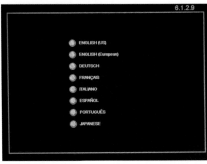

b：语言选择画面。

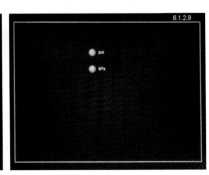

c：压力选择画面。

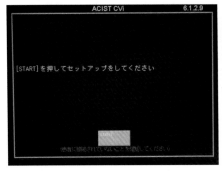

d：开始画面。

e：通道同步/非同步选择画面。

图 4　显示器画面

此处注意

所谓同步是指 X 线与 ACIST 同步。

- 自动注射器开始校准（图 5）。在此期间，把其他备件安装好。

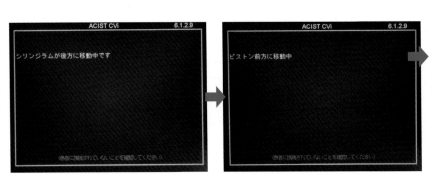
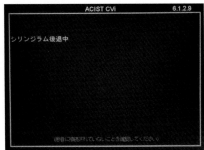

图 5　自动注射器的操作步骤

ACIST CVi 安装步骤:安装一次性套件

- 从袋子中取出一次性 A2000 套件(图6)和 BT2000 套件(图7)。
- 在无菌条件下拧紧有松动的旋钮(图8)。

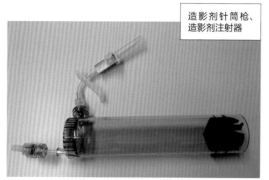

造影剂针筒枪、造影剂注射器

图6 A2000 套件

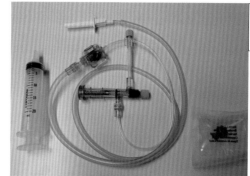

手柄注射器 20mL、低压连接管、连接侧管帽

图7 BT2000 套件

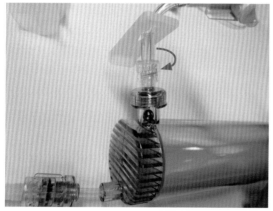

a:拧紧造影剂管道连接处。

图8 拧紧旋钮

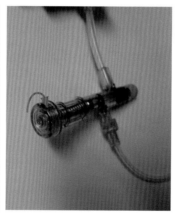

b:拧紧连接管旋钮。

此处注意

拧紧有松动的旋钮。

- 取下连接侧管帽时注意不要弄脏连接管和注射器(图9)。

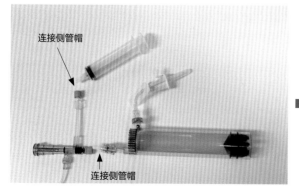

连接侧管帽

连接侧管帽

a:取下侧管帽。

图9 连接管和注射器的连接

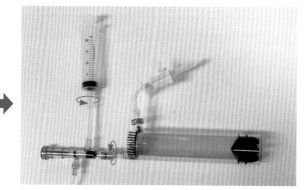

b:连接注射器。

ACIST CVi 安装步骤：安装注射器

- 确认显示注射器安装画面（图10）。
- 安装造影剂针筒枪（图11）。
- 打开卡锁，同时拉动锁销（图12a），安装一次性配件（图12b）。
- 在拉动锁销同时关闭卡锁（图12c）。
- 按屏幕右下方的【DONE】（图13）。
- 连接金属柱塞和注射器内的黑色橡胶（图14）。

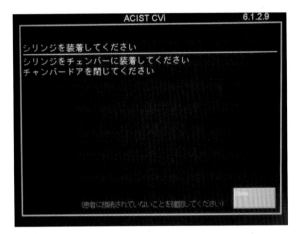

图10　注射器安装画面

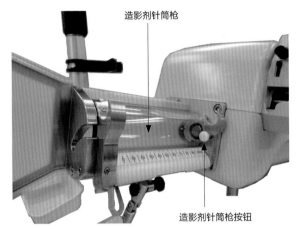

造影剂针筒枪

造影剂针筒枪按钮

图11　安装造影剂针筒枪

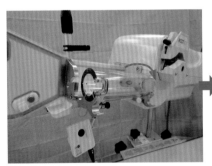

a: 打开卡锁。

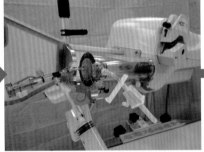

b: 安装一次性配件。

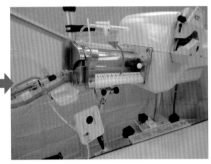

c: 关闭卡锁。

图12　安装注射器

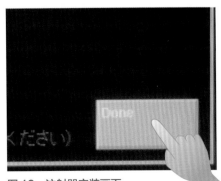

图13　注射器安装画面

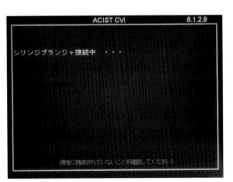

图14　注射器安装画面

此处注意

先不要插入造影剂瓶。

- 连接显示造影剂检测传感器（图15a）。
- 连接低压连接管传感器和一次性套件（图15b）。
- 连接各个传感器和一次性套件（图15c）。每连接一处都能发出"咔嗒"声（图15d）。

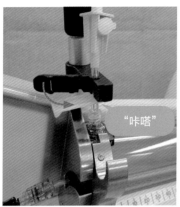

a：造影剂检测传感器。

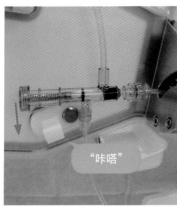

b：低压连接管传感器。

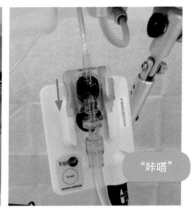

c：低压连接管多路开关。

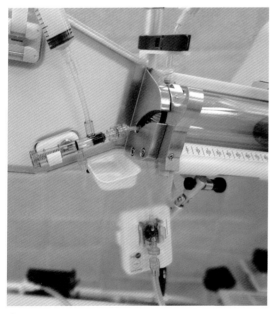

d：传感器的连接。

图15　传感器部分的连接

一次性套件的使用次数：

A2000 针筒套件（造影剂注射器及插头）：5 例病例。

BT2000 低压套件（连接管传感器、手动注射器）：1 例病例。

H1000 手动套件（造影管、造影手柄遥控器）：1 例病例。

ACIST CVi 安装步骤：造影剂的填充

- 表示造影剂填充的画面（图16）。
- 准备造影剂，取下瓶盖用酒精消毒（图17a）。一边倾斜造影剂瓶，一边把输液器头插进瓶子里（图17b）。输液器头插入后，吊在造影剂架子上（图17c）。
- 按屏幕右下方的【DONE】（图18）。开始填充造影剂（图19a）。需等待片刻。
- 按【OK】进入下一个设定画面（图19b）。

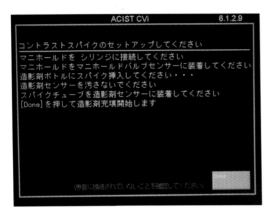

图16　造影剂填充画面

此处注意

造影剂滴到传感器部分会造成操作不当，所以要一边倾斜造影剂瓶，一边插入输液器头。

酒精棉

输液架

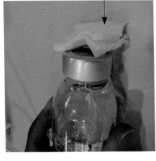

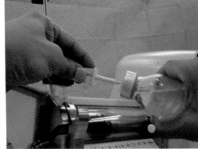

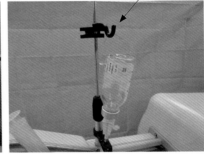

a：酒精消毒。　　　　　　b：插入造影剂瓶内。　　　　　　c：将造影剂瓶挂在架子上。

图17　将输液器头插入造影剂瓶内

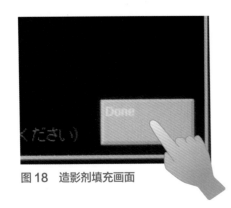

图18　造影剂填充画面

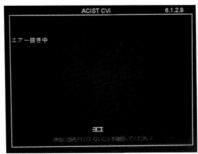

a：造影剂填充中。

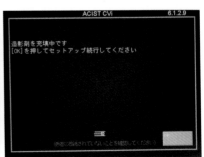

b：转到下一个设定画面。

图19　造影剂填充画面

ACIST CVi 安装步骤：低压管道内的排气

- 对低压管道进行排气（图20）。
- 准备生理盐水袋，用酒精消毒橡胶瓶盖（图21a）。在生理盐水袋内插入输液器插头（图21b）。插入后，吊在输液架上（图21c）。
- 慢慢回抽注射器，排出低压管道内的空气，让生理盐水充满管道（图22a）。

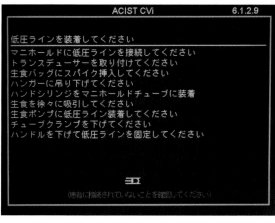

图20　低压管道内的排气画面

建　议

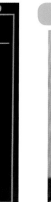

- 在低压管道内打开一侧的阀门。
- 事先要用注射器把气泡抽出，如此操作能容易排空气泡。

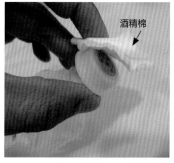
a：酒精消毒。

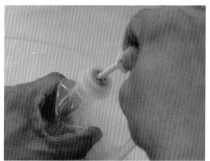
b：插入输液器插头。

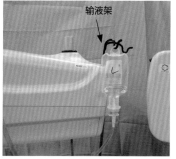
c：吊挂生理盐水袋。

图21　向生理盐水袋内插入输液器插头

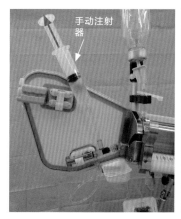
a：用注射器手工排气。

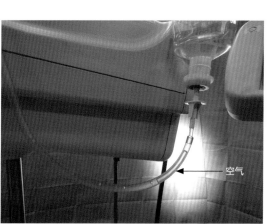
b：通过低压管道排气。

图22　低压管道内的排气

此处注意

为了排空气泡，要慢慢地回抽注射器。

I

心脏导管检查
必备的物品

5—① 自动注射系统的使用方法：
ACIST CVi可变式造影剂注入系统的设置

43

- 使用专用小锤（图 23a）敲打低压管、转换器顶部、连接管的各个部分，使管道内的气泡全部排出（图 23b，c）。
- 低压管道排气后，将其固定在盐水泵上。将盐水泵两侧的微型卡槽压至最低位置（图 24）。
- 顺时针转动黑色手柄，压紧低压连接管（图 25）。
- 关闭盐水泵（图 26）。
- 按屏幕右下方的【DONE】（图 27）。

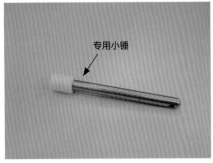

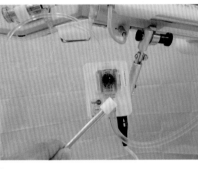

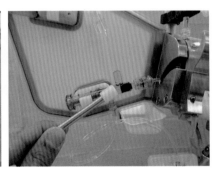

a：专用小锤。　　　　　　　　　　b：低压连接管多路开关。　　　　　　c：低压连接管部位。

图 23　低压管路内的排气

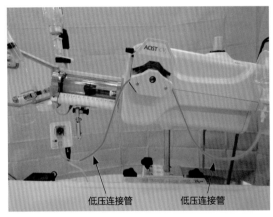

图 24　低压管在盐水泵的固定位置

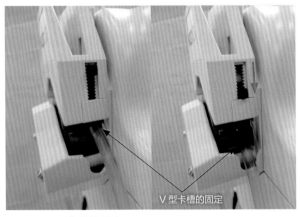

图 25　V 形卡槽的固定

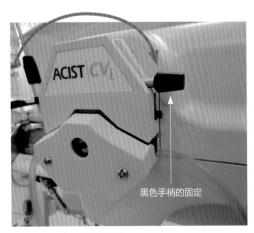

图 26　黑色手柄的固定

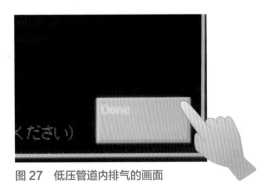

图 27　低压管道内排气的画面

管路画面（图 28）

- 按下【PURGE】按钮（约 0.5s/4.5mL³），排空注射器 / 连接管之间气泡（图 29）。
  按压"PURGE"按钮，造影剂流出。一松手就停止。
- 按画面右下方的【DONE】。

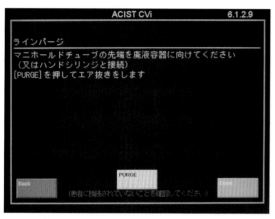

图 28　管路画面

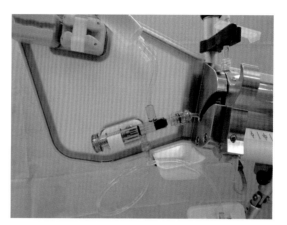

图 29　注射器 / 连接管之间气泡排出

打开生理盐水的画面（图 30）

- 按下【FLUSH】按钮，排出注射器 / 连接管之间气泡。按"FLUSH"按钮 10s，
  生理盐水流出 16mL，再按一次即停止。
  注射器手工排气的同时也要注意盐水袋内的气泡排出。
- 按画面右下方的【DONE】。

排气确认画面（图 31）

- 再次目测确认管道内的排气情况。
  如有气泡残留，按画面左下角的【BACK】返回前一页面。
- 确认以后，按画面右下方的【DONE】。

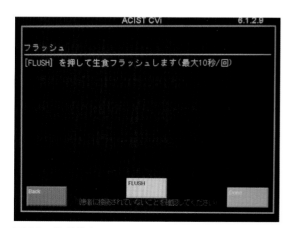

图 30　生理盐水画面

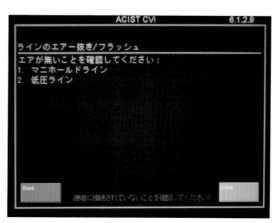

图 31　排气确认画面

造影手柄遥控器画面（图32）

● 按照这个画面等待患者，给患者盖上无菌手术单后再进行操作。

● 术者取出造影手柄，与控制面板下部连接（图33）。

● 按画面右下方的【DONE】。

此处注意

一边慢慢地垂直旋转，一边连接。

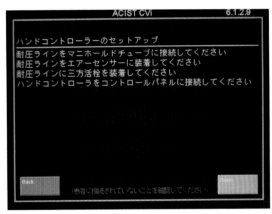

图32　造影手柄遥控器的连接画面

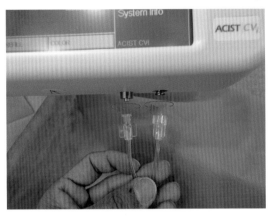

图33　手柄遥控器与控制面板下部连接

校对画面（图34）

● 校正遥控器。

按画面中央的【OK】按钮后，在4s内按下遥控器的C按钮（图35）。

● 数值在10.1以下或者显示"校对失败"时需要再次校对。

选择画面下方的【CALIBRATE HC】按钮进行校对。

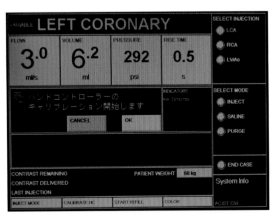

图34　校正画面

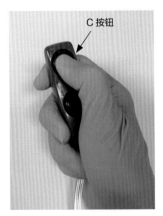

图35　造影手柄遥控器

此处注意

如果校正的数值在10.1以下，需要稍稍用力按造影手柄按钮。

检测气泡传感器画面（图36）

- 将自动压力管与低压连接管多路开关的端口旋转连接，并将连接好的自动压力管压入气泡检测传感器划槽内，关闭传感器盖板（图37）。
- 按下【PURGE】按钮，用造影剂注满到气泡检测传感器之前的一段管路内。
- 结束后按【CANCEL】。

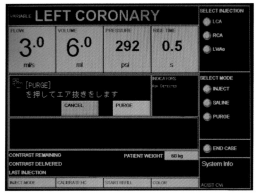

此处注意

如果按【PURGE】按钮过快，造影剂就会喷出。0.5s左右就能充满。

图36 检测气泡传感器画面

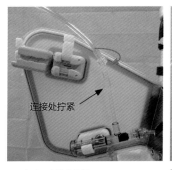 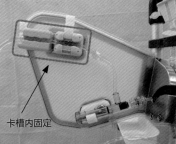 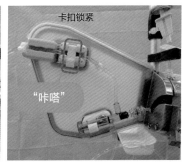

a：自动压力管的连接。　　b：固定到气泡检测传感器上。　　c：气泡检测传感器。

图37 检测气泡传感器画面

测试画面（图38）

- 按下【FLUSH】按钮，将自动压力管和三通阀之前的管路气泡排空。
- 按下【FLUSH】按钮期间，打开生理盐水。要让盐水充分流动，使自动压力管内不残留造影剂。结束后按【CANCEL】按钮。
- 按画面右中段的【INJECT】按钮，按【OK】按钮，完成安装（图39）。

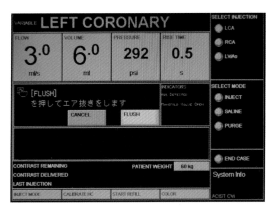 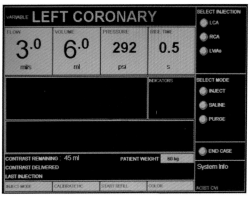

图38 测试画面　　　　　　　　　　　　图39 安装完成画面

5- ② 伊藤信吾　原　久男

自动注射系统的使用方法：主板的安装方法

使用自动注射器进行造影检查，
有助于降低人力资源和成本。请注意其安装步骤。

首先掌握此处要点

Point

1 使用自动注射器进行造影检查时，术者可以一个人完成设置和造影剂注入，剩下的造影剂不浪费，可以用于下一次检查，从而降低成本。

2 区分各种管路是否无菌，防止空气进入是很重要的。

3 主板上在双组套的输出部有传感器，在线路内有空气混入的情况下，设置了停止注入操作的程序。但是，气泡检测传感器在安全确认上归根结底是起辅助作用的。务必目视下确认注射器、延长管、导管内是否进气。

4 确认连接各部分管路的连接是否松动。

5 务必确认各种注入参数的设定值是否恰当。
①注射速度（mL/s）；②注射量（mL）；③压力范围（PSI）。

主板 ® Z 模型的操作方法

● 显示主板 ˚（西门子公司）的外观（图1）。
● 自动注射器部分（多路开关）和操作面板（遥控面板）。

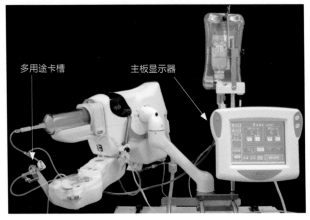

多用途卡槽　　主板显示器

图1　主板 ˚Z 模型

造影手柄遥控器（图2）

- 通过这个开关控制造影剂和生理盐水的注射。传感器是无菌的，每检查一次都要重新更换。
- 上面的按钮是造影剂的注射按钮。根据按压强度可以调整造影剂的注射速度。也可以像用注射器手工造影一样，最初慢慢地，再逐渐变强注入造影剂。
- 在按压生理盐水按钮时，跟造影剂的使用方法是一样的。

双组套

（M 组套 +S 组套）

- 显示主板®系统的示意图（图3）。由连接造影剂红色线（红管，M 组套）和连接生理盐水管（蓝管，S 组套）组成。
- 用专用注射器中的造影剂最多能连续使用 5 个人（不要超过 150mL）。可以连续使用的是专用注射器和 M 组套（红管）。S 组套（蓝管）每检查一次需要更换。

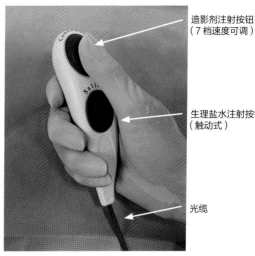

造影剂注射按钮
（7 档速度可调）

生理盐水注射按钮
（触动式）

光缆

图 2　造影手柄遥控器

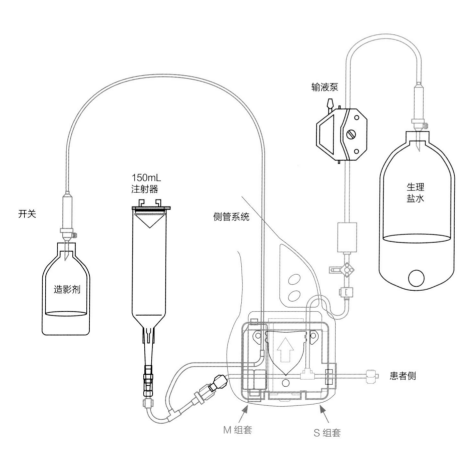

输液泵

150mL
注射器

生理
盐水

开关

造影剂

侧管系统

患者侧

M 组套

S 组套

图 3　双组套（M 组套 +S 组套）

1 第一次的设定方法（图4～图11）

- 在主菜单画面的触摸屏上触摸显示为 **Zone MODE** 的按钮，显示整套系统的安装画面（图4）。
- 根据画面的指示，将150mL专用注射器和双组套安装在多路开关的前端。

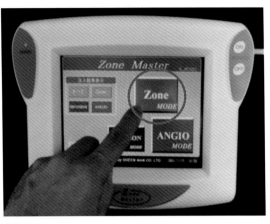

主菜单画面。

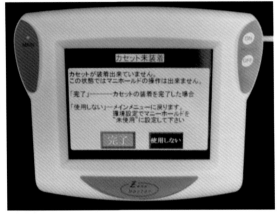

整套系统的安装画面。

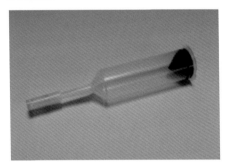

150mL造影专用注射器。

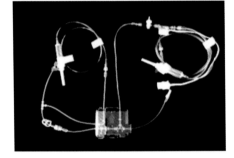

双组套。

图4 第一次的设定方法①

- 将双组套连接到造影剂瓶、盐水袋、血压计上，150mL注射器前端朝上，床旁吊起注射器（图5）。

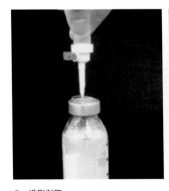

a：造影剂瓶。

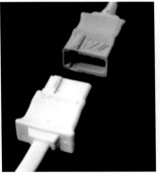

b：血压计。

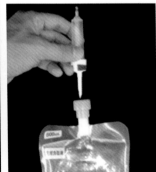

c：盐水袋。

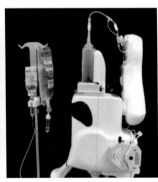

d：床旁吊起注射器。

图5 第一次的设定方法②

- 显示自动设定选择画面后，**触摸"开始"**，开始自动设定。对 150mL 注射器以及双套件的"造影管"实施排气（图 6a，b）。
- 自动设定中的画面显示**"请将注射器头部朝下"**。按照画面指示，将注射系统头端调低（图 6c，d）。

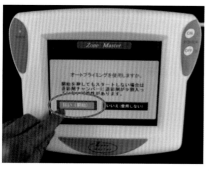
a：自动设定选择画面。

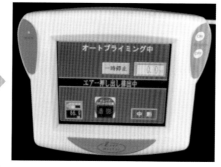
b：自动设定中的画面。

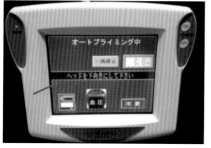
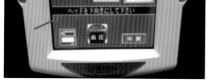
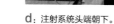
c：自动设定中的画面。

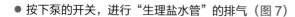
d：注射系统头端朝下。

图 6 第一次的设定方法③

- 按下泵的开关，进行"生理盐水管"的排气（图 7）

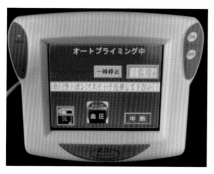
a：自动准备中的画面。

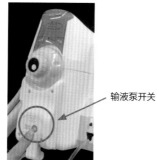
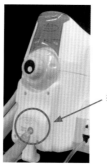
输液泵开关

b

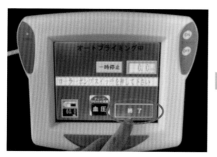
c：自动设定中的画面。

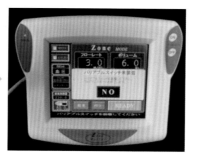
d：指定区域画面。

图 7 第一次的设定方法④

- 触摸结束按钮，进入指定画面。
- 以上是第一次检查前的设定。接下来进入下一个的设定（图12～）。

2 第2次以后的设定方法（图8～图11）。

- 因为连续使用上次检查用过的M组套和装有造影剂的150mL注射器，所以与第一次相比，该部分的步骤有所不同。
- 从指定区域画面进入**"压力监测"**，会显示"更换组套"的画面。
- 触摸套件更换方法选择画面的**"单组套更换"**。

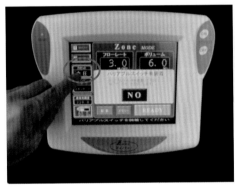 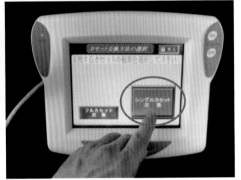

a：指定区域画面。　　　　　　　　　　b：组套交换方法选择画面。

图8　第2次以后的设定方法①

- 显示组套更换画面（图9a）。
- 拆下双组套（M组套+S组套）的S组套。
  可以继续使用上次检查时使用过的M组套（图9b，c）。

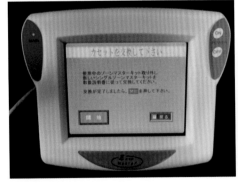 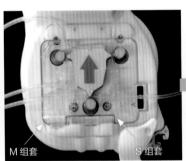 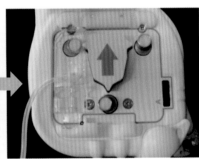

a：组套更换画面。　　b：两组套都有的状态。　　c：卸掉S组套的状态。

M组套　　S组套

图9　第2次以后的设定方法②

- 安装新的 S 组套，与生理盐水袋、血压计连接（图 10）。步骤与第 1 次（图 5）相同。
- 从组套更换画面**触摸"开始"**。

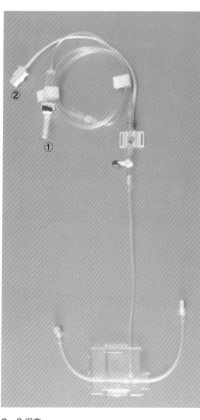

a：S 组套。

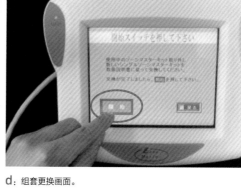

b：与①连接。

d：组套更换画面。

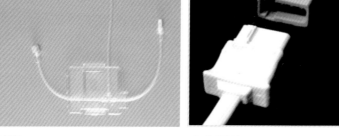

c：与②连接。

图 10　第 2 次以后的设定方法③

- 转动手动把手排出造影剂（约 0.5mL），进行排气（图 11）。
- 之后，将进入检查时的安装步骤。

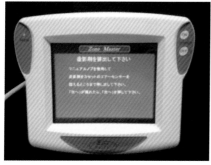

a：造影剂排出画面。

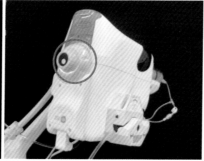

b：手动把手。

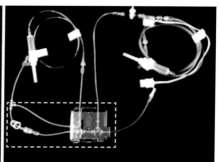

c：推出造影剂到超过组套气泡传感器的位置。

图 11　第 2 次以后的设定方法④

检查中的设置

检查时的安装步骤① （图12）

- 连接带有三通阀的组套管路和自动手柄。

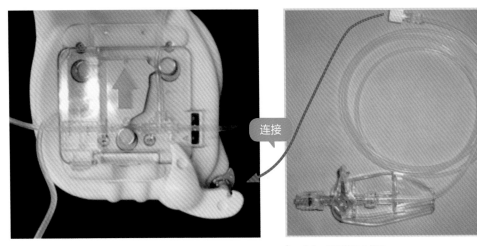

a：套件连接部。

b：带有三通阀的组套管路。

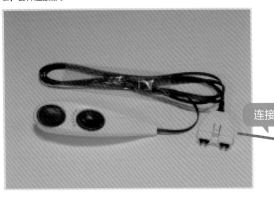

c：自动手柄开关。

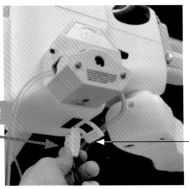

自动手柄连接开关

d：自动手柄开关连接部。

图12 检查时的安装步骤①

检查时的安装步骤② （图13）

- 显示校正画面，将造影剂按钮按到最大值，进行校正。
- 把造影剂注入速度设定为以造影剂按钮按到最大时为标准。
- 检查中，可以根据造影剂按钮的按压情况调整注入速度。

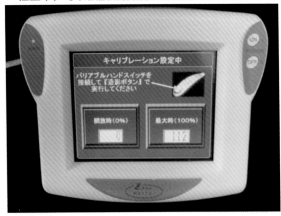

a：校正画面。

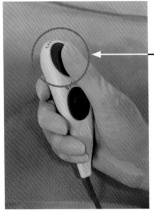

按下造影剂手柄遥控器按钮

b：按下造影剂手柄遥控器按钮。

图13 检查时的安装步骤②

检查时的安装步骤③（图 14）

- 生理盐水进入排气处理画面。
- 按下手动**"生理盐水"**开关的按钮，在带有三通阀的组套内排气。触摸**"完成"**
  按钮。
- 压力系统零点校正。

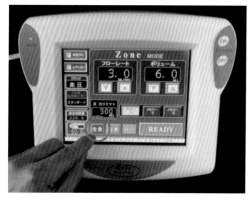

a：面板画面。

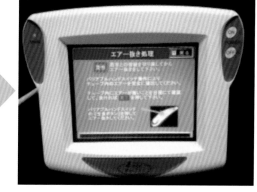

b：排气处理画面。

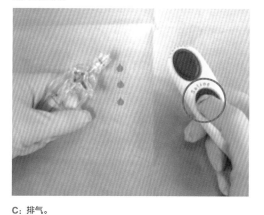

c：排气。

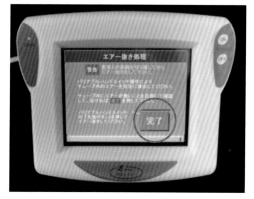

d：排气处理画面。

图 14　检查时的安装步骤③

注射条件的设置（图 15）

- 当显示主板画面时，设定注射条件（流速、流量、压力范围），并触摸 READY。
- 也可以通过单触存储器按钮，轻松调出预先设定好的注射条件。
- 设置完毕，可通过造影手柄进行注射（设置完毕时，屏幕画面闪烁）。
- 以上完成造影检查的准备。

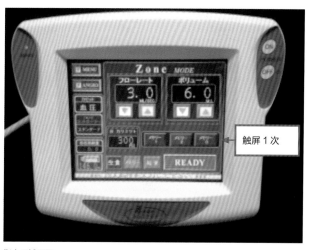

触屏 1 次

指定区域画面。

图 15　注射条件的设置

各种情况下的注射模式

● 显示了各种模式下可设定的注射条件的上限和下限（表1）。

● 通常情况下，冠状动脉造影选择冠脉模式。左室造影和主动脉造影使用血管造影模式。血管造影模式的时候不注入生理盐水。

表1　各种模式下的注射条件

	主板模式	血管造影模式	混合模式
注入量	1.0～20.0mL （每次 0.5mL）	1～150mL （每次 0.1mL）	
注射速度	0.5～12mL/s （0.5mL/s）	0.1～50mL/s （0.1mL/s）	0.1～59mL/min （0.1mL/min）
压力范围	50～1200PSI	50～1200PSI	50～300PSI
X 线联动延迟时间		0.0～99.9s （0.1s）	
上升时间		0.0～9.9s （每次 0.1sU）	
生理盐水注射速度	100mL/min	＊＊＊	
程序内存	20 内存	60 内存	20 内存
显示注入结果	每种模式能回放之前的 30 次 （注入的速度、量、压力、时间、日期）		

5－③

池田长生　原　久男

自动注射系统的使用方法：
合适的流速、流量

要想充分地用好自动注射器，必须设定其合适的流速和流量。根据造影部位的不同设定也不同，请记住各自的特点。

> 首先掌握
> 此处要点

1 设定自动注射器，造影时从冠状动脉开口到远端都能充分地显示出来。

2 左冠状动脉比右冠状动脉注射速度快、造影剂量需要得更多一些。

3 造影不理想时，可以通过注射速度和总量的调节获得清晰的图像。

4 左室造影、主动脉造影时，10～12mL/s，总量25～35mL 为宜。

5 下肢造影需要根据正向或逆向、造影范围、有无狭窄等不同进行调节。

冠状动脉造影（图 1～图 6）

● 调节注射的速度和总量，使得从冠状动脉开口到远端都能充分地显示出来。本院右、左冠状动脉均以 2.5mL/s（5.0mL）的设定造影，几乎所有病例均无问题。

● **一般来说，左冠状动脉比右冠状动脉注射量更多，**有的医院左右变换设定，右冠状动脉 2.5mL/s［（4.0～5.0）mL］，左冠动脉（3.0～3.5）mL/s［（5.0～6.0）mL］。

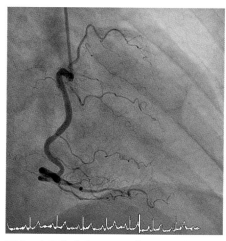

图 1　右冠状动脉：RAO（右前斜位）30°

左、右冠状动脉从开口到远端都有理想的造影剂充填，获得良好的图像（图1～图4）。

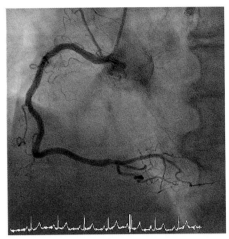

图2　右冠状动脉：LAO（左前斜位）45°

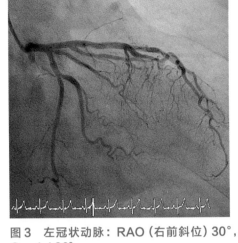

图3　左冠状动脉：RAO（右前斜位）30°，
Caudal 30°

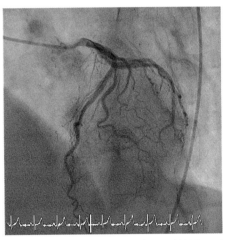

图4　左冠状动脉：LAO（左前斜位）50°，
Cranial 25°

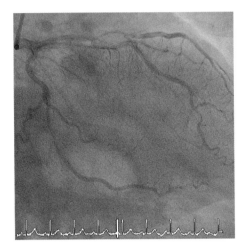

图5　50岁，男性（体重92kg），心脏增大
患者的左冠状动脉

RAO30°，Caudal 30°，由于心脏过大导致可视度下降，
设定为2.5mL/s（5.0mL），图像不清晰。

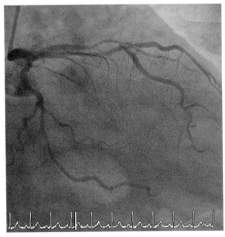

图6　与图5同一病例

以3.5mL/s（6.5mL）的设定条件造影。
图像比前一幅清晰。

此处注意

肥胖以及透析患者，扩张的
冠状动脉在常规的注射条件
下，常常得不到清晰的影像。
此时可以增加注射速度和总
量，即可获得满意的影像。

左室造影（图 7、图 8）

- 舒张期和收缩期都需要充分地造影才能清楚显示左室。注射速度过快、总量过多的话，会引起期前收缩，但可以自动设定记录没有期前收缩的连续两次心动周期的区间。**本院用 5Fr pig tail 导管以 12mL/s（35mL），4Fr 以 10mL/s（30mL）的条件进行左室造影。**

  如果 pig tail 导管放入正确位置，在这个条件下几乎所有的病例都能得到良好的影像。

- 除了扩张型心肌病等明显左室扩大的病例以外，8~10mL/s（25~30mL）也可以尝试。

此处注意

先天性心脏病等情况，明确左室和左室周边结构的解剖，建议多使用一些造影剂。

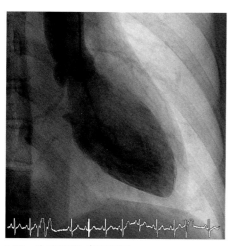 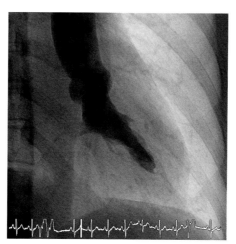

图 7　左室造影（舒张期）

图 8　左室造影（收缩期）
收缩期和舒张期都显示出了左室的清晰图像。

主动脉造影（图 9、图 10）

- 主动脉造影根据其目的和疾病性质不同，选择造影方式不同。为了评估主动脉瓣反流和升主动脉瘤，在升主动脉造影时需要 12~15mL/s·35~40mL。

- 如果是降主动脉造影，为防止造影剂进入头颈部，所以 10~12mLs（30~35mL）就足够。另外，如果从腹主动脉到髂总动脉水平，可以减量。

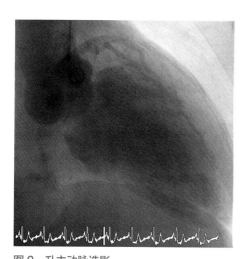 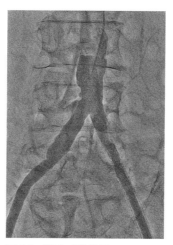

图 9　升主动脉造影
用5Fr pig tail导管造影。条件为12mL/s（35mL）。可以看到主动脉瓣反流Sellers Ⅲ度。

图 10　腹主动脉造影
将4Fr pig tail导管放在髂总动脉分叉上方，用10mL/s（30mL）进行造影。从腹主动脉的下端可以充分显示出两侧的髂总动脉。

选择性下肢动脉造影（图 11~图 14）

- 在选择性下肢动脉造影中，依据：①正向性或逆向性；②造影范围；③有无狭窄。注射条件有很大差异，逆向造影时的速度要快，总量要多一些。

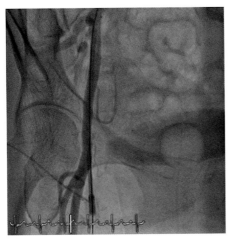

图 11　经右股动脉鞘逆向造影

与正向造影相比，需要更快的造影速度。本例是从髂动脉到股浅动脉和股深动脉分叉部的小范围的造影，所以使用了 5.0mL/s（6mL）。通过提高注射速度，可以使造影远离鞘的动脉近段，但逆向造影有一定限制。

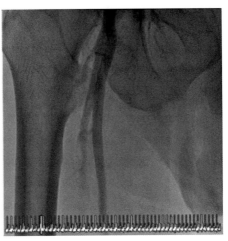

图 12　5Fr 多功能导管放在右髂总动脉近心端的顺向造影

以2.5mL/s（10mL）注射。根据造影剂的流动所得到的图像，从髂动脉到股浅动脉、腘动脉都可以评估（图为股浅动脉和股深动脉分叉水平）。

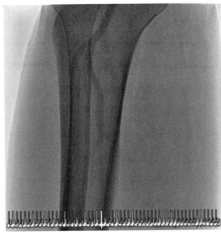

图 13　与图 12 是同一造影，膝关节下显示 3 个分支的水平

因为造影剂淡薄而且胫前动脉和胫骨重叠着，图像不清晰。

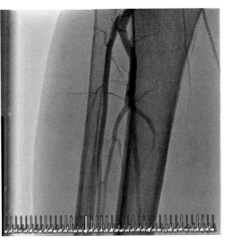

图 14　与图 12、图 13 是同一病例

5Fr多功能导管选择性插入右股浅动脉，以2.5mL/s（10mL）注射。调整下肢的角度，减少与骨骼的重叠。即使在相同的注射条件下，根据导管的位置和患者的体位不同，获得的图像也有很大的不同。

6 导管检查中主要使用的药物

田中真吾

在导管检查中使用多种药物。从药品名称的双重核对开始，
掌握各种药物的稀释方法、给药量、出现副作用时的应对方法等，使用时要小心。

首先掌握
此处要点

1 检查前一定要确认患者有没有药物过敏史。

2 用注射器抽药的时候，一定要两次核对药品的名称。

3 务必记住各药物的稀释方法、给药方法、一次用药剂量。。

4 确认注射器和管路内没有空气和血栓后再给药。

5 掌握药物的副作用和发生时的应对方法。

药物的基础管理

● 导管检查时要使用多种药物。因为大多数是无色透明的，
所以在抽入注射器时，不知道哪个注射器里装了什么药，
这样的话非常危险。为了避免错误，在装有药物的注射器
上贴上便签进行标记（图1）。

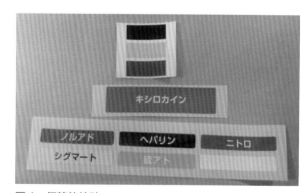

图1 便签的粘贴
将写有药名的便签贴在注射器上，就可以知道装在注射器里的药物名称了。

造影剂

● 造影剂是心导管检查必需的药物。因为以碘为原料，所以必须事先确认是否有碘过
敏史和哮喘史。

● 一般按左室造影、主动脉造影每秒 10mL/ 总量 30mL 左右、冠状动脉造影每秒
3～5mL/ 总量 4～8mL 来使用。冠状动脉血流快，造影层流时，提高注射速度。造

影剂注入过多，导管容易滑脱，这时要将注射速度变慢。总量根据冠状动脉的粗细而增减，使整个冠状动脉全部显影。

硝酸异山梨酯 (isosorbide dinitrate: ISDN) / 硝酸甘油 (nitrogly cerin: NTG)

- ISDN/NTG 用于解除冠状动脉痉挛。冠状动脉内给药，ISDN 每次 1~5mg，NTG 每次在 0.1~0.5mg。
- 冠状动脉内注射硝酸甘油（0.5mg/10mL）时，原液 2~10mL（图 2）。虽然两者都会引起血压下降，但是 ISDN 的降压作用较弱。应根据给药前的血压情况来调整给药量。

此处注意

ISDN/NTG 禁止使用主动脉瓣狭窄和肥厚性梗阻性心肌病的患者。

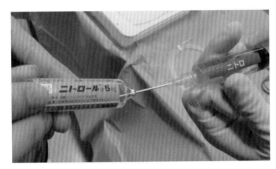

图 2 硝酸异山梨酯（ISDN）
使用原液可以。使用硝酸甘油（NTG）也可以。

硝普钠 / 尼可地尔

- **冠状动脉末梢发生栓塞、冠状动脉痉挛、冠状动脉慢血流发生时，将硝普钠 60μg、尼可地尔 2mg，直接注入冠状动脉内以恢复冠状动脉血流。**
- 使用硝普钠持续静滴（6mg/2mL）时，先用 100mL 的生理盐水将其稀释（图 3a）。取 1mL（约 60μg）至 10mL 的注射器中（图 3b），再用生理盐水稀释至 10mL 左右（图 3c），经导管缓慢地注入冠状动脉内。
- 使用尼可地尔注射液（48mg/v）时，将尼可地尔 1A 用 50mL 生理盐水稀释，抽取 2mL（约 2mg）到 10mL 注射器内，再将生理盐水稀释至 10mL 左右，经导管缓慢注入冠状动脉内。

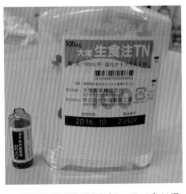 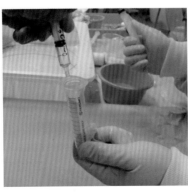 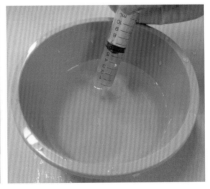

a：将硝普钠持续静脉滴注（6mg/2mL）1A混入100mL生理盐水中。

b：把用a稀释的药液1mL加入10mL的注射器里。

c：再用生理盐水稀释至10mL左右，注入冠状动脉内。

图 3 硝普钠

盐酸罂粟碱

- 使用压力导管测定冠状动脉血流储备分数（fractional flow reserve：FFR）的时候，目的是使其达到最大充血。右冠状动脉内注入 8mg，左冠状动脉内注入 12mg。
- 使用盐酸罂粟碱（40mg/1mL）时，首先在专用 1mL 注射器中抽入 1A（图 4a），然后取 0.2～0.3mL（罂粟碱 8～12mg）至 10mL 的注射器中（图 4b）。再用生理盐水将其稀释为 10mL 左右，15s 直接注入冠状动脉内。

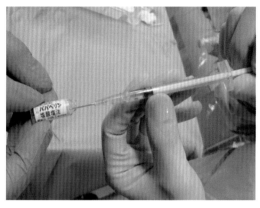 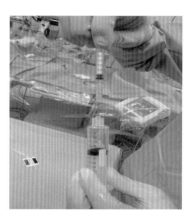

a：将盐酸罂粟碱（40mg/1mL）1A抽入专用1mL注射器中。

b：取0.2～0.3mL至10mL注射器，再用生理盐水稀释到10mL左右，注入冠状动脉内。

图 4　盐酸罂粟碱

腺苷

- 使用压力导管测量 FFR 时，为了获得最大充血量，以 140～160μg/（kg·min）的速度静脉内持续给药。应用中心静脉更为可靠，使用周围静脉也可以达到预期效果。
- 将腺苷注射液（60mg/20mL）按患者的千克体重换算持续静注。给药开始 1～3min 后，进行 FFR 及压力阶差测量。

去甲肾上腺素

- 导管检查中出现血压下降时，可使用 5～30μg。因为是从外周给药，需要稀释为 1～4μg/mL。
- 使用去甲肾上腺素注射液（1mg/1mL）时，首先用专用 1mL 注射器抽出 0.3mL（图 5a），然后加入 100mL 的生理盐水中（图 5b）予以稀释（去甲肾上腺素 3μg/mL）。将这种稀释液 2～10mL，从周围静脉或中心静脉给药

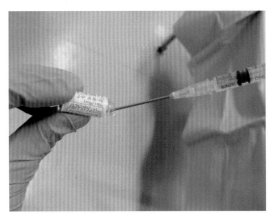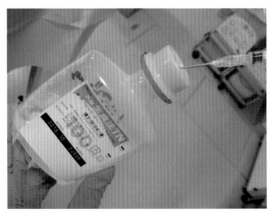

a：用专用1mL注射器抽出0.3mL的去甲肾上腺素。

b：将用a抽出的0.3mL注入100mL生理盐水中混合，从周围静脉给药。

图5　去甲肾上腺素

硫酸阿托品

- 导管检查中发生心动过缓时使用 0.5~1mg。特别是对迷走神经反射所引起的心动过缓、血压降低有效。

利多卡因

- 用于导管检查时的局部麻醉。使用 1% 的利多卡因麻醉穿刺部位周围。含有肾上腺素的利多卡因有可能影响血流动力学，所以不建议使用。

乙酰胆碱

- **在进行冠状痉挛诱发试验时，直接向冠状动脉内注入**。从 25μg 开始，如果未诱发冠状动脉痉挛，则逐步增加 50μg、100μg 的给药量（右冠状动脉最多用到 50μg）。给药时间 20s，给药 1min 后开始造影，判定结果。
- 使用氯化乙酰胆碱注射液（100mg/2mL）时，首先在氯化乙酰胆碱注射液 1A 中加入生理盐水稀释成 10mL，其中的 1mL 用 100mL 生理盐水进一步稀释。然后，将其 1mL 抽入 10mL 注射器，用生理盐水稀释成 10mL（10μg/mL）之后，使用 2.5~10mL。

> **此处注意**
>
> 如果进行乙酰胆碱负荷试验的话，为防止一过性严重的心动过缓，术前应植入临时起搏电极。

麦角新碱

- 在进行冠状动脉痉挛诱发试验时，将 20~60μg 直接给药到冠状动脉内。
- 使用甲基麦角新碱注射液（0.2mg/1mL）时，首先用 9mL 生理盐水将 1A 稀释。用 10mL 注射器抽取其稀释液 1~3mL，进一步用生理盐水稀释到 10mL，把被稀释的溶液，数分钟直接注入冠状动脉内。此时，**必须确认导管尖端是否在冠状动脉中**。注入 1~2min 后进行造影，判定结果。

> **此处注意**
>
> 诱发冠状动脉痉挛时，为了解除冠状动脉痉挛，一定事先准备好 ISDN、NTG 等药品，如果没有及时解除严重的冠状动脉痉挛，有时可能会发生心室颤动。

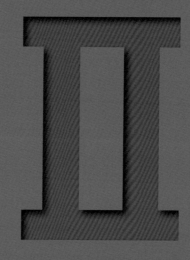

心脏导管检查的
并发症及处置

穿刺部位的并发症

股动脉穿刺部位并发症多数是因为穿刺手法的原因所致，
选择合适的穿刺部位以及掌握熟练的穿刺技巧是十分必要的。一定要牢记这点。

首先掌握
此处要点

1 因为导管操作引起原因不明的血压下降、贫血进行性加重，如果怀疑腹膜后血肿应该立即进行 CT 检查明确诊断。

2 怀疑假性动脉瘤时，首先用听诊器听诊有无血管杂音，彩色多普勒确认血肿内有无血流。

3 穿刺部位在股浅动脉、股深动脉分叉水平以下会导致假性动脉瘤及股动静脉瘘的发生率增加。

4 容易感染的患者应注意防止穿刺部位的感染，执行严格的无菌操作。

腹膜后出血（图 1）

- 股动脉入路穿刺后，手术中或手术后出现原因不明的血压下降、休克、进行性加重的贫血，应高度怀疑腹膜后出血。不易确认皮肤表面肿胀的情况，可导致误诊。在高度怀疑时，应立即对穿刺部位侧的下腹部进行触诊，以确认有无因血肿导致的局部肿胀。

- 在准备补液或输入白蛋白的同时准备输血，立即行腹部彩超、腹部 CT 检查以确认有无血肿。

- 一旦确诊腹膜后出血，立即测定活化凝血酶时间（activated coagulation time：ACT）及中和肝素的治疗，可请血管外科医生会诊，必要时可行外科的血肿清除或止血治疗。穿刺时一旦指引导丝进入分支血管，怀疑导丝所致穿孔时，在拔除鞘管前最好行侧支血管造影，必要时可行弹簧圈栓塞止血治疗。

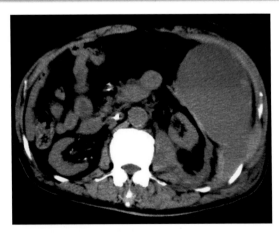

a：左股动脉入路穿刺后，腹膜后血肿病例。

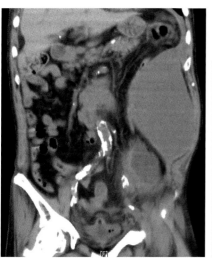

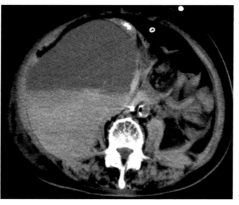

b：同病例的纵断面。外科血肿清除后。未找到出血点。

c：经右股动脉穿刺 PCI 术后出现腹膜后出血的病例实施外科血肿清除及止血后。出血点是右髂动脉。

图 1　腹膜后出血病例

假性动脉瘤（图 2）

- 穿刺部位发现波动性血肿，首先用听诊器确认有无血管杂音。如果听到血管杂音，怀疑假性动脉瘤，应进行彩色多普勒检查。
- 如果血肿与股动脉间有交通血流时，可以确认假性动脉瘤。
- 用超声探头压迫血肿和股动脉间的交通支至血流消失（15～30min）。然后用压迫装置延长局部压迫时间，并在去除压迫后用彩色多普勒确认血流消失。
- 除常规压迫以外，还有超声引导下注入 500～1000U 凝血酶的方法。短时间内使其形成血栓，一定要谨慎操作，注意不要让凝血酶流入动脉内。
- 对无法压迫的巨大动脉瘤或引起皮肤坏死的情况，需要行外科血肿清除＋外科的血管修复治疗。

示例

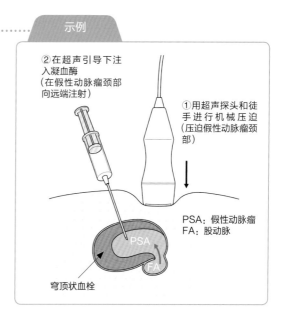

②在超声引导下注入凝血酶（在假性动脉瘤颈部向远端注射）

①用超声探头和徒手进行机械压迫（压迫假性动脉瘤颈部）

PSA：假性动脉瘤
FA：股动脉

穹顶状血栓

a

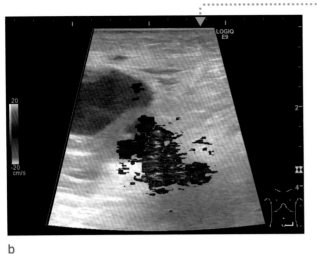

b

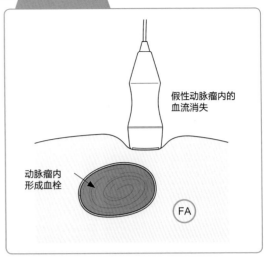

示例

假性动脉瘤内的血流消失

动脉瘤内形成血栓

FA

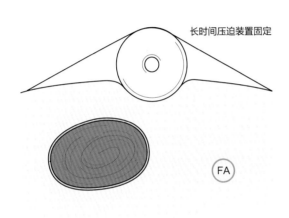

长时间压迫装置固定

FA

c

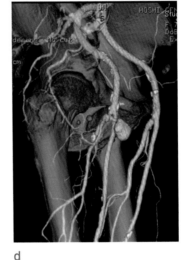

d

此处注意

假性动脉瘤和腹膜后出血一样，是由于不恰当的穿刺方法、穿刺部位、压迫止血方法以及过量的抗凝药物的使用导致的并发症。特别是穿刺部位在股骨头的远端，穿刺到股深动脉时，因为压迫止血困难易导致假性动脉瘤的发生。建议通过透视股骨头的位置来指导穿刺部位。

图2　假性动脉瘤1例

a：彩色多普勒确认从股动脉走向假性动脉瘤的血流信号。

b：彩色多普勒直视下，用超声探头及手法压迫，用力压迫交通支的部位，动脉瘤内均一的低回声成分（没有形成血栓的血液）慢慢变成回声不均的高回声血栓影（血肿内无血流）。然后从股动脉到假性动脉瘤方向的血流信号消失，确认动脉瘤已形成血栓。使用压迫装置长时间进行压迫。本病例是用压迫装置三点固定，1周后假性动脉瘤机化。

c：长时间的压迫装置进行压迫。

d：假性动脉瘤的其他情况穿刺部位不适合，选在股骨头远端的股深动脉。皮下血肿及假性动脉瘤几乎都是因为穿刺部位选择不当引起的。

动静脉瘘（图3）

● 股动静脉在股骨头水平是并行走行的，股浅动脉水平股动脉、股静脉变为前后走行，使得穿刺时容易伤到两者。即使同时穿刺到股动脉、股静脉，一般通过压迫止血可使动静脉瘘闭合。使用8Fr以上的粗导管，术后更容易出现动静脉瘘。

● 出现动静脉瘘时，穿刺部位听到连续性血管杂音。一般不会引起血流动力学改变，需要紧急处置的情况比较少见。一部分动静脉瘘可以自然闭合，还有的可以引起心功能不全，通过外科手术可以修复。

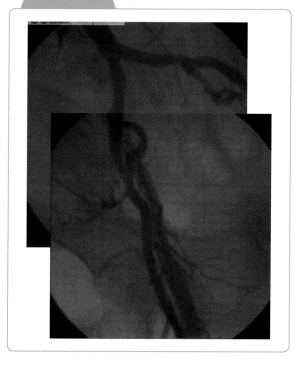

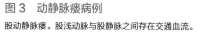

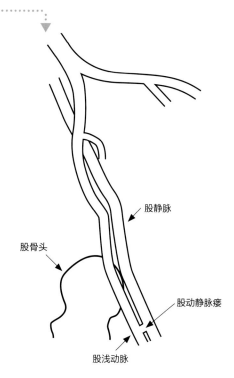

股静脉

股骨头

股动静脉瘘

股浅动脉

图 3　动静脉瘘病例

股动静脉瘘。股浅动脉与股静脉之间存在交通血流。

与股骨头水平相比，穿刺部位在远端的股浅动脉水平更容易发生动静脉瘘。

血管闭塞

● 桡动脉穿刺时，反复进行穿刺压迫止血可导致血管闭塞。特别是以下情况更容易出现血管闭塞：

① 原来血管管径细小的病例；

② 插入 6Fr 以上粗鞘管的病例；

③ 形成血肿的病例。

通常短时间闭塞比较多见，一旦出现永久闭塞，可以选择对侧肱动脉或股动脉入路。伴有肾功能障碍的患者因将来可能需要血管造瘘，所以要保留对侧桡动脉而选择穿刺对侧肱动脉或股动脉。

穿刺部位感染

● 无菌操作不严格，患有糖尿病、服用类固醇药物、有易感染的疾病、肥胖、使用止血装置、穿刺部位有血肿的人容易引起穿刺部位感染。注意无菌操作，易感染者预防性使用抗生素。

● 怀疑出现穿刺部位感染时，应连续使用抗生素及每日进行清创消毒。

● 对于血肿形成及止血装置伴随的感染，单纯使用抗生素及创面处理不能去除感染灶，应该尽早选择外科清除感染组织及血管修复治疗。

2

小山雄广

脑梗死、血管迷走神经反射

行心导管检查时，容易引起并发症。

应尽量减少致残性脑梗死以及由迷走神经过度紧张导致的血管迷走神经反射的发生。

首先掌握
此处要点

1 脑梗死在心导管检查并发症中少见但严重，有时可致残。

2 升主动脉、锁骨下动脉的导管操作，一定要谨慎。

3 血管迷走神经反射几乎都是由穿刺、止血时的疼痛诱发的。

4 充分的麻醉止痛可以预防迷走神经反射的发生。

脑梗死

导管检查导致的脑梗死

- 脑梗死是心导管检查的并发症中少见但可能残留严重后遗症的情况。据报道有 0.1% ～ 0.4% 的发生率，MRI 可以检出约 15% 无症状的微小脑栓塞。

- 导管检查引起脑梗死的危险因子包括**年龄、冠状动脉病变的严重程度、透视检查的时间、糖尿病、高血压、脑梗死病史、肾功能障碍及紧急状态下植入主动脉球囊反搏**（intra-aortic balloon pumping：IABP）。

- 作为并发症的脑梗死，主要是主动脉壁的斑块破裂、导管检查引起的栓子流向脑血管引起的栓塞。**另外，造影剂或生理盐水注入时，少量空气混入的空气栓子也可导致。**

脑梗死的预防

- **检查时，一定要使用肝素抗凝充分排空气泡。** 指引导丝引导下推送导管，更换导管时保留导丝，**避免损伤动脉壁。**

主动脉弓部有动脉硬化斑块时

- 选择右侧桡动脉入路行导管检查时，**避开局部斑块部位能减少脑梗死的发生。**
- 对严重动脉硬化以及有颅内血管狭窄时，导管操作中由于血压波动引起的血流动力学变化可导致脑梗死，所以**对导管检查时血压波动大的患者一定要特别注意。**

怀疑脑梗死时

- 通过 CT 及 MRI 检查从而确定发病时期以及症状表现来决定治疗方针。缺血性脑卒中进行抗血小板治疗（拜阿司匹林、氯吡格雷、西洛他唑口服）和抗凝治疗（肝素、阿加曲班）。如果为了保护肾脏功能可使用依达拉奉。

> **此处注意**
>
> 发病 1 周左右症状多会进展，应严格地限制活动。

血管迷走神经反射

血管迷走神经反射

- 血管迷走神经反射有心动过缓、低血压、打哈气、出冷汗等症状。导管检查的患者中大约 3% 的人会出现，多是由穿刺和拔除鞘管时疼痛感加剧引发强烈的紧张所致的。迷走神经过度紧张，可引起一过性的心率减慢以及血管扩张引起的血压下降（图1、图2）。

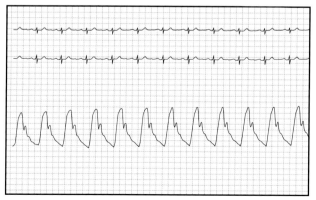

图 1 检查开始时的监护图

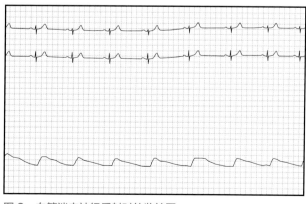

图 2 血管迷走神经反射时的监护图

缓慢心率 40 次 /min 伴血压下降

怀疑血管迷走神经反射时

● 应除外其他引起血压下降的疾病（例如脱水、腹膜后出血、心包填塞、脑梗死、过敏反应等）。血管迷走神经反射与其他疾病的显著区别是心率减慢。**行右侧冠状动脉造影时，造影剂在右冠状动脉内停留可引起心动过缓，让患者咳嗽可加快冠状动脉血流速度，从而改善心动过缓。**

血管迷走神经反射的治疗

● 静脉输液，阿托品 0.5～1.0mg 静脉注射。根据具体情况可以给予少量的升压药物（图3）。处置前给予充分的止痛可以解除紧张，对预防血管迷走神经反射的发生十分重要。

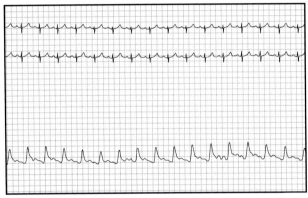

图3　予以阿托品 0.25mg 后的监护图
证实可以改善心动过缓。

此处注意

存在严重冠状动脉疾病或心脏瓣膜病时，血管迷走神经反射持续时间长可引起血流动力学异常，需要尽早采取相应措施。

Blue toe 综合征

需要关注导管操作并发症的栓塞 Blue toe 综合征的发生。
根据具体情况其预后不良的可能性也高，所以一定要充分了解其相关知识。

> 首先掌握
> 此处要点

1 栓塞综合征 Blue toe 综合征是导管检查并发症中最严重的一种情况。

2 不要忽视不典型的临床表现。

3 一旦出现肾功不全及嗜酸粒细胞升高，应高度怀疑。

4 可通过皮肤活检行病理检查来确诊。

5 没有特别有效的治疗方法，可以采取一些对症治疗。

定义

- 栓塞综合征是各种临床表现的总称，跟胆固醇栓塞是同样原理。也被叫作 purple toes syndrome、shaggy aorta 或粥样硬化栓塞症。胆固醇栓塞症是 1945 年由 Flory 报道的，是因为大动脉血管壁上附着的粥样硬化斑块不断破溃，剥离下来的 100~300μm 大小游离状态的胆固醇结晶阻塞末梢动脉所致。

- 因为这个过程触发了免疫应答，释放出细胞因子，从而导致全身的炎症反应及各种临床表现。通常在检查或治疗后 1~2 周甚至到 3 个月以上突然或阶段性发病，出现各种各样的临床表现。

症状

● 栓塞的症状 50%～80% 主要出现在肾脏（肾功能不全、难治性高血压），其次 35%～50% 可侵袭到皮肤（主要是下肢末梢血液循环障碍导致皮肤网状花纹、疼痛、溃疡及坏疽）（图 1）。此外胰腺、脾脏、消化道、骨骼肌、中枢神经系统等全身各系统均可发生。

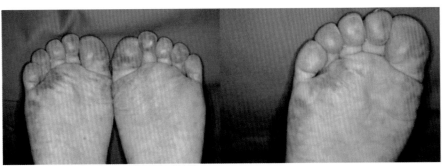

图 1　栓塞综合征的皮肤表现
脚趾遍布网状皮肤花纹，末梢发绀。

● 首诊时皮肤症状好发于脚趾末端，其中足底的网状花纹（livido）约占 94%，趾端约占 58%，脚趾的溃疡坏死约占 29%，紫斑约占 23%。胆固醇栓塞的早期几乎都表现为特征性的四肢末梢的网状花纹。也有仅出现在一侧肢体的，多数表现为双侧。另外，网状花纹的出现也与全身性疾病有关。

● 已经消退的网状花纹再次出现意味着胆固醇栓塞的再发以及全身症状急剧变化。**对于症状减轻的病例可能仅是暂时的症状缓解，一定要仔细观察。**

● 闭塞性动脉硬化症，与糖尿病坏疽比较可通过触摸足背动脉鉴别，足背部的皮肤摸起来异常冰冷是其显著特征。这种缺血的表现是因为无数的胆固醇结晶阻塞末梢的微小血管所致，是胆固醇栓塞特征性表现，与引起中小动脉闭塞的闭塞性动脉硬化症及其他的动脉闭塞性疾病不同。

原因

● 随着近年来的导管检查及治疗的普及，其并发症的重要性引起越来越多的关注，导管操作后发生并发症的比例占 10%～20%。

● 通常在导管检查或治疗后 1~2 周甚至到 3 个月以上突然阶段性发病，全身出现各种各样的临床表现。

● **缺血性心脏疾病、脑血管障碍、腹主动脉瘤等疾病易引起胆固醇栓塞**（图 2~图 5）。对于患有这些疾病的患者行导管检查或治疗时一定要注意。

重点 ！

● 60 岁以上的男性多见，患有高血压、糖尿病、主动脉瘤、动脉硬化、痛风及慢性肾功能不全的患者多见。

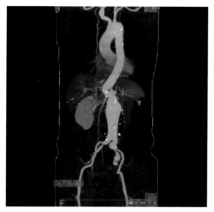

图2　腹部血管造影 3D CTA

可以看到腹主动脉扩张及迂曲走行。

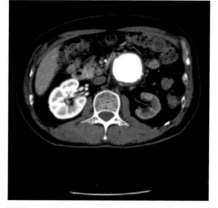

图3　腹部血管造影 CT 的横断面

腹主动脉存在最大直径 5cm 动脉瘤。

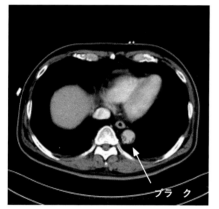

图4　溃疡性病变及斑块
(shaggy aorta)

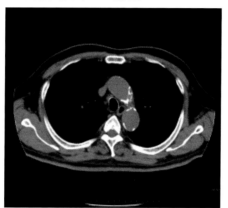

图5　主动脉弓处可见明显的钙化

检查

● 有症状者必须进行相关的详细检查，除此之外还有一些必需的常规检查（表1）。

表1　Blue toe 综合征的一般检查

血液检查	几乎所有的病例都有血沉加快、CRP 升高等非特异性炎症表现。还有补体降低、胆固醇升高、肾功能障碍。另外，嗜酸性粒细胞比例升高占 40%～70%
尿常规	蛋白尿、血尿

诊断

● **胆固醇栓塞的确诊需要证明血管内有胆固醇结晶。** 与肌肉活检、肾活检相比，皮肤活检更容易也更安全。

● 病理学上如果从真皮到皮下脂肪组织内的小动脉腔内观察到纺锤形或针状样结晶即胆固醇结晶，即可确诊（图6）。

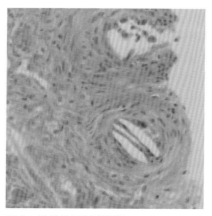

图6　针状的胆固醇结晶

鉴别诊断

- 需鉴别的疾病包括造影剂引起的肾功能障碍、血管炎、急性间质性肾炎、亚急性细菌性心内膜炎等。
- 造影剂引起的肾功能不全，通常在造影剂使用后 3~5 天血清肌酐值达到高峰，少尿持续 2~5 天，1~2 周时尿量和肌酐值恢复正常。**对于血管炎、紫癜，除皮肤表现外，还有关节炎、腹痛、消化道症状三大主症，通过皮疹的形态即可诊断。**结节性多发动脉炎常会伴有低热、关节疼痛、末梢神经炎症状。
- 急性间质性肾炎会出现嗜酸性粒细胞增多，尿中会出现嗜酸性粒细胞，血清 IgE 升高，还可以出现溶血性贫血。

此处注意

确定诊断必须行肾组织活检及病理组织学检查。患有感染性心内膜炎时，多伴随基础心脏瓣膜病，心脏彩超可检出赘生物。

治疗

- 对于本病没有有效的治疗方法，栓塞的胆固醇结晶无法溶解和去除，主要是对症治疗为主（图 7）。
- 为了稳定动脉硬化斑块发病，早期应该停用抗凝药、输液，前列腺素药物、他汀类降脂药物的使用可以使病情轻微改善，肾功能不全进展需要透析治疗的患者预后不良。
- 期待抗炎反应、具有免疫抑制作用的类固醇药物能发挥作用，但其可使糖尿病风险升高。类固醇是否对所有病例均有效尚不明确，发现部分病例在发病早期即开始治疗可减轻肾脏损伤及皮肤病变。另外，有类固醇与 LDL 血液净化疗法合用有效的报道。

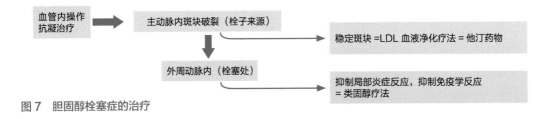

图 7　胆固醇栓塞症的治疗

处置

- 导管检查及治疗，股动脉入路变更为桡动脉入路，优化动脉入路选择很重要。对于导管操作应尽量减少操作时间，减少不必要的操作。

此处是重点 ！

- 导管操作前行造影 CTA 检查，判断胸—腹主动脉有无动脉硬化斑块并进行评价。此外，一定要对全体拟行导管操作的患者说明有发生胆固醇栓塞并发症的可能。

冠状动脉损伤、空气栓塞

心导管检查可引起冠状动脉损伤、空气栓塞。其可引起心脏骤停、心肌梗死等严重并发症。这里就导管检查中如何避免其发生及一旦发生如何处理进行说明。

冠状动脉损伤

> 首先掌握
> 此处要点

1 避免冠状动脉损伤最重要的是导管操作时手法要轻柔。

2 充分了解所使用的导管特性。

3 进入冠状动脉时要确认导管尖端的压力波形。

4 怀疑冠状动脉损伤时要停止一切造影操作。

5 一旦发生冠状动脉损伤，不能轻视。

6 必要时采用 IVUS 对损伤部位进行确认，行 PCI 治疗。

检查的基本内容与评价

● 行导管检查的患者都存在一定程度的动脉硬化。**导管检查前通过 X 线透视观察升主动脉及冠状动脉的形态。**存在动脉硬化的患者在 X 线下升主动脉壁、冠状动脉上可见钙化。导管进入主动脉、冠状动脉前尽可能行 X 线透视，如果发现以上情况一定要注意导管操作的安全性（图 1）。

● 如图 1 所示病例，在导管途经主动脉时，不用缠绕性导丝，应选用具有亲水性表面涂层的指引导丝谨慎操作。**对于这样主动脉严重钙化的患者，冠状动脉也可能存在问题，所以一定要注意。**

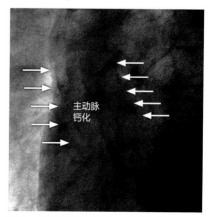

主动脉
钙化

图 1　X 线透视评价主动脉的钙化

● X 线透视也可评价冠状动脉（图2、图3）。一旦透视发现冠状动脉钙化，因冠状动脉入口处以及导管尖端接触的部位可能存在狭窄，导管操作时一定要谨慎，向入口处谨慎缓慢地插入。

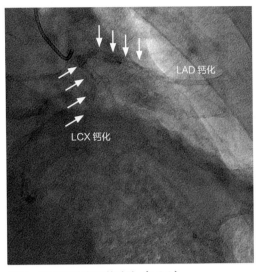

图2　透视评价左冠状动脉（LCA）

LCA 右前斜位。左冠状动脉插入 Judkins 导管（JL4），左前降支（LAD）和左回旋支（LCX）走行可见钙化。

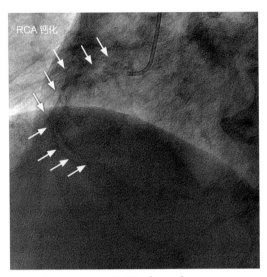

图3　透视评价右冠状动脉（RCA）

RCA 左前斜位。右冠状动脉插入 Judkins 导管（JR4），血管走行可见钙化。

导管操作的基础知识

● 要熟练掌握所使用导管的特性（图4～图6）。

● 如图7所示，操作弹起的导管可能伤到邻近的血管壁。即使从导管中拔出指引导丝时，导管也可能嵌顿在主动脉壁或冠状动脉窦。旋转导管，常可沿着箭头的方向推进。即使导管没有被卡在主动脉壁，一下撤出指引导丝导管可能会弹起。

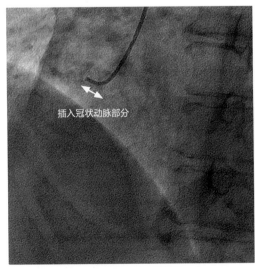

a：RCA 左前斜位（透视图像）。

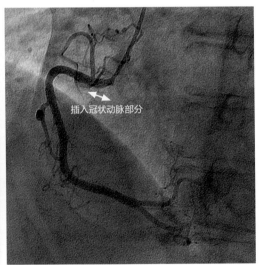

b：RCA 左前斜位（造影图像）。

图4　RCA Judkins 导管

Judkins 导管从尖端到弯曲部位的距离短，不易深插冠状动脉内。

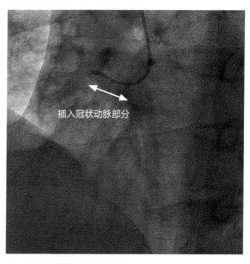

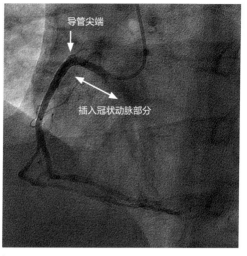

a：RCA 左前斜位（透视图像）。   b：RCA 左前斜位（造影图像）。

图 5　RCA Amplatz 导管

Amplatz 导管从弯曲处到尖端距离长，与 Judkins 导管相比，多数情况下更能进入 RCA 深部。导管尖端可达到冠状动脉弯曲的部位。

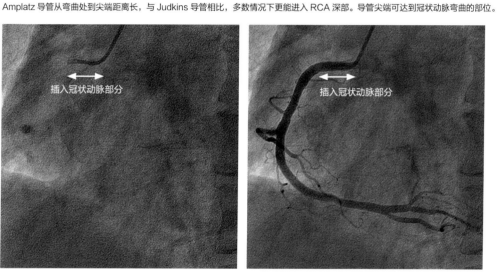

a：RCA 左前斜位（透视图像）。   b：RCA 左前斜位（造影图像）。

图 6　RCA 左右冠状动脉共用导管的情况

桡动脉入路使用的左右冠状动脉共用导管，从弯曲处到尖端距离长，能深插到 RCA 内。

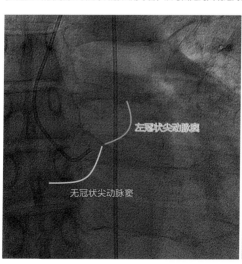

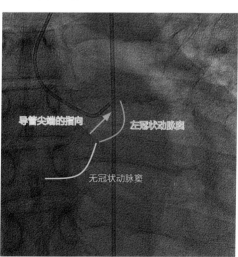

a：无冠状动脉窦处 Judkins 导管（正面）。   b：弹跳至左冠状动脉窦的 Judkins 导管（正面）。

图 7　LCA Judkins 导管

Judkins 导管插入 LCA 时，用指引导丝使弯曲的导管变直
进入冠状动脉窦。然后撤除指引导丝，导管恢复原状进入冠状动脉开口。

此处注意

指引导丝引导导管至冠状动脉开口处附近时，一定要特别缓慢地撤出指引导丝，避免导管过深地进入冠状动脉内。

导管进入冠状动脉

- 当导管进入冠状动脉时，要注意监示器上导管尖端的压力（图 8、图 9)。导管一旦进入狭窄的部位时，与进入前比较，不仅收缩压会降低，舒张早期也可以出现压力波降低。万一在狭窄部出现嵌顿，会出现心室化的压力波形。
- 导管的尖端顶在血管壁或导管进入狭窄的部位时，可通过用注射器抽吸回血的方法来确认，无法顺利将血液回吸或虽可回吸但有阻力感，一旦遇到这种情况绝对不能造影。**可以将导管稍微回退，或者轻微旋转一下，可以顺利回血时方可移动导管。**

此处注意

在行导管操作前，利用冠脉 CT 检查提前发现冠状动脉入口处的狭窄，对于事先没有任何检查的患者需要特别注意。

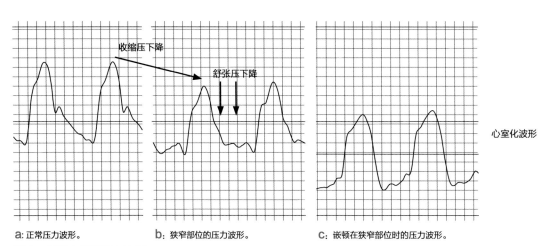

a：正常压力波形。　　b：狭窄部位的压力波形。　　c：嵌顿在狭窄部位时的压力波形。

图 8　导管尖端的压力波形

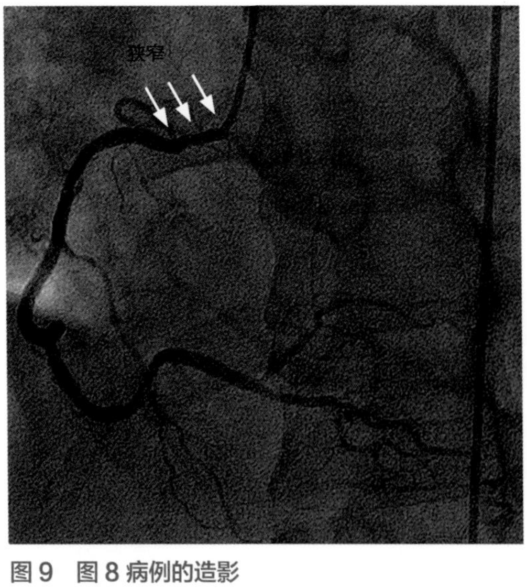

图 9　图 8 病例的造影
RCA 入口处存在狭窄。

病例 1：导管操作导致左主干（Left main trunk：LMT）的损伤（造影所见）

- 图 10 是 JL4 导管弹跳进入左冠状动脉（left coronary artery：LCA）后最初的造影结果。LMT 的顶部可见夹层影像。

- 通过造影来证实冠状动脉损伤时，损伤部位有扩大的可能性，所以**绝对不可以反复进行该部位的造影**。调整导管的位置，在远离部位后再行造影检查。

- 可以观察有没有进一步恶化的表现，隔一段时间再造影检查，仅从造影所见也无法准确判定冠状动脉损伤仅伤及内膜、中膜的一部分，还是累及外膜导致较大的冠状动脉夹层形成。

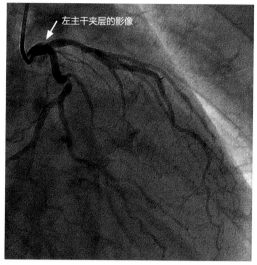

图 10　导管操作导致左主干（LMT）的损伤（造影所见）

病例 1：导管操作导致 LMT 损伤（IVUS 所见）

- 本病例的 IVUS 影像（图 11）。示意图显示，夹层发生在斑块内，随着时间的推移可能看不到其进展过程。

- 一旦发生冠状动脉损伤，无法判断严重程度或是否加重，改为 PCI 治疗，用 IVUS 来观察损伤部位，根据不同的损伤程度采取不同的 PCI 策略。

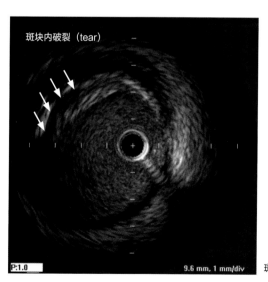

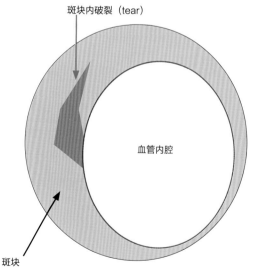

a：图 10 病例 LMT 的 IVUS 所见。

b：a 图的 IVUS 所见的示意图。

图 11　导管操作导致 LMT 的损伤（IVUS 所见）

病例 2: 左右共用导管导致右冠状动脉（right coronary artery: RCA）损伤的螺旋夹层（spiral dissection）（造影所见）

- 本病例是 RCA 造影时导致的冠状动脉损伤。是由左右冠状动脉共用导管操作时伤及 RCA 而没有注意到，进而行造影检查造成的。夹层累及自右冠脉开口至 4PD 末梢（图 12）。

- RCA 大的分支较少，一旦发生夹层经常会波及较大范围。**这种状态叫作螺旋夹层，是冠状动脉造影并发症中最危险的一种类型。**一旦出现这种情况不能造影，立即行 PCI 治疗。指引导丝进入真腔需要用 IVUS 确认，找到真腔需要高超的技巧。有时无法确认指引导丝是否在真腔内，后续的治疗无法进行。

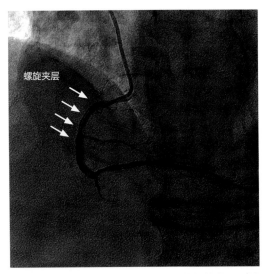

图 12　左右共用导管导致 RCA 的螺旋夹层（造影所见）

病例 2: 左右共用导管导致 RCA 的螺旋夹层（IVUS 所见）

- 本病例的 IVUS 所见（图 13）。IVUS 显示导管通过的部位是真腔，外侧是假腔。

- 夹层发生自 RCA 末端到主动脉开口处，假腔比真腔大，找到真腔非常困难。

末梢侧 ←　　　　　　　　　　　　　　　　　　　　　　→ 中枢侧

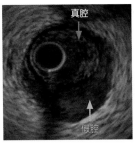 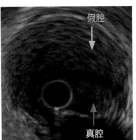 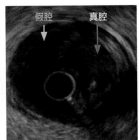 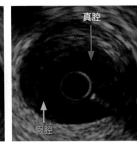

图 13　左右共用导管操作导致 RCA 的螺旋夹层（IVUS 所见）

- 本病例最终治疗成功，用 4 个支架覆盖全部夹层部位。

空气栓塞

1 空气栓塞的原因主要是因为导管连接或注入药物时未充分排空气泡。

首先掌握
此处要点

2 左心系统的空气栓塞主要伴有胸部症状及心电图改变，空气栓塞的量多时可出现血流动力学不稳定，甚至导致心脏骤停。

3 治疗上可将生理盐水或血液注入冠状动脉内或使用尼可地尔。

4 右心系统的空气栓塞较少出现症状，空气栓塞的量多时可出现血流动力学不稳定，甚至导致心脏骤停。

冠状动脉造影的基本知识

● 冠状动脉造影时空气栓塞的原因，几乎都是因为连接三连三通后排气不充分造成的。**注射器充分回吸血液直至排空气泡，一定要充分排空气泡**（图 14）。

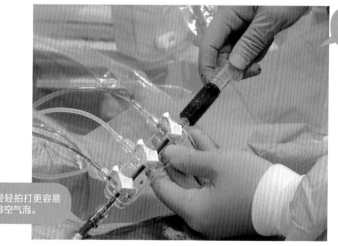

排气的时候务必抬高手臂，充分回抽血液。

轻轻拍打更容易排空气泡。

图 14 排气

此处注意

①抬高注射器尾部比较容易排空气泡。

②一定要充分回抽血液，保证排空气泡。

③轻轻敲击三连三通部分，连接部位的空气比较容易排净。

● 冠状动脉造影需要往冠状动脉内注入硝酸甘油或硝酸异山梨酯。冠状动脉痉挛诱发实验是需要冠状动脉内注入乙酰胆碱或麦角新碱，最近通常测量**冠状动脉血流储备分数**（fractional flow reserve：FFR），冠状动脉内注入盐酸罂粟碱或腺苷。在上述药物注入过程中，**如果气泡排除不充分可能引起空气栓塞**。单纯注入药物时没注意，也有引起空气栓塞的可能。

● 实施 PCI 时，球囊、支架、血管内超声（IVUS）等的器械需要通过指引导管送入。撤出这些器械时导管内呈负压，器械出入 Y 阀有混入空气的可能。如果没注意就行造影检查可引起空气栓塞。

空气栓塞病例

病例 1：心脏骤停状态下的空气栓塞

● 因心脏骤停急诊抢救的病例（图 15）。因为心脏骤停所以需要快速进行经皮心肺辅助装置（percutaneous cardiopulmonary support：PCPS）、主动脉球囊反搏术（intra-aortic balloon pumping：IABP）及临时心脏起搏器植入治疗。冠状动脉造影检查判定右冠状动脉需要治疗，更换指引导管，IVUS 检查观察冠状动脉内膜情况。

● 这个病例因为 RCA 的管径细小，所以选择 6Fr 的指引导管。指引导管的尖端有些嵌顿，因为紧急状态，术者用 IVUS 检查后，撤出指引导管。撤除 IVUS 时大量空气从 Y 阀进入。

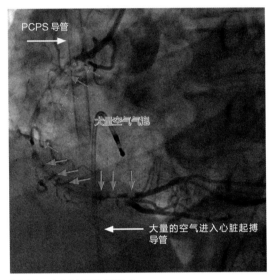

图 15　空气栓塞的病例 1
可见大量的空气气泡。

空气栓塞的特征表现

● **空气极少量时几乎没有症状，不伴有心电图及血流动力学变化，多数患者有胸部不适症状或胸痛。心电图证实呈现与空气注入血管走行一致的 ST 段抬高表现。**

● **如果是少量的话，症状可以很快改善；如果注入空气的量多，症状和心电图改变可以迁延。注入的空气如果阻塞微小血管，空气栓塞后造影会出现慢血流（slow flow）。**

空气栓塞的治疗

● 治疗上习惯予以注射器抽取生理盐水或血液注入冠状动脉，或使用尼可地尔。

● 空气栓塞也可发生在右心导管检查中。右心系统的造影或 Swan- Ganz® 导管测定心搏出量时，没有充分地排空气泡可引起空气栓塞。但是因为肺部可以吸收空气，所以较少出现左心系统空气栓塞样的症状。此外，右心系统导管检查偶尔也有严重的空气栓塞发生。

此处注意

空气栓塞的气体量多时可引起血压下降，血流动力学不稳定，甚至心脏骤停。一旦出现以上的情况必要时行 IABP 治疗。

病例2：中心静脉导管相关空气栓塞

- 这个病例是中心静脉导管相关的空气栓塞病例（图16）。这位患者全身状态不佳，营养状态差。中心静脉导管拔除后不久患者突发心脏骤停。

- 全身状态差，营养不良的状态，缺乏皮下脂肪导致插入中心静脉导管的地方易出现瘘孔，当胸腔内压变为负压时一瞬间大量的空气进入血管中，从而导致空气栓塞。**撤出中心静脉导管时，最好覆盖上医用粘贴等不透气的敷料。**

此处注意

本病例是导管检查及治疗中出现的情况。通常导管检查使用的鞘管带有逆流防止瓣，空气进入的可能性低，临时心脏起搏或植入下腔静脉过滤器时使用的鞘管呈圆筒形，处置时容易进入空气。一定要注意。

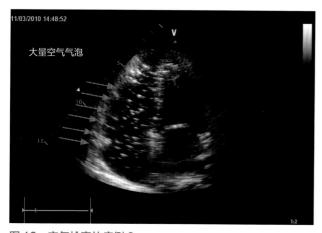

11/03/2010 14:48:52

大量空气气泡

图16 空气栓塞的病例2

紧急处置的同时观察心脏彩超（心尖部的四腔心切面图）所见。右房和右室内可见大量的空气气泡。

造影剂肾病

正确理解造影剂肾病。造影剂使用前根据患者的风险分层选择合适的造影剂是非常重要的。

Point

首先掌握
此处要点

1 造影剂使用前评估患者的风险，拟订具体的检查治疗计划。

2 因过分担忧造影剂肾病的风险而回避一些必要的检查，可导致治疗不充分甚至对患者的预后产生不良影响。

3 高危患者术后应采血监测血清肌酐值、离子，还要补充生理盐水等进行标准的水化治疗。

4 一旦出现急性肾功能不全，在少尿、无尿的情况，需要监测尿量及追加胸部 X 线等相关检查。

5 一旦出现少尿、无尿怀疑急性肾功不全时，要咨询肾内科医师，必要时行血液透析治疗。

病例提示：造影剂肾病进展至血液透析治疗的病例（图1）

- 年龄、性别：70 岁，男性。
- 主诉：呼吸困难，食欲不振。
- 既往史：1988 年因陈旧性心肌梗死、三支病变行冠状动脉搭桥手术。有糖尿病病史。
- 现病史：因胸痛行二阶梯运动负荷心电图试验检查阳性。
- 2002 年 7 月 31 日紧急入院行冠状动脉造影检查，回旋支 seg14 行 PCI 治疗（造影剂使用量 204mL）。
- 接着因右冠状动脉慢性完全闭塞于 8 月 23 日再次入院，行 PCI 治疗（造影剂使用量 540mL）。病愈出院后持续食欲不振。11 月 27 日，因心功能不全、肾功能不全导致呼吸困难再次入院。
- 入院后治疗经过：气管内插管下持续的血液滤过治疗（continuous hemofiltratian：CHF）。此后肾功能不全不断进展最后行血液透析（hemodialysis：HD）治疗。

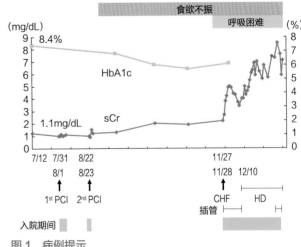

图 1　病例提示

何谓造影剂肾病（表 1）

● 造影剂肾病的定义有数个版本，但现在最广泛使用的是表 1 所示内容。2012 年日本的治疗指南也采用此版本。关于其发生的频率及预后，多数的医疗机构随着预防、治疗手段的进步呈现改善的趋势。

表 1　造影剂肾病的定义、频率及预后

定义	造影剂使用后 3 天内，血清肌酐值达到 0.5mg/dL 或较基准值增加 25%
频率	正常肾功能者占 10%，肾功能不全者占 25% 以上
预后	院内死亡率 36%，急性肾功能不全以致院内血液透析者 2 年后的生存率为 19%

(Morcos SK：Prevention of contrast media nephrotoxicity-the story so far. clin Radiol 59：381-389, 2004 引用)

治疗指南

● 2012 年日本肾脏学会、日本医学放射学学会、日本循环内科学会共同制订了造影剂肾病的治疗指南（表 2）。

表 2　关于肾功能障碍者碘造影剂使用的指南推荐（2012）

证据水平	
Level I	系统性研究 /RCT 数据分析
Level II	1 个以上的随机化对照研究
Level III	非随机化对照研究
Level IV a	队列研究
Level IV b	病例对照研究，横断面研究
Level V	病例报告，个案报道
Level VI	没有循证医学证据，专业委员会或专家的个人意见
推荐等级	
Grade A	强的科学证据，强烈推荐
Grade B	有科学证据，推荐
Grade C1	没有循证证据，推荐
Grade C2	没有循证证据，不推荐
Grade D	无效甚至有害的循证证据，建议不采用

(以上选自 2012 年关于使用碘造影剂日本的相关指南)

造影剂肾病的危险因素（表3）

● 评估造影剂肾病相关危险因素重要的是造影剂使用前评估患者的危险因素，决定造影剂的使用剂量和种类，使用后常规化验检查。如果过度担心肾病的发生而不做一些必要的检查，可导致治疗不充分甚至会使患者的预后恶化（Renalism）。

表3　危险因素

慢性肾脏病（chronic kidney disease：CKD）：估算肾小球滤过率（eGFR）
＜60 mL/min（Ⅳ a）
慢性心功能不全
糖尿病（Ⅳ a）
利尿 　使用利尿剂（Ⅱ，C2）
联合用药 　NSAIDs（非甾体类抗炎药）（Ⅱ，C2）、二甲双胍（Ⅰ，C2）
老龄（Ⅳ a）
造影剂的过量使用

造影剂肾病的预防治疗

● 造影剂肾病的预防和治疗按照表4分为6个部分。括号内的是指南证据水平及推荐级别。

表4　造影剂肾病的预防和治疗

①减少造影剂的使用量（Ⅱ, A）
②水化治疗（Ⅱ, A）
③血液透析（Ⅰ, C2）
④血液滤过（Ⅰ, C2）
⑤药物治疗（Ⅰ, C2）
⑥后续治疗

减少造影剂使用的策略

造影剂减量的有创检查（Ⅱ，A）

● 可以减少造影剂使用的各种方法（表5）。

表5　减少造影剂的方法

①自动注射系统的使用及导管内径降级（5Fr～4Fr）
②3Fr 诊断导管
③调整面板和画质更加清晰
④小号的指引导管（5Fr 指引导管）
⑤4Fr 指引导管（Kiwami）
⑥使用 IVUS（小型机）
⑦二氧化碳气体造影

导管内径降级及自动注入设备的使用可减少造影剂的使用量

● 诊断性造影检查通过导管降级及自动注入设备的使用，可以减少造影剂的使用量（图2）。

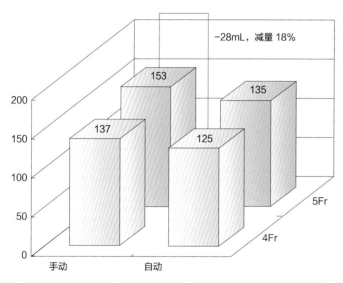

图2 导管降级及自动注入设备的使用，造影剂使用量的对比效果图

诊断导管

● 诊断导管如图3所示。现在也有使用3Fr作为诊断导管。

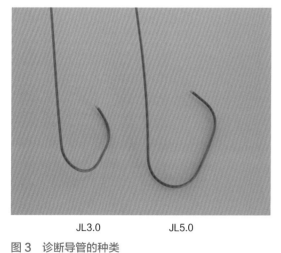

JL3.0　　　　　　JL5.0

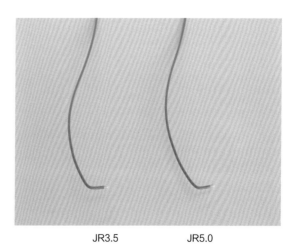

JR3.5　　　　　　JR5.0

图3 诊断导管的种类
JL：Judkins Left；JR：Judkins Right。

指引导管

● 指引导管最小直径使用 4Fr（图 4）。指引导管在支撑力弱时可作为子导管使用。

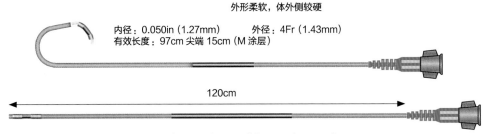

外形柔软，体外侧较硬

内径：0.050in (1.27mm)　　　　外径：4Fr (1.43mm)
有效长度：97cm 尖端 15cm（M 涂层）

120cm

内径：0.050in (1.27mm)　　　　外径：4Fr (1.43mm)

图 4　KIWAMI Spec
（泰尔茂公司提供）

水化疗法

● 水化疗法现已证实有效并被广泛使用（表 6）。本院从入院前 1、2 天起开始水化，使造影剂肾病的发生率降低。

表 6　水化疗法

	点滴静注（II, A）经口（？）
方法	静脉点滴（II, A）经口（？）
使用量	> 1mL/（kg · h）~ 1.5mL/（kg · h）
时间	数小时前，至治疗后 12h 以上
水化的种类	碳酸氢钠（I, B），0.9% 生理盐水（II, A）> 0.45% 半张生理盐水
药物	停用利尿剂、二甲双胍和 NSAIDs

药物治疗

● 正在使用的药物，目前并没有证明其明确的治疗效果（表 7）。

表 7　药物治疗

血管扩张药
钙离子拮抗剂、多巴胺、利钠肽（II, C2），选择性多巴胺 1（非诺多泮），前列腺素
肾脏血管活性物质受体拮抗剂
腺苷拮抗药（茶碱），胆碱内皮素（ET）受体拮抗剂
细胞保护药
N- 乙酰半胱氨酸（NAC）（I, C2） 抗坏血酸 他汀类药物（II, C2）

后续治疗方法

- 今后可作为治疗的方法如表 8 所示，分为 3 点。
- ②是预想术前通过上臂诱发缺血，可减轻之后肾脏的缺血。考虑造影剂肾病是因为缺血后诱发的，基于预防心肌缺血的原理而进行的研究。
- ③是基于尼可地尔被证实可改善缺血预处理所诱发心肌缺血的研究，还需要进一步探讨。

表 8　后续治疗方法

① Renal Guard	维持高尿量，肾灌注
② Ischemic Preconditioning （缺血预处理）	血压计袖带充气 5min 后放气 5min，反复重复 4 次
③ K⁺ channel opener（尼可地尔）的预防效果	PCI 前尼可地尔 0.096 mg/mL 浓度，以 1mL/（kg·h）速度连续注射 4h

- 关于新的治疗方法如表 8 中所列举的 Renal Guard (PLC MEDICAL SYSTEM CO.,LTD.)，欧洲取得 CE 认证，美国正在验证中（图 5）。
- 该机械的原理是依据尿量增加的多少准确水化的方法，等张盐水水化保护肾脏的同时使用造影剂。

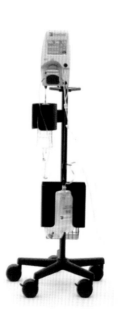

造影剂肾病的预防
→维持高尿量
→防止造影剂黏滞性高
→减低造影剂的肾毒性
→防止输液过多、过少

Renal Guard：监测尿量的同时输入等量液体的装置。

图 5　Renal Guard 机器

造影剂过敏、鱼精蛋白休克

不仅导管检查，各种影像诊断中造影剂的使用都不可缺少。
造影剂过敏的患者使用造影剂会对其预后产生巨大影响，
所以一定要特别谨慎。

造影剂过敏

造影剂使用的注意事项

- 造影剂的使用不仅限于导管检查，现代诊疗上也不可缺少，所以对造影剂过敏的患者进行诊疗操作会产生显著的不利影响。根据情况不同，会对预后产生不同的影响（图1）。

- 造影剂的使用除狭义上的过敏性反应之外，还有渗透压负荷增加导致心功能不全、造影剂肾病（contrast media induced nephrotoxicity：CIN）等其他情况，应对适应证的选择做出慎重的决定。

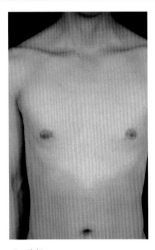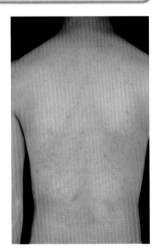

a：腹部。　　　　　　　　　b：背部。

图1　造影剂过敏所致皮疹

造影剂的种类

- 造影剂分离子型和非离子型两种类型，截至目前，报道**非离子型造影剂的安全性更优，日本冠状动脉造影检查规定使用非离子型造影剂**。笔者医院目前使用的药品列举如下（图2）。

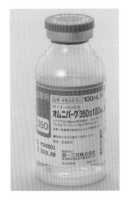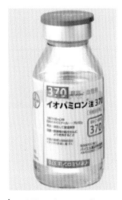

a：欧乃派克（第一三共）。　　b：优维显（拜耳公司）。

图2　笔者医院正在使用的造影剂

过敏症状

- 造影剂过敏的伴随症状包括恶心／呕吐、皮肤潮红、瘙痒、荨麻疹等轻度的过敏反应，也包括呼吸困难、血压下降、意识丧失、心脏骤停等严重的过敏反应，可有各种各样的临床表现（表1）。

- 造影剂过敏发生的频率，刚开始使用非离子型造影剂时日本对33万人进行了大规模的前瞻性对照试验，非离子型造影剂使用人群中的3.13%出现了过敏反应。另外，重症过敏反应定义为出现呼吸困难、血压下降、意识丧失、心脏骤停，其发生率约为0.04%（表2）。

表1　造影剂过敏伴随症状

离子型（n=169 284）　　　　　非离子型（n=168 363）

发病率(%)	发病例数	症状	发病例数	发病率(%)
4.58	7,745	恶心	1,749	1.04
2.29	3,869	心脏症状	1,555	0.92
1.84	3,111	呕吐	614	0.36
2.97	5,026	瘙痒	758	0.45
3.16	5,343	荨麻疹	790	0.47
1.12	1,893	皮肤潮红	271	0.16
0.40	676	血管疼痛	80	0.05
0.09	158	声音嘶哑	31	0.02
1.65	2,785	打喷嚏	398	0.24
0.53	975	咳嗽	254	0.15
0.09	153	胸痛	47	0.03
0.11	186	腹痛	37	0.02
0.20	340	心悸	109	0.06
0.11	187	颜面水肿	15	0.01
0.09	159	疼痛／寒战	45	0.03
0.17	288	呼吸困难	63	0.04
0.10	175	血压急剧下降	21	0.01
0.00	7	心脏骤停	1	0.00
0.02	30	意识消失	4	0.00

0　1　2　3　4　5 (%)　　　0.0　0.2　0.4　0.6　0.8　1.0　1.2 (%)

表2　重症过敏反应

ADRs	离子型 (n = 169 284)		非离子型 (n=168 363)		（95%可信区间）
	例数	发病率（%）	例数	发病率（%）	
总例数	21 428	12.66	5276	3.13	0.22（0.22～0.23）
重症	367	0.22	70	0.04	0.19（0.15～0.24）
极重症	63	0.04	6	0.004	0.10（0.05～0.19）
死亡	(1)	—	(1)	—	—

a：ADRs 药物副反应。

症状	病例数	
	离子型（n = 367）	非离子型（n = 70）
呼吸困难	204	50
血压下降明显	107	15
意识消失	4	0
呼吸困难、血压下降明显	38	2
呼吸困难、心脏骤停	1	0
呼吸困难的、意识消失	1	0
血压下降明显、意识消失	12	3

b：重度的 ADRs 药物反应。

造影剂过敏的危险因素

- 前述大规模的前瞻性研究，提供了预测信息。既往有过敏史的患者造影剂过敏的发生率为 3 倍以上，尤其是既往有造影剂过敏史的，再发的概率为 5 倍以上。既往有异位性皮炎、支气管哮喘的人存在高风险。

造影剂过敏高危患者的预处理

- **使用抗组胺药和类固醇被认为对预防造影剂过敏有效。** 此外，静脉使用类固醇的自身副作用风险高于经口途径。
- 预防造影剂过敏的预处理，各医疗机构采用不同方法，美国放射线学会发表的年度手册推荐内容如表 3。

表 3　美国放射学会推荐内容

择期
1. 强的松 50mg（13h 前、7h 前、1h 前）口服 + 抗组胺药 苯海拉明 50mg（1h）前静注、肌注或口服
2. 甲基泼尼松龙（美卓乐®）32mg（12h 前，2h 前）口服
3. 不能经口的情况：氢化可的松（氢化可的松琥珀酸钠®）200mg 静注

紧急处理
1. 甲基泼尼松龙（美卓乐®）40mg 或者氢化可的松（氢化可的松琥珀酸钠®）200mg 截止到检查开始每 4h 静脉给药 1 次
2. 甲基泼尼松龙、阿司匹林、非甾体类消炎药的过敏，尤其是已知的像支气管哮喘高风险病例使用地塞米松（地塞米松®）7.5mg 或倍他米松 6.0mg 截止到检查开始 每 4h 静脉给药 1 次 + 苯海拉明 50mg 检查 1h 前静注
3. 因造影前 4h 以内静注类固醇药物没证实其有效性，苯海拉明 50mg 检查 1h 前静注

苯海拉明在我国仅作为催眠药使用。作为替代药有氯苯那敏（三唑仑®）。
（引自美国放射学会 2010 年年度手册）

鱼精蛋白休克

鱼精蛋白休克的特征

- 造影剂过敏是导管室最常见的过敏反应，鱼精蛋白过敏也是偶尔会出现的过敏反应之一。
- 鱼精蛋白是导管检查或治疗伴发出血性并发症时止血，即中和肝素作用时使用的药物。根据肝素的使用量及使用时间可作调整，**止血时一般予以鱼精蛋白 20~40mg 溶于生理盐水或 5% 葡萄糖溶液，短时间内静脉注射**（图 3）。

● 本药或者说鱼精蛋白对于有胰岛素使用史的患者，可能存在鱼精蛋白过敏，使用鱼精蛋白有引起过敏性休克的危险，据报道其可能性不足 1%。一旦发生可能存在致命性风险，所以**使用胰岛素的患者应该避免使用鱼精蛋白**（图 4）。

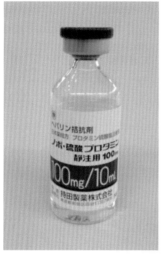

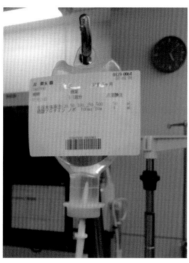

a：静脉用药。

b：溶解于生理盐水。

图 3　鱼精蛋白

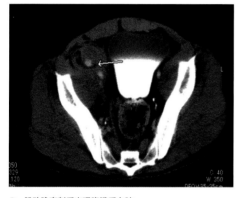

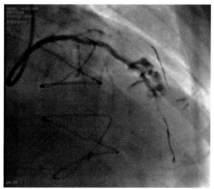

a：股动脉穿刺后出现腹膜后血肿。

b：PCI 过程中出现冠状动脉穿孔。

图 4　需要中和鱼精蛋白治疗的病例

此处注意

将鱼精蛋白、锌添加至胰岛素中，可使胰岛素结晶，皮下注射后可使溶解时间延长，中效和混合制剂的胰岛素几乎都含有鱼精蛋白。

6　造影剂过敏、鱼精蛋白休克

肝素诱导血小板减少症

肝素的副作用中肝素诱导的血小板减少症（heparin-induced thrombocytopenia：HIT）有时是致命的。必须要充分了解。

Point

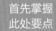
首先掌握
此处要点

1 肝素的副作用不仅有出血，HIT 还可导致血小板减少及血栓的形成。

2 发生率占肝素使用者的 0.5% ~5%。

3 不仅出现在肝素的使用过程中，停止使用 10 天后也可出现。

4 如果不立即采取有效治疗，可导致严重的血栓形成，死亡率约 5%。

5 动静脉、导管内还有人工透析及体外循环的管路内均可形成血栓。

6 HIT 的治疗包括要停用所有肝素及使用的抗凝药。

HIT 的机制（图 1）

- 使用的肝素（图 1①）与血小板第 4 因子（PF4）形成复合物（图 1②），针对复合物浆细胞产生针对自身的抗体抗 PF4·肝素复合物抗体（HIT 抗体）（图 1③）。
- 同复合物结合的 HIT 抗体与血小板结合，使血小板活性增强，导致血小板聚集（图 1④），从而引起血小板数量的减少。
- 活化的血小板释放出微粒子，**生成凝血酶**导致血栓形成（图 1⑥）。
- HIT 抗体与血管内皮的**硫酸乙酰胺素**和 PF4 的复合物结合，激发内皮细胞活性（图 1⑤），诱导凝血酶的产生。

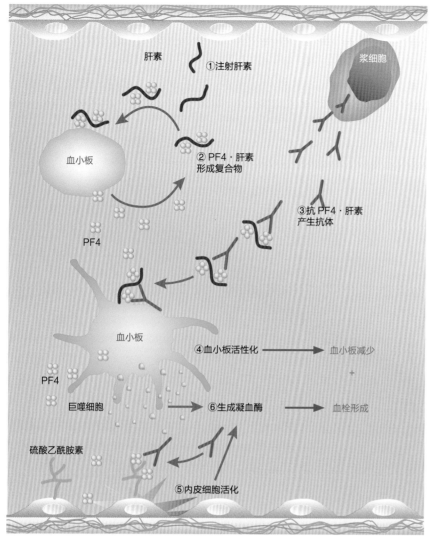

図1　HIT 的机制

HIT 的诊断步骤（图2）

· 肝素使用中或曾使用过肝素
· 血小板数量减少（可同时合并血栓※1）

↓

血小板较肝素使用前降低 30% ~ 50% 以上　　或　　血小板在肝素使用后减少至 10 万 /μL 以下

无其他导致血小板减少的原因

↓

4T'S 积分表（表1）中符合 4 分以上 ※2

↓

临床诊断 HIT

检查 HIT 抗体 ※3

立即停用肝素，使用抗凝药物

图2　HIT 的诊断

※1：使用肝素滴定 ACT 至适当值仍有血栓形成，怀疑 HIT。
※2：符合 6 分以上诊断率在 80% 以上。
※3：HIT 抗体（ELISA 法）检出的敏感度约 95% 以上，特异度 65%。

- 用于 HIT 诊断的 4T's 积分表（表 1）。
- HIT 发病形式分为 4 类（表 2）。
- 导管检查 /PCI 治疗中，或者随后发病的 HIT 属于速发型和早发型。一旦出现导管
  操作相关的脑梗死，一定要确认 HIT 的有无。

表 1　HIT 诊断的 4T's 积分表

项目	2 分	1 分	0 分
血小板减少	最低值：2 万～10 万 /μL 减少 > 50%	最低值：1 万～1.9 万 /μL 30% ～50%	最低值：1 万 / μL 至以下减少 < 30%
血小板减少、血栓或其他并发症出现时期（肝素使用首日记录为 0 日）	明确：给药后的第 5～10 日 过去 30 日曾给药；再次给药后第 1 日内	具体给药时间不明（因为没有检测血小板数量），给药后的第 5～10 日确认；过去 31～100 日内给药，再次给药后第 1 日内；给药后第 10 日之后	最近没使用，给药后第 4 日以内
血栓和其他症状	新形成的血栓，皮肤坏死静注后的急性全身反应	进展性或再发性血栓，红斑样皮肤病变，怀疑血栓，无症状的上肢 DVT	无
血小板减少的原因	无其他原因（不包括 HIT）	可能有其他原因	有其他的原因

HIT 的危险性：合计 0～3 分为低风险，4～5 分为中风险，6～8 分为高风险。肝素使用的首日记为 "0 日"。
急性全身反应：肝素静注 5～30min 后出现恶寒、寒战、发热、呼吸困难、心悸、恶心、呕吐、头痛等症状。25% 为 HIT 抗体阳性，出现血小板急剧一过性的下降。
DVT：深静脉血栓（Warkentin TE：Clinical picture of heparin-induced thrombocytopenia. In：Warkentin TE, Greinacher A, eds. Heparin-induced thrombocytopenia. 3rd ed. New York：Marcel Dekker Inc.,2004. p53-106.）

表 2　HIT 的发病形式分类

	肝素使用情况	血小板数量	HIT 抗体	合并血栓
一般发病（Typical）	使用中（给药后 5～10 日）	缓慢减少	阳性	无～有
迟发发病（Delayed）	使用中停止给药	5～10 日后	阳性	有（停止使用肝素后血栓形成）
急速发病（Rapid）	再给药 5～30min 后	急剧减少	阳性	有 伴有全身性反应（恶寒、呼吸困难、胸痛等）
早期发病（Early）	初次给药 24h 以内	急剧减少	阳性（与肝素使用前相比）	有（介入治疗中发生血栓）

（摘自：松尾美也子，和中敬子：HIT 诊断 . 冈本彰祐，池田康夫（监）. HIT 诊疗手册 . HIT 情报中心 , 2004, p8-11 ）

HIT 的治疗

- 临床诊断后，立即停用一切肝素。即使肝素冲洗导管也不可以，肝素擦拭导管也尽
  可能避免。
- 抗凝方法是使用抗凝药阿加曲班（图 3）。

此处是重点！　治疗上注意事项

- 阿加曲班要一直使用到血小板数量恢复（1 周左右血小板数量恢复）。
- PCI 时使用的抗血小板药物，不能因与阿加曲班合用而减量。
- HIT 急性期禁止使用抗凝药华法林。
- 华法林需要在血小板恢复后使用。
  - 开始时和阿加曲班最少合用 5 天。
  - 从低维持量开始使用。
  - 华法林一直使用到 HIT 抗体阴性（大约 3 个月时间）。
- 低分子肝素可引起与 HIT 抗体的交叉反应，不建议使用。
- 避免预防性输注血小板。

PCI 时 HIT 发病及预防时阿加曲班的使用方法

①阿加曲班 0.1mg/kg 3~5min 内静脉注射

②阿加曲班 6μg/（kg·min）持续给药至到术后 4h

以 1mg/mL 浓度的阿加曲班的生理盐水调整

注射泵流量

体重（kg）	40	45	50	55	60	65	70	75	80	85	90
1mg/mL 阿加曲班·生理盐水的速度（mL/h）	14.4	16.2	18.0	19.8	21.6	23.4	25.2	27.0	28.8	30.6	32.4

③需要继续抗凝治疗时减至 0.7μg/（kg·min）（监测 ACT 进行调整）

图 3　PCI 时 HIT 血栓的治疗与预防中阿加曲班的使用量

建　议

- 预防 HIT 时，必须符合 HIT 抗体阳性或者既往有 HIT 病史。即使既往有 HIT 病史，现在抗体转阴时，有再使用肝素的安全性报道，但还需要更多数据的进一步证实。
- 阿加曲班推注后或持续给药过程中，ACT 需要维持在 250~450s。
- PCI 时因使用肝素导致的血栓形成，推注阿加曲班后即使 ACT 控制在适当的范围内血栓仍会持续存在。这种情况下笔者认为可以继续追加阿加曲班的使用，使 ACT 适当调整至最大值（有推注 60mg 的报道）。

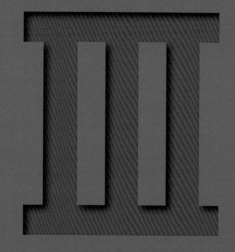

心脏导管检查前的准备及检查流程

1

金子英弘

心脏导管检查前的准备

患者和术者为了防止血行感染或暴露，一定要遵从无菌操作规程。

为了安全顺利地完成导管检查，事前做好必要的物品及药物等相关准备工作。

明确患者有无过敏史。

> 首先掌握
> 此处要点

1 为了安全顺利地完成导管检查，检查前的准备工作非常重要。

2 每个医疗机构常规配备导管组套，紧急情况时使用方便。

3 准备时一定要对必要的物品、药品（过敏史及禁忌证的有无）做到双确认。

4 导管操作中一定要注意无菌操作。

准备工作

● 本院的导管检查准备组套（图1）。

● 注射器、药品标签、消毒棉球等，事前做好准备组套（图2）。

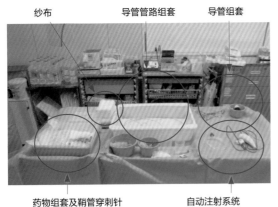

纱布　　导管管路组套　　导管组套

药物组套及鞘管穿刺针　　自动注射系统

图1　导管检查的准备

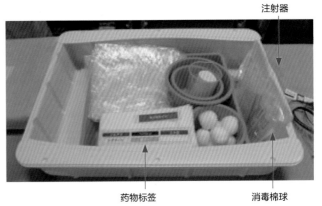

注射器

药物标签　　消毒棉球

图2　导管的准备

自动注射系统

● 改变过去的三连三通，近年来自动注射系统成为心脏导管造影时的主力。但是像慢性闭塞性病变的治疗需要从对侧造影，也有同时使用压力注射器和三连三通的情况（图3）。

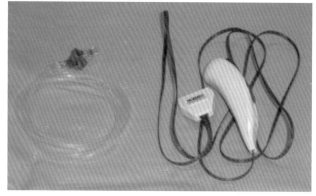

图3 自动注射系统

　　　　建　议

● 无论使用自动注射系统或者使用三连三通系统，均需要熟练掌握。

药剂组合

● 通常的心脏导管检查所需要的药品（笔者医院局麻药物利多卡因、肝素、硝酸甘油、冲洗用肝素生理盐水），**药品组合与标签及针配套，一定不要弄错**（图4）。

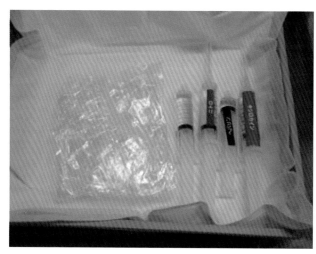

图4 药剂组合

药剂、穿刺针、鞘管组合

● 操作者将图4的药剂组合和穿刺针、鞘管一起准备好（图5）。

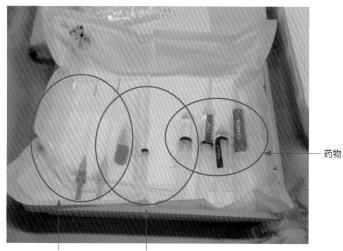

药物

鞘管（动脉用静脉用）　穿刺针

图5 鞘管及穿刺针

诊断导管检查及指引导丝

● 诊断用导管（图6）及指引导丝，检查前一定使用肝素生理盐水冲洗，避免体内形成血栓。

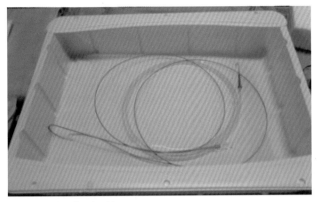

图6　导管和指引导丝
诊断用导管，右冠状动脉造影用 Judkins R 和左冠状动脉造影用 Judkins L。

> **此处注意**
>
> 准备导管，当从包装中拿出导管时，要像图6那样呈卷曲状，尽可能不改变导管顶端的形状。

消毒

● 注意无菌操作避免感染。

> **此处是重点** ❗
>
> ● 穿刺部位一定要仔细消毒（图7）。

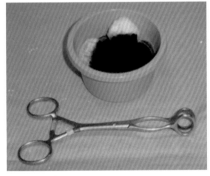

图7　消毒

手术衣

● 心脏导管检查时执行无菌操作。术者为了避免引起血行感染或职业暴露，必须穿戴防护服、手术衣、帽子、口罩及护目镜（图9）。

无菌单

● 穿刺部位消毒后，用无菌单覆盖。

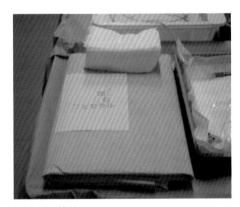

图8　无菌单

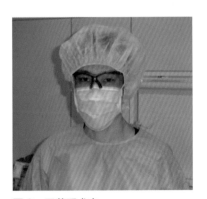

图9　无菌手术衣
穿戴防护服、手术衣、帽子、口罩及护目镜。

检查流程

心脏导管检查的流程根据病情的不同而不同。

在此对有代表性疾病对应的心脏导管检查项目及流程作一一介绍。

关于各种检查项目的细节可参照其他章节。

> 首先掌握
> 此处要点

1　根据患者的病情对要做的必要检查项目进行整理，事前把检查的流程准备好是非常重要的。为了预防导管检查中血栓形成，在插入鞘管时就应该使用肝素。

2　为了评价心脏瓣膜病及先天性心脏病、心功能不全，需要行右心导管检查。

3　穿刺部位并发症是可以预防的。需要花费时间来掌握如何止血。

冠状动脉疾病

● 接受心脏导管检查的疾病中最常见的是冠状动脉疾病。怀疑冠状动脉疾病或者支架植入术后需要复查冠状动脉造影时，一般同时行左室造影及冠状动脉造影检查。

检查步骤

① **穿刺**

● 穿刺部位可以选择桡动脉、肱动脉或股动脉。仅行造影检查时，笔者医院主要选择优势手和对侧的桡动脉（图1）。

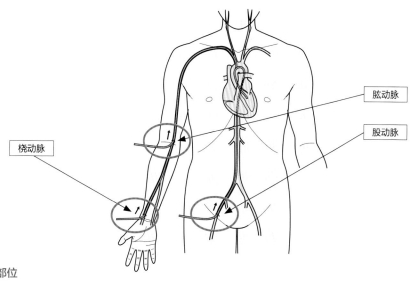

桡动脉

肱动脉

股动脉

图1　穿刺部位

② **肝素的使用**

● 动脉穿刺结束后，插入鞘管时使用肝素。本院桡动脉入路采用肝素 3000 单位，肱动脉或股动脉入路时肝素量为 2000 单位作为标准。**抗凝治疗中有出血倾向的患者或穿刺困难的病例可适当减少肝素的使用量。**

③ **左室造影**

● 初次行冠状动脉造影时，除存在肾功能减低或主动脉瓣狭窄外，均需要进行左室造影（图2）。

④ **冠状动脉造影**

● 冠状动脉造影时为了缓解导管插入时引起的冠状动脉痉挛，造影前需要使用冠状动脉扩张药物。本院硝酸甘油 1.25～2.5mg 分别注入左右冠状动脉。**血压低的患者或重度主动脉瓣狭窄的患者，拟行冠状动脉痉挛诱发试验时，需要使用冠状动脉血管扩张药。**冠状动脉扩张药使用后再行冠状动脉造影检查。

此处注意

怀疑冠状动脉痉挛性心绞痛时，使用冠状动脉扩张药之前，先行左右冠状动脉造影检查。左右冠状动脉均无有意义的狭窄时，接着行冠状动脉痉挛诱发试验。考虑到诱发试验时有可能引起严重的冠状动脉痉挛，所以一定要密切关注患者的症状及心电图改变。一旦诱发严重的冠状动脉痉挛，需立即使用冠状动脉扩张药，应身边准备好药物。

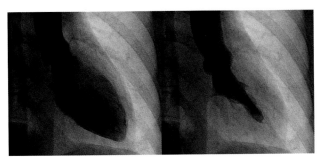

图2　左室造影

建　议

● 造影时应调整患者的呼吸，为避免横膈对图像的影响，应该屏气状态下行造影检查。肾功能低下的患者，应尽可能减少造影剂的使用量，有的机构采用 biplane 进行造影。

⑤ **冠状动脉血流储备分数（fractional flow reserve: FFR）**

● 冠状动脉造影确认存在冠状动脉狭窄时，仅靠目测无法判断有意义的狭窄的情况并不少见。**冠状动脉造影紧接着测定 FFR，可评价目测困难的中等程度病变的缺血程度。**

⑥ **止血**

● 桡动脉穿刺用止血阀（TR 止血阀）来止血（图3）。**桡动脉止血不当的话引起血栓性闭塞的风险比较高，一定要注意。**肱动脉因止血困难形成血肿的风险高，过度的压迫止血有引起神经损伤的风险。股动脉的止血因压迫止血引起的疼痛可导致迷走神经反射，**止血过程中需要注意血流动力学状态。**

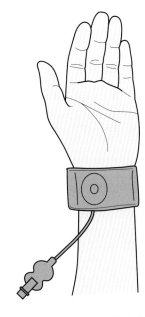

图3　桡动脉止血阀进行桡动脉止血

此处是重点！

● 压迫止血后发现穿刺部位肿胀，新出现的术前未闻及的血管杂音，应该行血管超声检查，确认有无假性动脉瘤或动静脉瘘形成。

心脏瓣膜病

- 作为心脏瓣膜病的术前评价，可进行心脏导管检查。

检查步骤

① 穿刺

- 本院多采用优势手及对侧的桡动脉入路进行动脉穿刺。**心脏瓣膜病的评价必须进行右心导管检查，有时还需要插入静脉鞘管**，即穿刺桡动脉的同时穿刺同侧的肘静脉。肘静脉穿刺困难时可穿刺股静脉。

② 肝素的使用

- 插入动脉、静脉鞘管时，如前所述使用肝素。

③ 右心导管检查

- 肘静脉或股静脉入路的右心导管依次经过上下腔静脉、右房、右室、肺动脉，楔入肺动脉末梢并记录肺毛细血管楔压。记录时需要患者在呼气的状态下屏气。接着撤出右心导管直至主肺动脉，同样的呼气状态下屏气测定肺动脉压。此后如果排除三尖瓣关闭不全或分流性疾病，可用热稀释法测出心搏出量。

④ 左室造影

- 若能除外肾功能不全或主动脉瓣狭窄，均需要行左室造影检查。左室造影可以同时评价二尖瓣关闭不全的严重程度。对主动脉瓣关闭不全者，可通过冠状动脉窦行升主动脉造影并评价其严重程度。

⑤ 冠状动脉造影

- 常规行冠状动脉造影检查。主动脉瓣狭窄的患者不能使用硝酸酯类等冠状动脉扩张药物。此外，**为避免术前不必要的肾功能下降，使用最小剂量的造影剂。**

⑥ 冠状动脉血流储备分数（FFR）

- 心脏瓣膜病合并冠状动脉疾病的情况并不少见。合并冠状动脉疾病时，需要与心脏瓣膜手术同时行冠状动脉搭桥手术，术前的冠状动脉评价非常重要。冠状动脉造影中发现存在中等狭窄时，应该**积极地测定 FFR 进行血管功能评价。**

建　议

- 无法通过热稀释法进行评价时，可通过采集肺动脉及动脉鞘管内的血液行血气分析，用 Fick 法计算出心搏出量。二尖瓣狭窄的患者，测定肺毛细血管楔压的同时将 Pig tail 导管送入左室测定左室压力，可以评价二尖瓣狭窄的严重程度。

心功能不全

- 初发的心功能不全和病因不明的心功能不全者，可通过左右心导管检查评估和管理心功能不全。

检查步骤

① 穿刺

- 关于穿刺，与对心脏瓣膜病的评价一样，通常选择桡动脉及肘静脉进行穿刺，操作困难时选择股动脉和股静脉。

② 肝素的使用

- 插入动脉、静脉鞘管时，如前所述使用肝素。

③ 右心导管检查

- 行右心导管检查。

建　议

- 通过肺毛细血管楔压及心脏指数（cardiac index：CI）可对 Forrester 分级及心功能管理状态进行评估。

④ 左室造影

- 应尽可能行左室造影。但是，如果心功能控制后出现利尿剂等药物造成的肾功能恶化或造影剂负荷（左室造影通常使用 30~40mL 的造影剂）增加心功能不全的风险，通过心脏超声可以充分评价左室壁运动的情况。

⑤ 冠状动脉造影

- 常规行冠状动脉造影检查。**缺血性心脏病引起心功能不全（缺血性心肌病）的病例非常多见。进行准确的冠状动脉评价非常必要。**

⑥ 冠状动脉血流储备分数（FFR）

- 为了准确评价冠状动脉，必要时测定 FFR。

先天性心脏病

- 评价先天性心脏病的严重程度，进行心导管检查非常重要。

检查的步骤

① 穿刺

- 本院多采用优势手及对侧的桡动脉入路进行动脉穿刺。先天性心脏病的评价多加用右心导管检查，**测定各部位血氧含量来评价分流率。**所以本院静脉鞘管通常采用股静脉入路。

② 肝素的使用

- 插入动脉、静脉鞘管时，如前所述使用肝素。

③ 右心导管检查

- 股静脉插入右心导管先后经过下腔静脉、右房、右室及肺动脉，楔入肺动脉末梢，记录肺毛细血管楔压。记录时需要患者在呼气状态下屏气。
- 接着撤出右心导管直至主肺动脉，同样的呼气状态下屏气。测定肺动脉压。为了能顺利进行测定各部位血氧含量，需要评价从右室到肺动脉的导管操作或选择左右肺动脉进行操作的难易程度。各部位血氧含量的所有采样需要 10min 左右。

此处注意

本院测定各部位血氧含量时，常规需要在左右肺动脉，主肺动脉，右室流出道，右室心尖部，右室流入道，右房，上腔静脉近端、远端，下腔静脉近端、远端采样，测定血氧饱和度，评价心脏分流量。上腔静脉采血用 NIH 导管比较方便。

房间隔缺损患者需要同时测定左房的氧饱和度。动脉导管未闭患者还需要从主动脉造影侧面描述动脉导管情况。但是动脉 CTA 检查更有助于动脉导管的解剖学评价。

IV

穿刺和止血

动脉穿刺：桡动脉、肱动脉

虽然股动脉穿刺是心导管检查和治疗必须掌握的操作技术，但由于小直径器械的发展，为了减少并发症和相关创伤，桡动脉穿刺已越来越普遍应用于导管检查和介入治疗。方法有很多种，本章将依据笔者自身经验介绍常用的方法。

首先掌握
此处要点

Point

1 首先通过仔细的触诊明确动脉走行。

2 在尚未熟练掌握动脉触诊之前，可使用超声检查进行血管标记。

3 穿刺失败 2~3 次后，局部血肿或血管痉挛会增加穿刺难度，应考虑替换操作者、变更穿刺方式或改变穿刺部位。

4 导丝不能顺利在血管内前行的时候，为防止血管夹层及导丝断裂，切不可强行插入。

桡动脉穿刺

局部麻醉、肢体固定

● 在进行穿刺操作之前 30min 可在穿刺部位贴敷止痛贴片进行局部麻醉。轻度内旋背伸腕关节加以固定以暴露穿刺部位（图 1）。

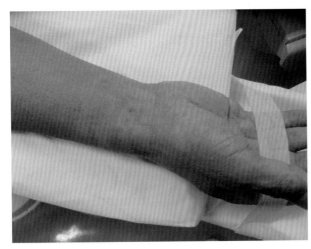

图 1 腕关节的固定

消毒

● 充分消毒至肘关节近端，以便在腕关节进行穿刺遇到困难时改用肱动脉穿刺（图2）。

● 为了配合动脉压迫止血装置的使用，通常选用距离腕关节皱襞近端1~2cm处作为穿刺点（图3）。

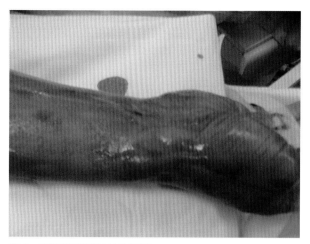

图2　消毒范围至肘关节近端

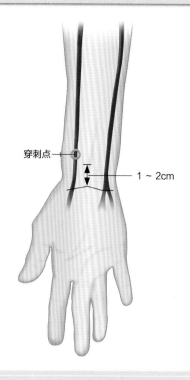

图3　穿刺部位

皮下注射局部麻醉

● 在穿刺部位使用麻醉贴的基础上，可以从穿刺点的偏内侧或远侧皮下注射进行局部麻醉（图4）。穿刺点内侧的皮肤较薄，便于进行皮下注射，同时可以避免将局麻药注入血管内。注射局麻药时应使局部皮肤轻微隆起形成皮丘，并轻微按摩皮丘使药物浸润局部组织（图5）。

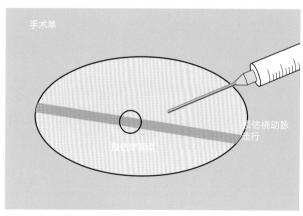

图4　皮下注射的位置

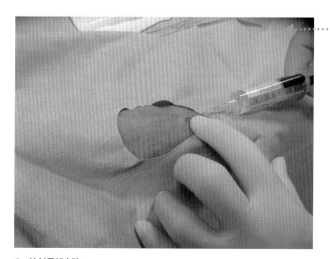

a：注射局部麻醉。

图5　注射时的注意事项

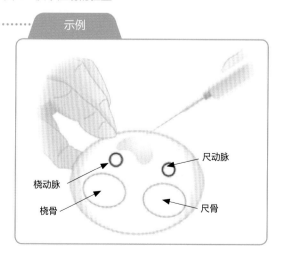

示例

尺动脉

桡动脉

桡骨

尺骨

- 使用穿刺针时要带鞘一起进行穿刺。持针方式与静脉穿刺时一致。主要有两种方法：一是像握笔一样用拇指和食指握持；二是用食指、中指夹持再用拇指顶在顶端持针（图6）。
- 然后像静脉穿刺一样，在观察到回血时再进针数毫米（图7）。在穿刺过程中也可能未见到回血或者回血不充分，此时也可以尝试进行后续穿刺步骤。

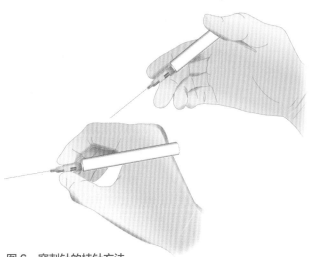

图6　穿刺针的持针方法

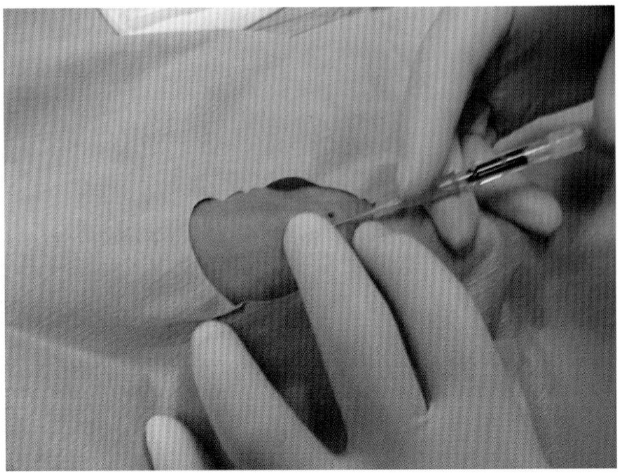

图7　见到回血时进针数毫米

此处是重点 !

- 动脉穿刺一般不需要皮肤切开，但对于进行过多次穿刺的患者，穿刺点周围皮肤会因炎症等使局部发生瘢痕化，不易穿刺，此时可以考虑局部皮肤切开。在这种情况下，可在与血管正上方做一个约3mm的横向切口。这种方法是为了防止针头在穿透皮肤的过程中变钝难以刺破血管。

推送指引导丝

- 固定穿刺针的外套管确保其留在血管内，缓慢拔除穿刺针。撤出针头后，如果没有动脉血喷出，则要将外套管慢慢向后拉，直到看到明确的动脉血喷出。如果外套管拉出过多，可按照原穿刺方向重新将穿刺针插入几毫米，重复上述步骤再行尝试。自外套管内有明确动脉血喷出时，可将导丝送入外套管内（图8）。

指引导丝无法送入时的处置方法（图9）

- 即使有明确的喷血，也无法顺利送入导丝，则外套管的尖端如图9中②或③所示，此时应避免强行送入导丝（图9）。如果强行送入导丝容易引起桡动脉夹层。导丝送入后，将穿刺针的外套管拔出，留置导丝①，可见明确的回血②和③。看不到回血时，应慢慢将外套管拉回看到明确血液喷出的位置，再度尝试插入导丝。

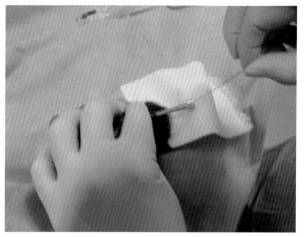

图8　推送指引导丝

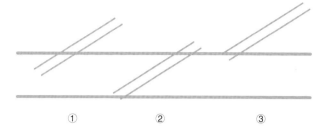

① ② ③

图9　血管与外套管的位置关系

追加局部麻醉和麻醉效果的确认

- 插入动脉鞘管前需追加局部麻醉（图10）。为了不损伤并检查桡神经是否受损，局麻药有无渗入血管内，拇指侧是否有麻木感等之后再继续进行鞘管插入。

- 此时可通过皮肤切开使动脉鞘更易插入，笔者在操作中一般选择不做皮肤切口，而是直接用穿刺针的外套管进行扩张（图11）。如果第一次穿刺失败而改用静脉穿刺针，可在穿刺后改用动脉针的外套管进行皮肤扩张。

- 不同生产厂家的产品略有不同，但动脉穿刺针外鞘均呈锥形可用于皮肤的扩张（图12）。

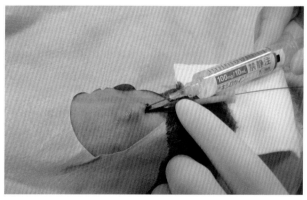

图10　追加局部麻醉

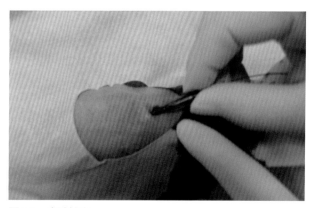

图11　皮肤扩张

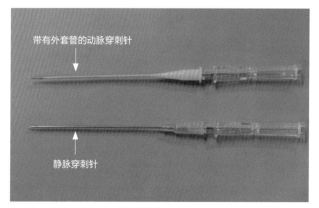

带有外套管的动脉穿刺针

静脉穿刺针

图12　动脉穿刺针和静脉穿刺针的区别

动脉鞘的插入

- 在确认导丝从远端露头后再插入动脉鞘（图13）。如遇阻力，可将穿刺部位浸湿或转动鞘管即可插入。通常皮肤插入部位的阻力比血管插入部位要大，所以如果插入困难，应考虑做皮肤切开。
- 如果因血管痉挛而产生强烈的阻力，则将穿刺针的外鞘重新插入血管，通过外鞘注入硝酸酯类药物可缓解动脉痉挛。如果仍无缓解，建议更换穿刺点进行尝试。
- 在确认动脉鞘回血顺畅之后需彻底地排除鞘内空气（图14）。

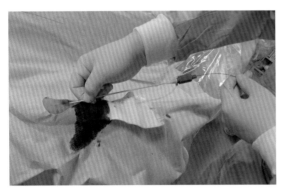

图13　鞘管的插入

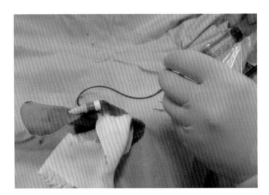

图14　动脉回血的确认和排气

肱动脉穿刺

- 穿刺肱动脉时，以肱二头肌内侧、肘窝近端可触及动脉搏动处为穿刺点（图15）。注意不要在桡动脉和尺动脉分叉处的远端血管进行穿刺。
- 在穿刺点皮下肱动脉上进行皮下注射足量的局麻药，使麻醉药物充分浸润血管周围区域。另外，此处的正中神经常伴肱动脉的内侧走形，应避免伤及神经。
- 肱动脉穿刺通常也不需皮肤切开，但如出现皮肤瘢痕硬化，可像桡动脉穿刺一样进行皮肤切开。由于肱动脉与桡动脉相比血管内径足以满足鞘管留置，所以在穿刺点有较强血液回流时即可拔出穿刺针插入导丝，且因该处血流压力更大，建议只穿刺血管的前壁。为了防止并发症，应避免穿透血管后壁。
- 建议在透视引导下插入导丝及留置鞘管。

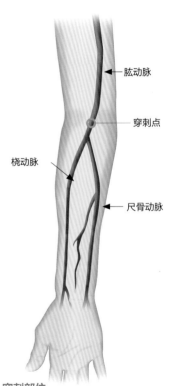

肱动脉

穿刺点

桡动脉

尺骨动脉

图15　穿刺部位

1－② 股动脉穿刺、腘动脉穿刺

矢嶋纯二

股动脉穿刺是最基础的穿刺技术。

股动脉穿刺常用于复杂病变的 PCI，下面我们就来好好学习一下。

> 首先掌握
> 此处要点

1 股动脉穿刺作为最基础的穿刺方法，要求必须掌握。

2 一定要记住股动脉走行及分支、股骨头和腹股沟韧带的具体位置和其体表投射部位。

3 麻醉时必须进行负压回抽，不可将麻醉药物注入血管内。

4 尽量避免使用 Seldinger 法进行穿刺。

5 穿刺后的导丝操作必须在透视下进行。

股动脉穿刺

消毒

● 在腹股沟和股骨皮褶皱处触诊股动脉，并对其周围半径 10cm 的范围进行消毒（要远远超过以后要放置在穿刺部位的手术单的孔洞范围）。然后在穿刺部位覆盖带孔洞的手术单（图 1）。

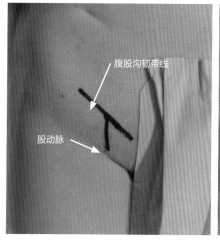
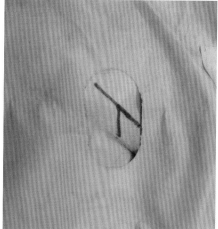

腹股沟韧带线

股动脉

图 1　穿刺部位的解剖定位和消毒
常规操作时一般不会进行划线标记，图中为了说明解剖部位，在可触及股动脉的部位和对应腹股沟韧带的位置画线。消毒应以腹股沟韧带和股骨皮肤褶皱之间可触及股动脉的部位为中心进行并尽可能扩大范围，并覆盖以有孔洞的手术单。

a：体表解剖位置。　　　　　　　　　**b**：碘伏消毒后用有孔洞的手术单覆盖。

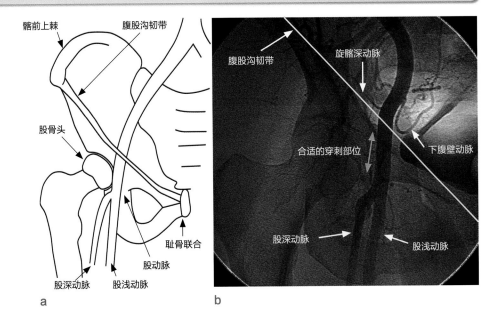

图 2 腹股沟区的解剖结构

a　　　　　　　　　　b

- 股动脉位于腹股沟韧带中部，在韧带远心端数厘米处可触及。腹股沟韧带位于髂前上棘（anterior superior iliac spine）和耻骨联合（pubic tubercle）的连线上（图 1、2）。
- 适宜的穿刺点位于该连线远心端 1~3cm 处（图 1），如果穿刺部位过于靠近近心端，穿刺时可能穿过腹股沟韧带，引起出血并发症。如果过于靠近远心端，有可能穿刺股深动脉，也会使止血难度增加，甚至导致假性动脉瘤。

此处注意

如行 PCI 时穿刺点位于股动脉分叉远端，因为无法使用压迫止血装置，患者会被迫延长卧床时间。

局部麻醉

- 可将左手的两或三个手指放在股动脉上触诊以明确股动脉走行。此时要将近心端的手指置于腹股沟韧带的远心端。该手指保持位置固定，使用右手进行穿刺操作。
- 首先皮下注射 1% 的利多卡因（22G 针头），**使皮肤隆起**（图 3a）。

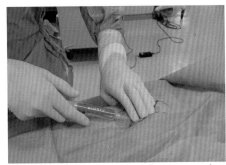

a：采用小角度皮下注射，使皮肤隆起。

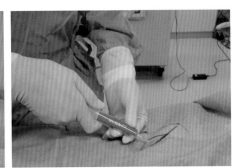

b：持负压，确认血液反流。
以约 45° 的角度，避开动脉将针头插入皮肤深处，保持注射器内负压，明确无血液反流后注射麻醉药物。

图 3 局部麻醉

所以在皮肤麻醉后，要将麻醉剂注射到深部的血管表面使其充分浸润。为减轻穿刺动脉附近的疼痛感需要在左手触及动脉搏动的穿刺点周围充分进行麻醉。注射前一定使注射器保持负压，小心操作，不要将麻醉药物注入血管内（图3b）。

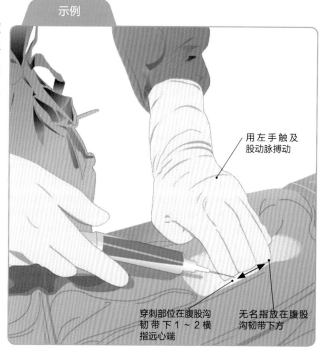

示例

用左手触及
股动脉搏动

穿刺部位在腹股沟韧带下1～2横指远心端

无名指放在腹股沟韧带下方

穿刺

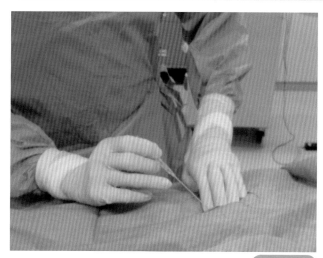

a：左手手指感知动脉搏动并以45°的角度进行穿刺

放大 a

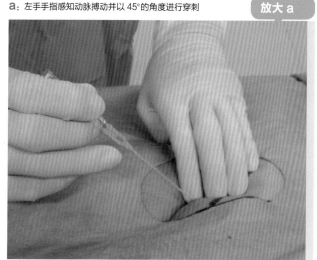

b：图a的扩大图。
※ 皮肤褶皱、腹股沟韧带和穿刺针进针位置的相对位置关系

图4　穿刺

- 与麻醉时一样，使用左手感知股动脉走行，用右手操作穿刺针。常规使用附带塑料外套管的穿刺针。在左手手指感知的动脉搏动处与皮肤成约45°角进行穿刺（图4）。
- 在确认血液反流之后，将穿刺针向前推进一点，保持内针不动，再将外套管向血管内推入。在拔除穿刺针之后，随动脉搏动从外套管向外喷出动脉血即可认定穿刺针位于动脉内。
- 如无动脉血向外涌出，将外套管向外拔出少许，即可见动脉血喷出。另外，因为穿刺时穿刺针与皮肤成角不同会造成皮肤穿刺点和血管壁的穿刺点之间距离有所不同。穿刺角度过小的时候，会使血管穿刺点过分靠近近心端甚至穿过透腹股沟韧带，造成难以处理的出血并发症

此处注意　对于体格偏大的患者，即使以适当的角度穿刺也会出现超过腹股沟韧带的情况，故应适当增加穿刺角度进行穿刺。而且不建议采用Seldinger法贯穿血管壁进行穿刺。

避免应用 Seldinger 法穿刺血管

- 众所周知，Seldinger 针因其锋利度较差，穿刺时多采用贯穿血管前后壁的方式。但是当下使用的针头的锋利

度都可以在没有明显阻力的情况下进行动脉穿刺，故没有必要采用 Seldinger 法进行穿刺。

- 不用穿刺动脉后壁的方法可以有效减少腹膜后出血的风险。

指引导丝的操作

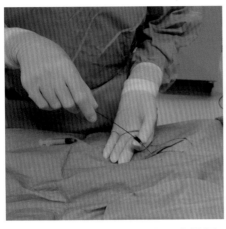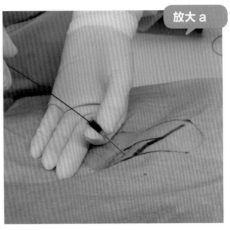

a：见到穿刺针有回血即可拔出穿刺针，送入导丝时必须在透视下进行。

b：a 图的放大图像。穿刺部位及进针角度示意图。

图 5　推送指引导丝

- 在透视引导下经外套管送入导丝。股动脉有细小分支的情况下，插入长鞘时使用延长导丝也要注意不要进入腹部动脉的分支。切忌在非透视下插入导丝及粗暴操作，这样导丝有可能进入分支血管并导致血管穿孔（图 5）。
- 在股动脉穿刺的情况下，导丝容易进入到髂动脉分支（图 2），而这些血管位于腹股沟韧带内侧，一旦出现穿孔，造成的出血极难止住，很有可能造成大出血。即使在髂动脉主干等较大的血管内，粗暴的导丝操作也可能导致血管的逆行性夹层。此外，当使用延长导丝时，导丝进入肾动脉内，造成肾实质的损伤。因此，必须小心操作。

腘动脉穿刺

让患者取俯卧位

● 由于腘动脉位于膝关节后方，故以俯卧位进行穿刺为宜。腘动脉穿刺有几种不同的
方法，本章将主要就俯卧位穿刺进行阐述。

消毒

● 消毒范围应扩大至超过手术单孔洞范围（图6）。

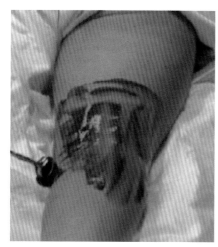 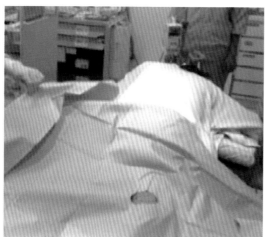

a   b

图6　消毒

腘窝部位的解剖结构

● 腘窝部位解剖基本上是从内侧开始，按动脉、静脉、神
经的顺序排列的，但这一区域个体之间有很大的差异。

● 静脉横跨于动脉正上方的情况并不少见，需通过血管超
声来确定血管走形及相对位置关系，所以最好在超声引
导下进行血管穿刺。

● 本章介绍的是 SSD-4000 超声系统（Hitachi Aloka
Medical,Ltd），其上装载有线性探头，可用于血管探查
（图7）。

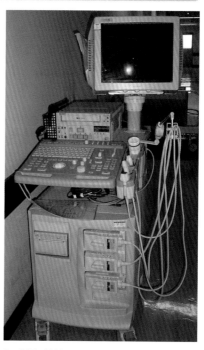

a：SSD-4000

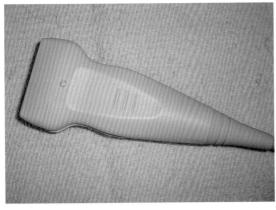

b：线性探头。

c：多角度托架。

图 7　目前使用的超声设备

超声引导下血管穿刺所需设备

- 图 8 所示为支架和插针导向组套。
- 笔者医院使用的多角度支架（图 7c，图 8a）和 Ultra-pro Ⅱ插针导向器（图 8b，c）。托架可进行三级穿刺角度调整（图 9），插针导向器可拆卸，适用于 14～23G 的针头。

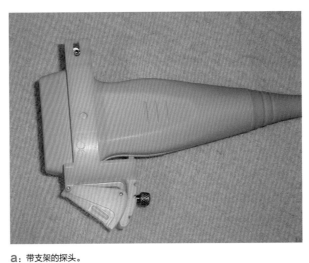

图 8　托架和导针组

a：带支架的探头。

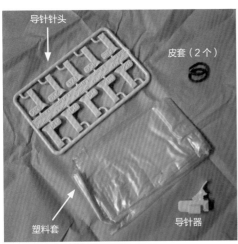

导针针头

皮套（2 个）

塑料套

导针器

b：插针导向装置。

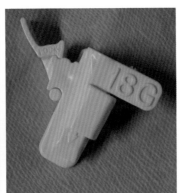

c：装有 18G 导针的导针器。

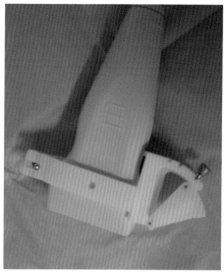
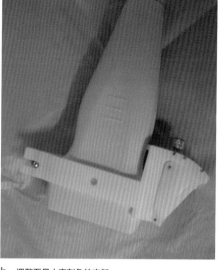

a：调整至最小穿刺角的支架。　　　　　b：调整至最大穿刺角的支架。

图9　托架

设置方法

① 在无菌操作中，将支架连接到探头上，并将探头插入套装中无菌探头罩中。使用时，探头罩中的探头前段必须涂抹耦合剂或卡因凝胶。

② 将探头插入探头罩中之后，用无菌的橡皮筋固定，防止探头罩偏移。

③ 使用后，将适合针头大小的插针导向器放置在无菌区（图10）。

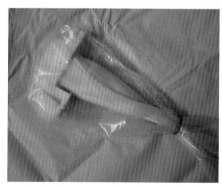
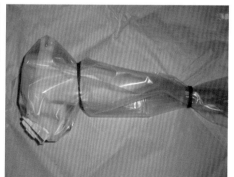

a：罩上探头罩的探头。　　　　　b：安装插针导向器，完成组装。

图10　安装探头罩和插针导向器

超声探查腘动脉

● 设置完成后，在绘制长轴图像之前，先绘制血管的垂直断面，明确静脉和动脉的走形。使用彩色多普勒可以很简单地区分动静脉，因为静脉在超声探头挤压下便无法探知，所以也可以在不用彩色多普勒的情况下分辨出动静脉。

● 长轴图像应描绘出尽可能长的血管图像。

腘静脉与腘动脉重叠时的正确处理方法

● 腘静脉直接在腘动脉上方跨过的情况并不少见。在动静脉重合的情况下，可将穿刺点向近心端移动，或在超声引导下偏向内侧面斜向穿刺以避开静脉。

穿刺

● 超声探查明确血管位置后，对穿刺部位的皮下和周围真皮组织进行局部麻醉，并改用左手紧握探头。
● 利用超声仪器描绘穿刺方向的标记线，调整好支架及穿刺角度，左手握持探头，右手持穿刺针进行腘动脉穿刺（图11）。

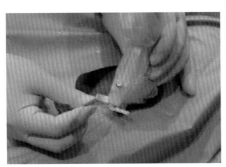

a：操作过程演示

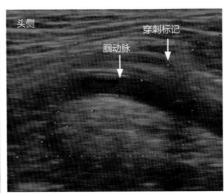

b：腘动脉超声的长轴图像
利用超声描绘腘动脉穿刺的模拟线。

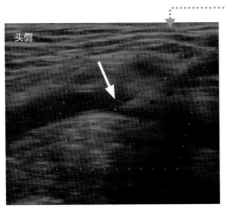

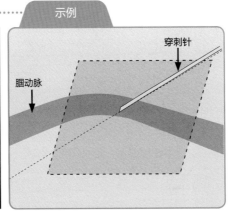

c：腘动脉穿刺时的超声影像
在动脉中可以观察到穿刺针的尖端（白色箭头）。同时可以看到穿刺针是跟着标记走的。

图11　腘动脉穿刺的超声影像

● 穿刺腘动脉的长穿刺针外鞘和针之间的间隙较长，穿刺时应采用 Seldinger 法一次穿透血管。穿刺后从探头上取出插针导向器便于后续操作，也可不取出插针导向器继续进行穿刺操作。
● 如穿刺针足够锋利，可以不采用 Seldinger 穿刺法缓慢穿刺血管，在穿刺针末端出现血液反流之后继续向前进针 2～3mm，拔除内针观察到明确血流从外鞘中涌出后插入导丝（图12）。

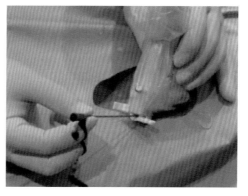

a：拔出内针后，缓慢向外提起外鞘会有血液从中涌出。

图12　穿刺后推送指引导丝

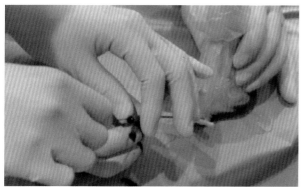

b：术者固定外鞘，由助手插入导丝。

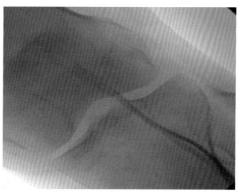

c：为确认穿刺针外鞘在血管内，插入导丝后先将穿刺针外鞘向血管内推进，取出导丝，在透视下通过外鞘注入造影剂以确认穿刺进入腘动脉内。

- 通常仅通过缓慢提起外鞘就会观察到涌出的血流，在提起后仍无法观察到血流的情况下则可能是穿刺方向出现了偏差，此时需退出外鞘，重新用超声描绘动脉长轴影像进行定位后，再次尝试进行穿刺。在透视下，通过导丝滑动和动脉内钙化状态等确认其在动脉内，留下导丝将穿刺针和插针导向器一起拔出，并通过导丝导入动脉鞘。

- 插入动脉鞘后，穿刺点及周围皮肤覆盖透明无菌薄膜保护无菌区域（将动脉鞘外露端贴于下肢内侧，如图13所示），嘱患者取仰卧位继续操作。

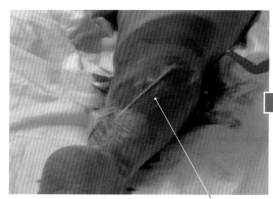

透明薄膜消毒覆盖。　　　　　　　　稍内侧

嘱患者取仰卧位继续操作。

图13　穿刺后的处理

● 在透明薄膜上进行消毒，并用普通手术单覆盖。在小腿内侧动脉鞘附近手术单上开口，将鞘管开口暴露于清洁术区（图14）。

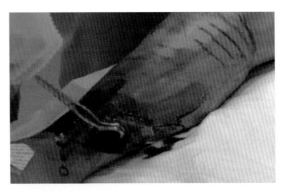

图14 穿刺后的处理

a：在透明薄膜上进行消毒。

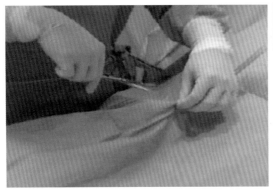

b：覆盖手术单，在鞘管开口处开孔。

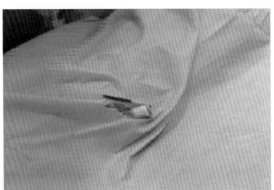

c：将鞘管开口暴露出来便于后续操作。

1—③　动脉穿刺：股浅动脉

越田亮司　浦泽一史

股浅动脉穿刺是股动脉穿刺的一种类型。
这是一种广泛应用于外周血管治疗的操作技术。

首先掌握
此处要点

1　穿刺过程中的动脉造影有助于提高成功率。

2　务必对穿刺方向和穿刺深度两点进行透视确认。

3　术前动脉增强 CT 检查有助于确认穿刺点和动脉深度。

4　穿刺过程中，透视下观察到动脉壁钙化可作为穿刺的目标标记。

5　尽可能远离血管闭塞病变处进行穿刺。

逆向开通和正向开通

局部麻醉和固定

- 在慢性完全闭塞病变（chronic total occlusion：CTO）的治疗中，当正向导丝操作难以捕捉到闭塞远端血管真腔时，常采用双向操作的方法，从闭塞血管远端引入逆行导丝（bi-directionalapproach），同时从两个方向操作导丝打通闭塞病变。由于逆行导丝往往比较容易进入闭塞病变，如果能将导丝从正反两个方向深入病变，导丝通过的可能性就会大大增加，可谓是目前血管闭塞病变治疗中必不可少的技术。

- 通过穿刺腘动脉（popliteal artery：POP）逆向导入导丝进入股浅动脉（superfcial femoral arter：SFA）的逆行性导丝导入操作通常被称为"逆向开通"。这种技术是患者于俯卧位穿刺腘动脉后将患者转为仰卧位继续操作，需要使用特殊的手术台。

- 另一种操作方法是，在仰卧位通过直接体表穿刺股浅动脉到达闭塞段远端真腔，将此方法称为"正向开通"（Direct Distal SFA Puncture：DDP）。2009 年作者在日本曾报道过（TOPIC2009），本章将对股浅动脉穿刺的操作及其要点进行详述。

正向操作方法

穿刺部位

- 下面通过实际病例进行解说。大多数病例都可以选择在膝关节上方 10cm 范围处进行股浅动脉穿刺（图 1）。更远端的股浅动脉和腘动脉会逐渐向组织深部延伸，如选此处血管作为穿刺点，应加大穿刺角度进行操作（side puncture）。
- 使患者膝关节屈曲外展，可于腘动脉近段 1/3～1/2 范围内进行穿刺（图 2）。

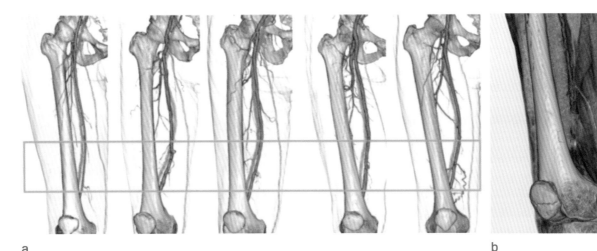

a
b

图 1　股浅动脉闭塞病变远端血管作为穿刺点（正向穿刺部位）

选择图示部位为正向穿刺点，根据对 10 例患者的动脉 CT 结果进行分析，图示部位的股浅动脉多位于伴行静脉的内侧。

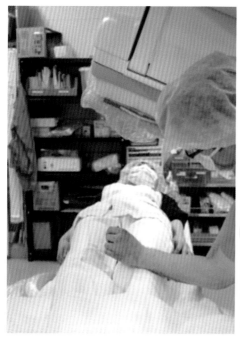
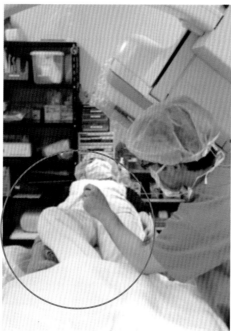

a：常规体位。　　　　　　　　　　　　b：横向穿刺体位。

图2　患者的体位

a 为常规体位，b 为横向穿刺体位。使患者膝关节屈曲外展，便可在仰卧位状态下进行腘动脉穿刺。

此处注意

手术医生的站位取决于术者的优势手。可通过反复的操作摸索，找到最适合自己的位置。

本文介绍的操作者是右利手，惯于左侧穿刺，右手持微导管进行操作。

消毒

● 在覆盖手术单之前，需对患侧膝关节至腹股沟韧带的皮肤进行消毒。如果需要逆行穿刺操作，则应通过血管造影确定穿刺部位之后，如图3所示，在穿刺部位用剪刀在手术单上开孔（在闭塞病变位于股浅动脉时，为了术中能够快速进行逆向开通，建议常规将消毒范围扩大至膝关节）。

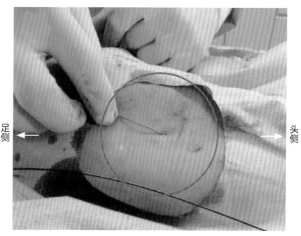

足侧 ←　　　　　　　　　　→ 头侧

图3　在穿刺部位插入微导管

穿刺部位未见出血。

用套管针穿刺的方法

● 穿刺需要准备穿刺针、三通阀和 0.014in（0.36mm）导丝，应用套管针的具体方法见图4。

套管针的逆向穿刺

● 对于大多数病例均可用套管针或静脉穿刺针进行操作。导丝的前端很难从针后部（塑料尾端）通过，但可以将导丝尾端通过穿刺针头尖端进行推送（图4）。

锁定指引导丝

● 当导丝尖端被送入针头时，只要稍稍扳动三通阀上的阀门，就可以锁定导丝（图4）。
锁定导丝可以防止穿刺过程中导丝的脱落（一旦脱落，很难重新插入导丝）。即使在
带导丝穿刺时，如果针尖进入动脉，也可以看到穿刺针的回血。

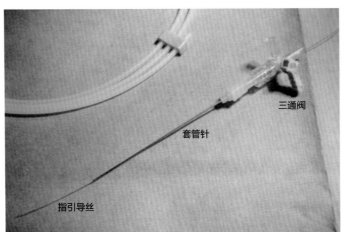 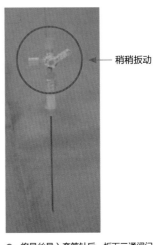

← 稍稍振动

三通阀

套管针

指引导丝

a：套管针、三通阀和 0.014in 导丝。

b：将套管针从导丝尾端导入。

c：将导丝导入套管针后，扳下三通阀门即可锁住导丝。此时即使倒悬导丝也不会脱落。

图 4 套管针的使用方法

此处是重点 !

● 如果是留置针，请使用有效长度为 18G 或 20G 的针。这种针的外鞘穿刺后可从尖端插入导丝，与通常的穿刺技术几乎相同，所以比较容易操作。这种规格的外鞘可用于连接 Y 形接头（图 5），通过各种微导管和小型单轨球囊导管，并可作为鞘管使用。

● 根据患者大腿的粗细和 SFA 的走形深度，在动脉中留置的距离较短，需要注意防止在手术过程中意外脱落（手术过程中其与套管针之间的动脉壁缝隙出血量可能会增加）。笔者可能会在先前植入 SFA 的支架（希望能减少微导管和支架之间的摩擦）等特殊情况下使用留置针（图 5）。

● 远端穿刺（distal puncture）用的穿刺针计划于近期发布，使用这种针头可以直接从穿刺针的弯曲处插入导丝。针头长度也可以满足股浅动脉穿刺的需要。

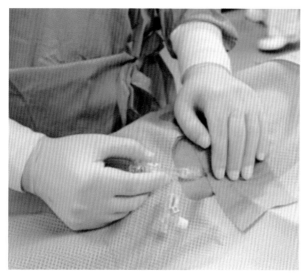

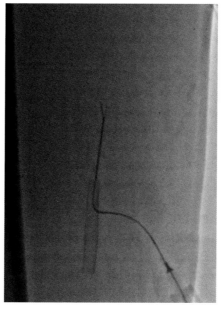

a：留置针外鞘的使用。　　　　　　　　　　　　　　　　b：透视影像。

图 5　留置针外鞘使用技巧

连接 Y 形接头，并用无菌胶带固定。在这种情况下，Y 形接头可以锁定微导管，并能够用于逆行性球囊扩张。

此处是重点

● 同样的方法可应用于髂动脉闭塞的治疗和股动脉的逆行穿刺。在靠近体表的动脉穿刺过程中，可以减小血管与穿刺针之间的角度。使用留置针外鞘代替穿刺鞘管固定良好，也可以用 Y 形接头进行锁定，便于固定微导管。

● 使用如 Cruise（圣犹达医疗公司制造）这样的柔软涂层导丝会更容易操作处理。由于体表与血管之间的角度较大，考虑采用超滑柔软性更高的导丝为宜。

局部麻醉

● 接下来，在造影定位下进行局部麻醉。将 C 臂向患肢的对侧倾斜约 30°（如果患侧为右下肢，则为 LAO；如果患侧为左侧，则为 RAO）（图 6）。在此方向进行造影定位，以确定穿刺部位。

● 确定穿刺点后，在皮肤表面和皮下进行局部麻醉。在透视下，确认通过造影明确的 SFA 并以血管中心为指向进针（图 6、图 7）。然后，在注射器上施加负压，到达目标动脉之前检查是否有回血。一旦针内出现回血即可确认针头已穿刺进入 SFA。

● 确认回血后，将注射器拉回至血液回流消失处，在动脉周围注射局部麻醉剂（在极少数情况下，可能存在其他血管的回流，如侧支循环及分支。这时有必要通过血管造影进行确认）。在保持注射器内负压的状态下一边确认没有回血，一边逐层麻醉至皮肤表面。

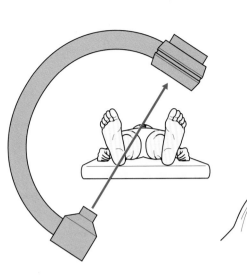

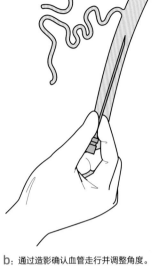

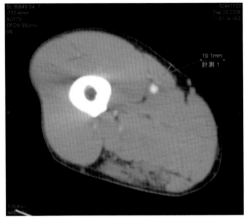

a：将 C 臂置于穿刺肢体对侧。

b：通过造影确认血管走行并调整角度。

c：在增强 CT 上，股浅动脉远端常在体表下 2~3cm 处。

图 6　造影方法

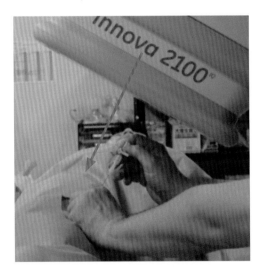

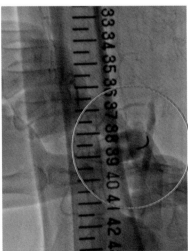

a

b

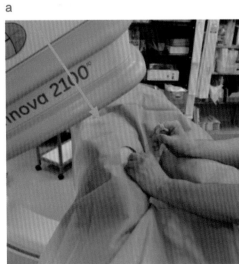

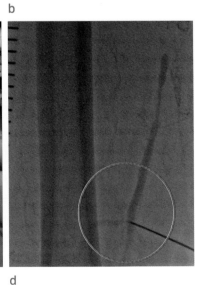

c

d

a，b（透视画面）将管球置于穿刺对侧确认穿刺方向，沿透视平行方向进针。

c，d（透视画面）然后将管球移动至穿刺同侧确认进针深度，通过造影可以分辨出针尖是否刺入血管内。若穿刺偏浅，则将管球退回到对面，边检查进针方向，边推进针头。如有必要，重复上述程序，直至引导穿刺针尖进入血管腔。

图 7　造影下进行穿刺

通过造影的透视画面确认穿刺针的走行和深度。

穿刺

- 接下来开始穿刺。将管球 C 臂置于麻醉时一样的角度在造影下进行穿刺。通过血管造影来确认穿刺针是否穿透血管（图 6）。然后将管球 C 臂移动至对侧斜位再次造影，在确认穿刺针位于血管腔内后植入导丝（图 7）。尽可能将导丝前段显影部分伸至闭塞病变处并使尖端折返（图 8）。这样一来不但可以防止导丝意外脱出，利用导丝的支撑作用也使得微导管的送入变得更容易。

- 导丝插入足够深度之后，撤出穿刺针，替换为微导管。此时适当转动微导管前进会使其更容易通过动脉血管（图 8）。

此处注意

只要针尖在血管腔内，导丝就能轻松推进。由于可以通过透视检查针尖的方向（从侧面透视观察），所以可以在穿刺中改变针尖的方向（通过旋转钢丝），可以将导丝调整到指向头端。应尽可能多地将导丝保留在血管腔内并使尖端回转以保证其不会脱出。

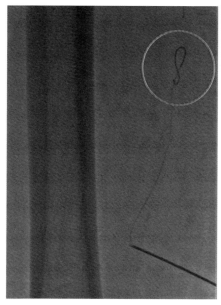

a：松开三通阀门，将导丝向近端慢慢推进。

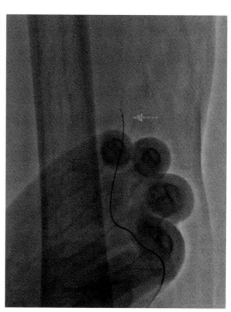

b：微导管跟随导丝到闭塞端附近（红色箭头表示微导管的尖端）。从这里开始操纵逆行导丝。

图 8　推送指引导丝的方法

建　议

- 对于导管检查以及介入治疗来说，同患者的第一次接触是从穿刺开始的。本章介绍的股浅动脉穿刺法在周围血管治疗，特别是 SFA-CTO 病变治疗过程中是必须要掌握的，用于双向导丝的开通。

- 本书主要向年轻医生介绍相关操作和应用基础知识。但是穿刺针的使用方法、捕捉血管真腔操作等，无论采取什么穿刺部位都基本一样。希望本书介绍的穿刺方法，能在临床实践中发挥指导作用。

动脉穿刺：胫动脉

胫动脉穿刺逆行入路可明显提高下肢动脉尤其是膝下动脉闭塞的治疗成功率。
务必要掌握。

> 首先掌握
> 此处要点

1 胫动脉穿刺是处理腘动脉、膝下动脉狭窄和闭塞病变的必要的操作。

2 穿刺可以在造影指引、血管钙化指引或超声指引下进行。

3 踝关节周围的胫后动脉和胫前动脉以及足背动脉是穿刺的首选部位。

4 操作对象主要是下肢血管缺血的患者，应尽可能注意不对血管造成损伤。

5 尽量只插入微导管，如需插入鞘管，应选择小直径，以避免并发症的发生。

6 胫动脉穿刺因其可能导致严重并发症一般不作为首选，应尽可能避免。

解剖

- 膝下动脉的三个分支有多种分支变化，熟悉其解剖关系很重要，这里对最常见的分支
  进行介绍。
- 腘动脉在膝关节下方的腓肠肌下面分为胫前、胫后动脉。胫后动脉分出的最大的分支
  即为腓动脉（图1）。
- 胫前动脉在踝关节下方分为足背动脉，走行于足背到第一、二趾之间（图2a）。
- 胫后动脉穿过小腿内侧和跟腱之间进入足底，并分支成足底内侧和外侧动脉。足底外
  侧动脉通过与足背动脉连接构成足底动脉弓（图2b）。

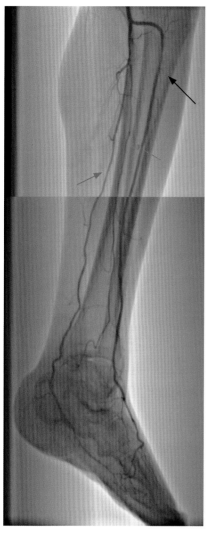

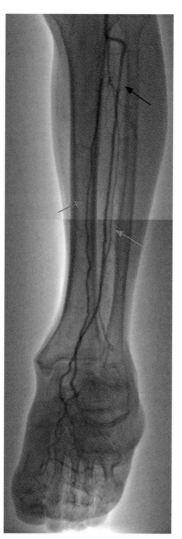

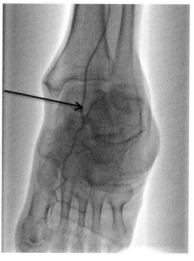

a：左足的左斜位影像。从胫前动脉到足背动脉的造影影像（黑色箭头所示）。

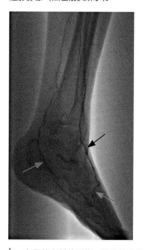

a：左侧下肢左斜位造影影像。胫前动脉（黑色箭头所示）、胫后动脉（蓝色箭头所示）和腓动脉（红色箭头所示）。

图 1　腘动脉

b：左下肢右斜位造影影像。胫前动脉（黑色箭头所示）、胫后动脉（蓝色箭头所示）和腓动脉（红色箭头所示）。

b：左足的右斜位影像。足底外动脉（蓝色箭头所示）和足背动脉（黑色箭头所示）连接形成足底动脉弓（红色箭头所示）。

图 2　胫动脉

穿刺部位的确定

● 胫前动脉位于踝关节上下数厘米处（图 3a）。胫后动脉位于内囊与跟腱之间的皮肤凹陷部位更接近体表（图 3b），适合穿刺。在穿刺失败时，可通过徒手压迫轻松止血。

● 其他部位穿刺操作难度较大，所以一开始应选择便于操作的皮下浅层血管。

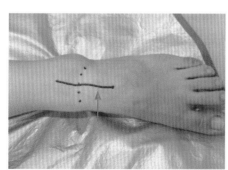

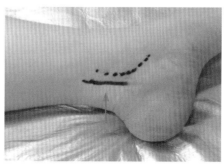

a：踝关节（虚线）上下几厘米处（实线）适合穿刺。

b：跟腱与内囊（虚线）后下方之间的凹陷处（实线）适合穿刺。

图 3　穿刺部位

穿刺

● 穿刺时可借助造影指引、血管钙化指引或超声指引，本文主要介绍造影指引和血管钙化指引的方法。

此处是重点！ 穿刺更易成功的注意点

● 穿刺胫前动脉时将管球置于同侧斜位（穿刺右胫前动脉时位于右前斜位，左胫前动脉时位于左前斜位，图 4a）。穿刺胫前动脉远端的足背动脉时可在同侧斜位基础上将管球偏向头侧，更利于观察穿刺部位（图 4b）。

● 穿刺胫后动脉是将管球置于对侧斜位（穿刺右胫前动脉时位于左前斜位，左胫前动脉时位于右前斜位，图 5a）。由于胫后动脉常在内囊周围迂曲走形，足背屈曲可使血管伸直，便于穿刺（图 5b，c）。另外，膝关节屈曲外展也能使穿刺更容易（图 5d）。

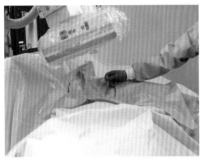 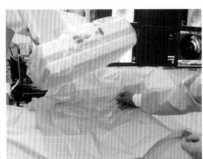

a：从头侧观察左胫前动脉穿刺。 b：将左斜位的管球向头位移动更利于穿刺左侧足背动脉。

图 4 胫前动脉穿刺

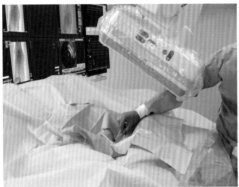 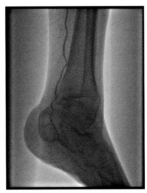

a：从头侧观察左胫后动脉穿刺。 b：常采用的体位（左下肢）。

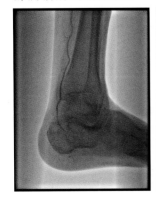

c：与正常体位相比，踝关节背屈位时胫后动脉会伸直。 d：膝关节屈曲外展。

图 5 胫后动脉穿刺

- 穿刺通常在局部麻醉下，采用 22G 带外鞘的留置针（泰尔茂公司）进行操作。在血管造影明确血管走行后，调整穿刺针与动脉保持水平，以 45° 角度进针（图 6a）。如果针头与血管形成的角度过小，将很难穿刺成功（图 6b）。
- 造影剂在动脉血管中会很快被血流冲走，难以确认血管走行，此时垫起膝关节动脉加压就会使造影剂在动脉内更长时间停留，使穿刺时确认血管更加简单。
- 术者只需关注透视屏幕，助手需在观察到穿刺针回血时告知术者。

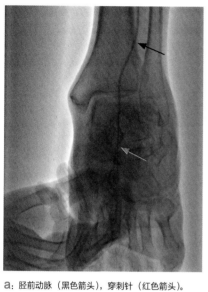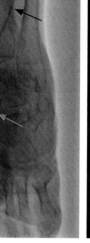

a：胫前动脉（黑色箭头），穿刺针（红色箭头）。　b：胫前动脉（黑色箭头），穿刺针（红色箭头）。

图 6　穿刺部位

无法顺利穿刺时应该怎么办？

- 穿刺不顺利的时候，为确认到底是穿刺针没有到达血管还是穿刺方向偏出，可以将管球移至对侧进行造影观察（图 7）。

示例

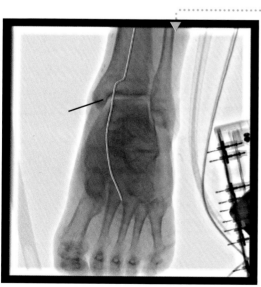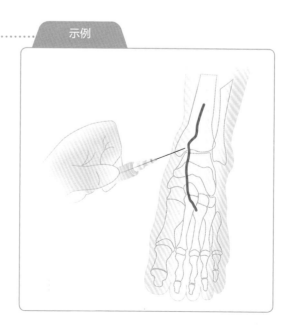

a：穿刺针偏离血管。

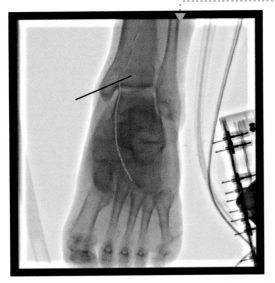
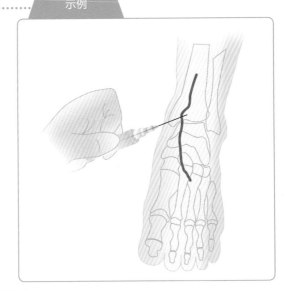

示例

b：穿刺针已经超过血管线，但仍未出现血液逆流，则可能是穿刺针方向出现偏差。

图 7　穿刺不顺利时的对应方法

血管钙化引导穿刺

● 血管钙化时能够在透视下清楚观察到动脉走行，利用钙化病变引导穿刺是非常有效的方法之一。与造影引导下穿刺方法一致，使穿刺针平行血管走行进针，但有时会出现血管横向滑动造成穿刺不成功的状况，此时可保留该穿刺针起到固定血管的作用，同时另取一根针进行穿刺（图 8）。

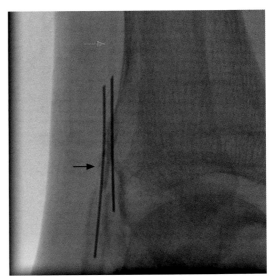

图 8　血管钙化引导下穿刺

血管旁留置的穿刺针（黑色箭头）。通过血管钙化可明确胫后动脉走行（红色箭头）。

推送指引导丝

● 穿刺针确认回血之后再向前刺入 1～2mm 后，撤去穿刺针内针，确认外鞘回血后插入导丝。如果没有回血，可以一点点将外鞘提起，在确认回血后插入导丝。该部位的血管穿刺造成的回血不会像股动脉那样喷涌而出，通常只会慢慢滴下（图 9）。

● 最好采用亲水性的导丝，尽可能插至血管深处。如有可能，将导丝的硬支撑段插入血管（图 10）。

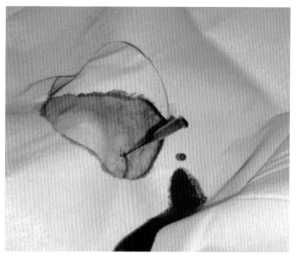

图9 回血的情况

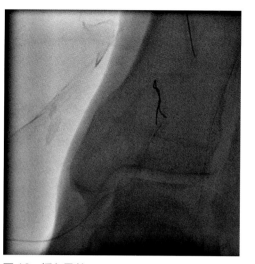

图10 插入导丝
导丝要尽可能插至血管深处。

微导管的插入

● 插入导丝后插入微导管。固定导丝将微导管插入（图11）。

● 导丝深入之后可以植入鞘管，但因鞘管直径比较大容易对血管造成损伤，应尽量使用微导管操作。

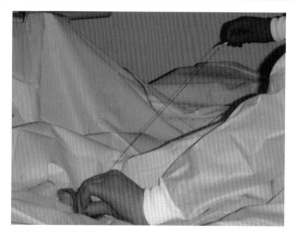

图11 微导管的插入

● 插入微导管之后应先通过其尖端造影，以明确微导管是否在血管真腔内（图12）。如果没有微导管内回血，微导管可能在血管外或假腔内，此时切不可进行造影。一定要在微导管有明确回血流出后再进行造影。

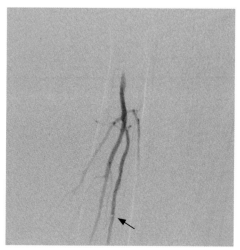

图12 微导管尖端造影
从胫后动脉逆行插入的微导管尖端（黑色箭头）行血管造影。

止血方法

- 止血可在血管内球囊辅助下进行。将与血管直径匹配的球囊置于覆盖血管穿刺点的部位，并进行低压充气扩张（图13），然后撤去微导管。
- 撤去微导管后，观察皮肤表面的穿刺点。如仍有血液漏出，说明血管的穿刺部位没有充分密封（图14），此时可以增加球囊的压力或改用更大直径的球囊。

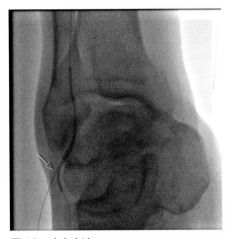

图13　止血方法
将球囊导管插至超过微导管穿刺点的位置（箭头所示）。

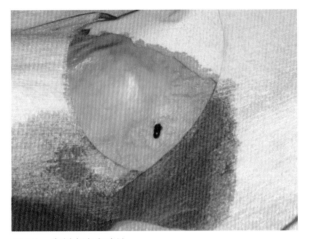

图14　穿刺点出血确认
穿刺点仍有血液漏出则是未能完全封闭血管。

- 合并使用体表徒手压迫止血效果更理想。
- 保持止血3~5min后，撤去球囊压力没有出血，再经血管造影明确无出血即可认定止血成功。此时应采用数字减影血管造影技术（digital subtraction angiography：DSA）。普通的血管造影（digital angiography：DA）可能会漏过小的出血点。
- 最后用止血敷料适当压迫穿刺点止血即可（图15）。只插入微导管进行操作的情况下无须进一步压迫止血，如插入动脉鞘管，则需加用止血绷带。

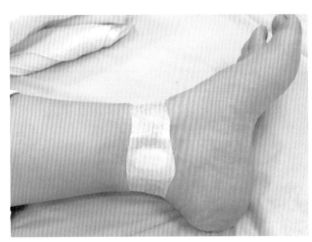

图15　压迫止血完成

此处注意

压迫点应在血管壁的穿刺点而不是皮肤表面的穿刺点。以微导管穿刺进入血管壁的位置为中心进行压迫。

2

东谷迪昭

静脉穿刺

静脉穿刺应视患者个体状态决定穿刺部位。

静脉穿刺有多种穿刺方法，应综合考虑术后感染的风险，选择最合适的方法。

> 首先掌握
> 此处要点

1 既有如右心导管检查一样在检查后撤去导管的情况，也有植入中心静脉导管（central venous catheter：CVC）并当作静脉输液通路的做法。需要留置导管的时候，应考虑术后感染风险决定穿刺部位。

2 穿刺部位应视患者自身情况而定。

3 与动脉穿刺不同，原则上应采用 Seldinger 法。借助导丝进行静脉穿刺。

4 穿刺方法可分为根据解剖特征的体表标记法，以及在超声、造影指引下在血管内留置导丝等标记的影像指引法。

5 导管所致的血行性感染（catheter-related blood stream infection：CRBSI）不但会造成入院时间延长，有时甚至会演变为重症危及生命，要尽量避免。

通过有外鞘的穿刺针插入导管的方法

● 因穿刺针直径较大，误穿动脉时会因止血困难造成严重并发症，且穿刺针与大气连通有造成空气栓塞的风险。此外，如果外鞘不能完全穿透血管会导致导管插入困难，**故不建议使用**（图 1）。

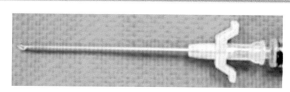

图 1　外套穿刺针

① 穿刺静脉（图2）。

② 撤出穿刺内针，缓慢拔出外套针的同时用注射器施加负压，在充分回血的部位拔出
注射器（图3）。

③ 一边通过压力反馈感受外套针是否在血管内，一边经外套针插入导丝（图4）。

④ 导丝插入 20~30cm 后可撤出外套针，用扩张器扩大穿刺部位（图5）。

⑤ 拔出扩张器，插入中心静脉导管，检查是否有回血，用含肝素的生理盐水充满导管，
并固定在皮肤上（图6）。

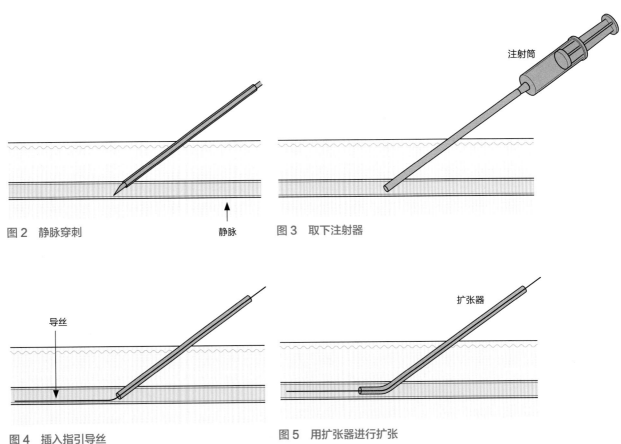

图2　静脉穿刺　　　　　　　　　　静脉　　　图3　取下注射器

图4　插入指引导丝　　　　　　　　　　　　图5　用扩张器进行扩张

注射筒

导丝

扩张器

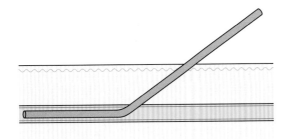

图6　导管固定

患者状态的确定

● 根据以下几点对患者状态进行确认（表1）。

表1 患者状态的确认

全身状态	对于需要即刻开通静脉通路的患者，穿刺股静脉是第一选择
意识状态	患者意识状态差时无法遵从术者指示，将给穿刺造成极大的困难
体型	对BMI低于20的极度消瘦或BMI高于30的肥胖患者进行锁骨下静脉穿刺，极易造成并发症，应尽量避免
穿刺部位的检查和病史	应确认穿刺部位皮下出血、手术瘢痕、有无感染或放化疗病史
呼吸状态	一般来说，对于呼吸状态不佳的患者或使用呼吸机的患者，应避免穿刺锁骨下静脉，因为气胸的并发症可能是致命的
有无穿刺中心静脉留置导管的病史	如要在以前曾经留置过中心静脉导管的位置再次进行静脉穿刺，应事先用超声检查明确血管是否闭塞或有无血栓。而对于导管留置困难的病例，应在影像指引下进行操作
血管内异物	下腔静脉植入滤器等异物存在的情况时，会造成导管插入的困难
口服用药	服用抗栓药物的患者其出血风险会明显增加
过敏史	在进行局部麻醉之前，应明确患者有无利多卡因过敏史
基础疾病	有慢性阻塞性肺疾病（COPD）的患者因其肺通气过度会增加气胸的风险，应避免进行锁骨下静脉穿刺
血液检查及影像检查	有必要明确有无贫血以及血小板数等指标。在X线检查发现胸廓异常的情况下，应避免进行锁骨下静脉穿刺

不同穿刺部位的特点

● 应掌握各穿刺部位的特点（表2）。

表2 不同穿刺部位的特征

	优点	缺点	特征
股静脉	考虑到患者体位和术者站位，这是最容易操作的穿刺部位	留置静脉导管之后患者活动受限明显	这是紧急状态时的最佳选择，但不利于静脉导管的长期留置。大腿内侧旋动脉有时会在股静脉上横跨而过，此时穿刺容易误穿动脉
颈内静脉	根据解剖结构采用体表标记法穿刺的成功率高	留置静脉导管后患者会有明显的颈部不适感	静脉导管留置后的感染和患者负担要略高于股静脉而低于锁骨下静脉
锁骨下静脉	感染风险低，患者负担小	造成气胸的风险较高	因左侧静脉角汇入胸管，故应以右侧穿刺为第一选择
肘静脉	在直视下即可成功穿刺。穿刺的并发症少	有时很难将导管导入上腔静脉	静脉导管弯曲较多，故测量压力会有不准。肘关节活动受限
腋静脉	感染风险低，患者负担小	很难用体表标记法进行穿刺	因其与锁骨下静脉不同，在胸廓外进行穿刺，故气胸的风险很低
颈外静脉	可在直视下穿刺	从解剖结构上讲，很难将导管置于上腔静脉	因血管活动性很强，穿刺时需用一只手固定血管，防止滑动

穿刺方法

体表标记法

● 根据解剖学体表特征进行穿刺。

股静脉

● **根据体表解剖结构定位股静脉穿刺是最基础的必须掌握的操作。** 在腹股沟韧带下两指股动脉搏动内侧进行穿刺。穿刺点选在远端时会因股动脉分叉横跨静脉而误穿动脉，造成血管并发症（图7）。

颈内静脉

● 与股静脉相同，**也是必须掌握的体表定位穿刺的操作。**

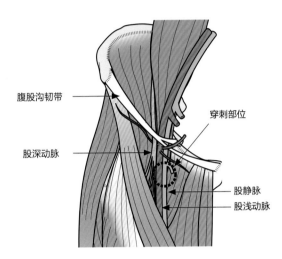

图7 体表定位法：股静脉

此处是重点！ 中心法（central approach）

● 让患者面部略朝向对侧，在胸锁乳突肌的胸骨端和锁骨汇合处，以30°角度从锁骨上窝朝右乳头方向穿刺（图8）。

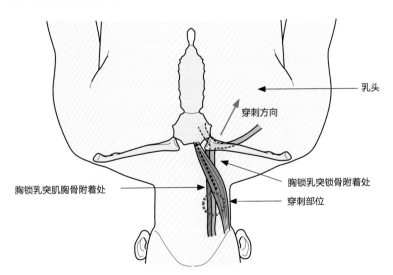

图8 中心法

此处是重点 ❗ 前入式穿刺法（anterior approach）

- 从颈总动脉外侧和胸锁乳突肌内侧，在胸锁乳突肌的胸骨附着处与乳突肌中间的高度，以约 30° 的角度进行穿刺，嘱患者面部朝向正面或稍稍朝向对侧（图 9）。

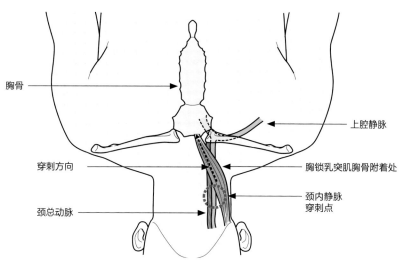

胸骨

上腔静脉

穿刺方向

胸锁乳突肌胸骨附着处

颈总动脉

颈内静脉穿刺点

图 9　前入式穿刺法

锁骨下静脉

- **这是植入 CVC 最推荐的穿刺部位**，但应考虑易发生气胸等并发症。
- **将枕头置于肩下，同侧手外展即可打开锁骨与第一肋骨之间的间隙，便于进针。** 穿刺点为锁骨中点至外侧 1/3 处，锁骨下缘一横指处，指向胸骨角。一般需要穿刺 5~6cm 才能到达锁骨下静脉（图 10）。

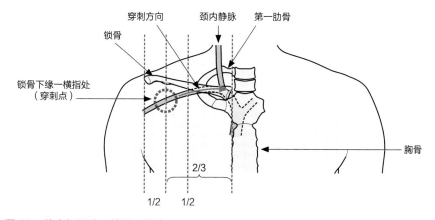

穿刺方向　颈内静脉　第一肋骨

锁骨

锁骨下缘一横指处
（穿刺点）

胸骨

2/3

1/2　1/2

图 10　体表标记法：锁骨下静脉

肘正中静脉

- 虽然可以安全穿刺，但由于难以引导导管进入上腔静脉，故往往在其他血管穿刺困难时才选择肘静脉穿刺。
- 医护人员于上臂采血，用穿刺针穿刺尺侧正中静脉或尺侧腋静脉并插入导丝。由于存在腋下静脉瓣，导丝可能难以插入，但如图 11 所示，手臂外旋外展将有助于导丝插入。**面部朝向插入部位的同侧，可以避免误入颈静脉。**

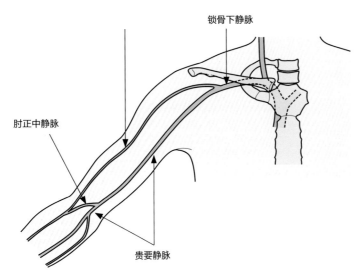

图 11　体表标记法：肘静脉

图像引导法

- 在血管超声或造影的引导下或在血管内植入导丝或其他标记物，并以此作为标记进行穿刺的穿刺方法。

腋静脉

- 腋静脉穿刺通常是**为了避免永久起搏器植入过程中导线植入引起锁骨下挤压综合征等慢性并发症的发生。**
- 当需要长期植入 CVC 时，如穿刺时并发症发生率较高或预计发生的并发症会致命的患者，应考虑腋静脉穿刺。

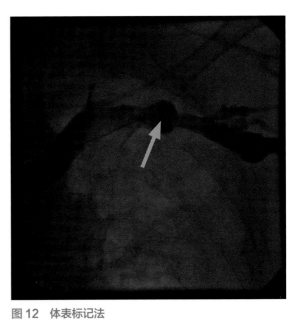

图 12　体表标记法

从腋静脉左肘静脉注入 20mL 造影剂进行血管造影并通过腋静脉插入导丝。

> **建　议**
>
> - 腋静脉穿刺应在造影引导下进行。如图 12 中箭头所示，在 ➚ 第二肋邻近锁骨的中心以 60°～90°的角度进行穿刺。可采用 Selzinger 穿刺法，穿刺针紧贴肋骨行进则一般没有气胸的风险。

务必以血管超声长轴（sweep scan technique）方向确认腋静脉的走行，并对入针时的方向进行指引以纠正偏差（图 13）。

- 其次，在穿刺部位将超声探头左右摆动约 90°（sweep scan technique），以确认实际穿刺部位正对血管中心，并纠正穿刺方向的偏差。在确认针头深度后，在实时超声引导下进针（图 14）。

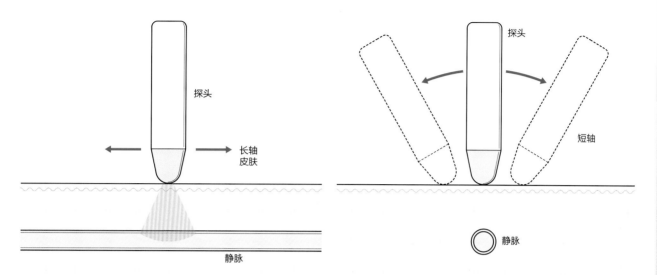

图 13　腋静脉的走行
移动超声探头，使腋静脉显示在屏幕中央，并向该方向穿刺。

图 14　穿刺针的插入
纠正探头位置使腋静脉在无论哪个方向的超声影像中都位于屏幕正中。

导管相关血行性感染（CRBSI）的预防

- 植入 CVC 时，一定要认真检查留置前后的患者情况（表 3）。

表 3　CVC 留置前后的注意点

注意点	
CVC 留置时	CVC 留置后
严格遵守无菌操作规范（穿戴帽子、口罩、无菌服、无菌手套等） 曾有报道指出，CRBSI 的发生率是无菌操作时的 6 倍	检查有无发热、低血压等菌血症症状，以及局部感染，如植入部位局部压痛、红肿、发热等

徒手压迫止血

只有掌握徒手压迫止血手法，才可以进行血管穿刺和留置鞘管等操作。

插入鞘管的操作者应负责撤鞘及止血。

近年来，止血装置的使用减少了徒手压迫止血的机会，

但徒手压迫仍是止血的基础操作。

> 首先掌握
> 此处要点

1 确认肝素效果消失后再行压迫止血。

2 注意观察留置鞘管内有无血栓形成。

3 止血时应以靠近患者头部的手进行操作（于右腹股沟穿刺时，术者应以左手按压止血）。

4 以不出血为前提，尽量使用较小的力量进行压迫止血。

5 压迫时，要随时关注患者的情况和监护器的监测数据。

撤去鞘管时的准备工作

● 止血应在肝素作用减弱后进行（图1）。

● 准备无菌手套、无菌纱布、注射器、局部麻醉药等（图2）。

● 为预防由于疼痛引起的血管迷走神经反射，原则上应事先进行局部麻醉。注射麻醉药物时避免与鞘管接触（图3）。

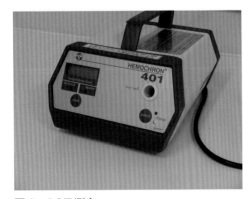

图1 ACT测定

应检测活动性凝血时间（activated coagulation time：ACT），以确认凝血状态。

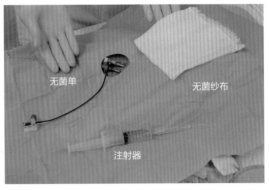

无菌单

无菌纱布

注射器

图2 需要准备的器械

撤出鞘管应在严密监护下进行，并准备好局部麻醉药和纱布。

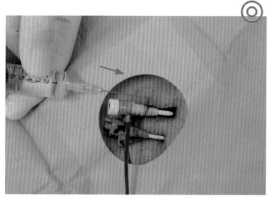
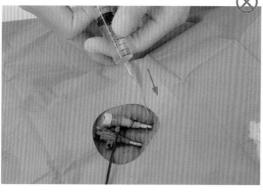

a：局麻针应与鞘管平行进针。

b：如果与鞘管成直角方式进针，注射麻醉药物可能会损坏鞘管。

图3　局部麻醉

鞘管的撤除

● 如果鞘管植入时间较长，为避免其内形成的血栓脱落，应用 10mL 注射器吸取鞘内血栓。拔出动脉鞘时要少量放出动脉血，将动脉鞘内的血栓排出体外（图4）。

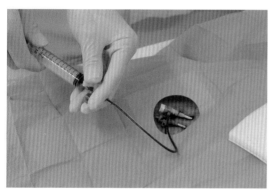
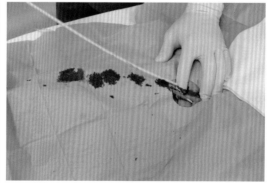

a：用注射器检查鞘内是否有凝血块（尤其是静脉鞘）。

b：撤出鞘管时，可使几毫升的血液流出以避免血栓。

图4　撤除鞘管

止血

● 止血用靠近患者头侧的手操作（右腹股沟穿刺则用左手压迫）。从穿刺部位开始沿血管走行向头侧延伸用 2~3 个手指施压（图5）。另一只手（右腹股沟穿刺时的右手）用于辅助止血。

● 在止血过程中，一定要确保穿刺点没有被手指或纱布覆盖。

压迫

● 压迫止血最重要的是，在不造成出血的原则上，要尽量用最小的力气进行压迫。

● 一旦确定了止血点，在前 5min 内保持压迫位置不要移动手指。初期强力加压，然后逐渐放松压力，一般 10~15min 即可止血。

● 止血后，可用弹力绷带将其固定。

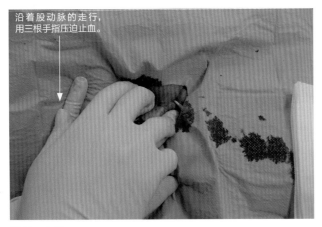

沿着股动脉的走行，用三根手指压迫止血。

图5 止血

在止血过程中，时刻注意观察穿刺点并加压。开始时应用双手压迫止血。

此处是重点！

● 在止血过程中，也要随时观察患者的状态和监测指标。

止血后

● 很多医疗机构采用加压带进行止血加压，但一定要注意穿刺部位形成的隐性血肿。

此处是重点！

● 手术操作的医生必须亲自到床边检查患者的情况。

解除制动

● 在确认止血部位无大面积血肿或血管杂音后，方可解除制动。

止血装置：Radial 止血阀

了解各种止血装置的特性并掌握其使用方法。

> 首先掌握
> 此处要点

1 应在掌握各种止血装置的基础上选择适当的止血方法。

2 为防止桡动脉闭塞，应尽量减少高压止血的时间。

3 为了尽早发现假性动脉瘤和动静脉瘘等并发症，应在撤除压迫装置后进行穿刺部位的听诊。

熟悉每种止血装置的特性并进行选择

- 由于桡动脉穿刺在麻醉和止血方面的优越性，越来越多的介入操作采用这一路径。桡动脉的止血是以压迫止血为基础的，早期的止血系统很简单，由 Stepty® P（Nichiban 公司）和弹性绷带（Schneider Band）组成（图1）。但由于无法直接观察止血区，且易造成尺动脉和静脉的血流受阻，导致整个手腕肿胀、疼痛。如今，为了改善这一问题，已开发出各种新式止血装置。

- 根据对穿刺部位施压方式的不同，可将止血装置分为气囊式、弹力带式、螺旋弹簧加压式（图2～图4）。下面介绍一下在日本常规使用的止血装置。

①气囊式

- **Tometa-kun®（Zeon Medical 公司）止血系统**：止血袋用专用的加压器加压（图5），可视患者收缩压的情况随时减压并精确设定止血袋的压力值。止血是在"面"而不是"点"上进行，故不易引起皮肤破损等并发症，即使止血点与穿刺部位稍有偏差也能实现止血（再出血时紧急止血很容易）。

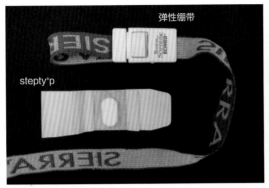

a：Stepty® P（Nichiban 公司）和弹性绷带（Schneider Band）

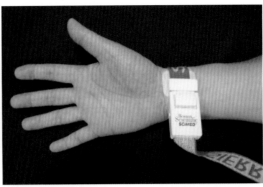

b：安装弹性绷带的方法

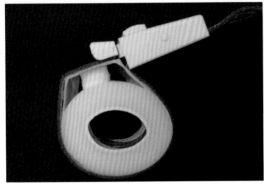

c：Stepty® P 和弹性绷带装置

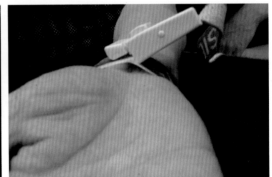

d：弹性绷带进行压迫

图1　Stepty® P（Nichiban 公司）和弹性绷带（Schneider Band）。

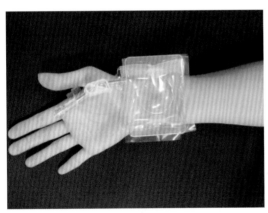

a：Tometa-kun®（Zeon Medical 公司）止血装置

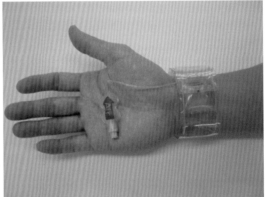

b：TR band（泰尔茂公司）止血装置

图2　气囊式压迫装置

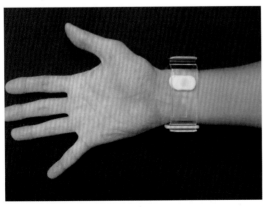

a：Adapty（Medikit 公司）止血装置

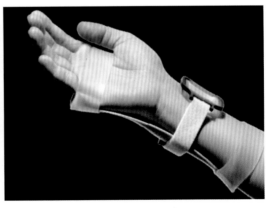

b：Radistop Otome（圣犹达医疗公司制造）

图3　伸缩带式止血装置

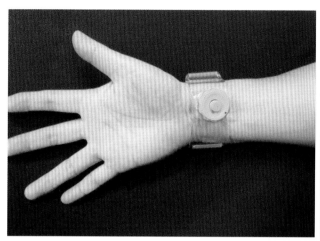

图 4　螺旋弹簧加压式：螺旋带（Inova 公司）

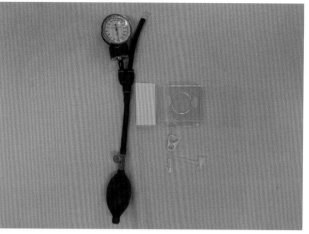

图 5　Tometa-kun®（Zeon Medical 公司）

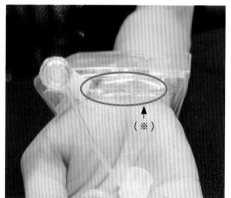

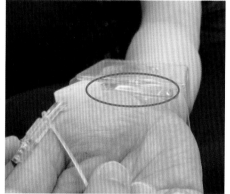

此处注意

由于采用"面"止血，使用在体型较小的患者时，其尺动脉可能会受到压迫，导致远端组织缺血（图6）。

a：适合身材矮小的女性　　**b**：男性使用者

图 6　气囊的接触面积

（※）压迫气囊的接触面积大，容易导致尺动脉的血流受阻。

● TR Band（Terumo 泰尔茂公司）、Bleed Safe（Medikit 公司）：这种止血装置是通过注射器注入一定量的空气来实现压迫止血的（图 7a）。与前述的 Tometa-kun® 装置不同的是，止血是在"点"（止血球囊）而不是"面"上进行的，尺动脉血流不易被阻。特别是 TR Band 由于采用大、小两级球囊，具有定向压迫力，避免了对桡神经和正中神经的压迫，减轻了患者局部的疼痛（图 7b、c）。加压方式为注射器形式，便于携带和管理。

②伸缩带式

● Adapty（Medikit 公司）、Radispo（Zeon Medical 公司）、Radistop Otome（圣犹达医疗公司）：将加压垫对准穿刺部位，拉紧弹力带（图 8）进行止血的装置类型。止血时可根据需要随时放松弹力带。虽然它的结构和操作均非常简单，但减压和撤除压迫等操作还是需要一定的技巧和经验。

③螺旋弹簧加压式

● Helix Band（Inova 公司）：这款产品的特点是压缩垫可以用螺旋弹簧自由调节。通过转动压力环来调整压力，同时可通过观察彩色环形压力标记明确大致的压力范围（图 9）。

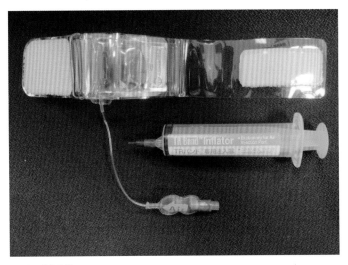

a：TR 止血腕带。

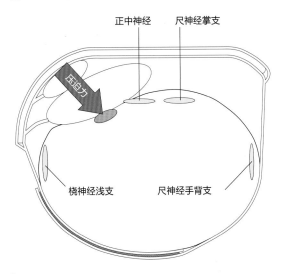

正中神经　尺神经掌支

压迫力

桡神经浅支　　　尺神经手背支

b：尽量避免压迫神经。

图 7　TR 止血腕带

TR 止血腕带的球囊不会压迫尺动脉，所以不会阻滞手指末梢的血运。

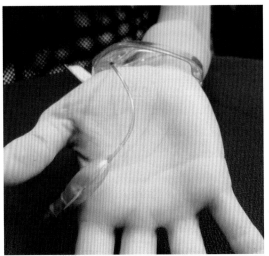

c：安装后的状态。携带方便。

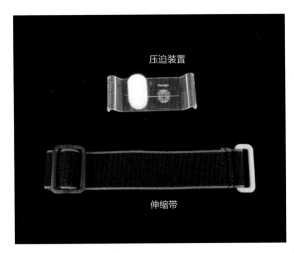

压迫装置

伸缩带

a：Adapty 止血装置。

图 8　伸缩带式

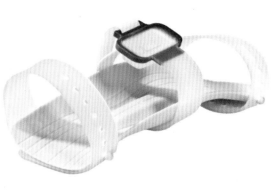

b：RadiStop Otome 止血装置。

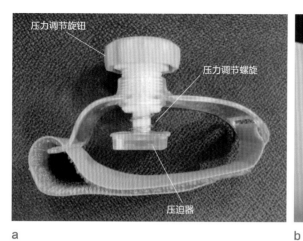

压力调节旋钮

压力调节螺旋

压迫器

a

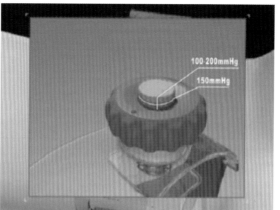

100-200mmHg
150mmHg

b

（由 Inova 公司提供）

图 9　Helix Band 螺旋弹簧式止血装置

Inova 公司制造

压力记号
绿色区域（上段）：100~150mmHg
绿色区域（下段）：150~200mmHg
黄色区域：200~250mmHg

压力调整旋钮
压力增减以 + 或 - 方向表示
※ 每旋转一圈约为 25 mmHg

此处注意

使用"点"止血的止血装置，有时会在止血点形成水泡或发红（图10）。各种止血方式各有所长，笔者希望选择本院推荐的止血装置。

作为参考，本节介绍各种止血装置止血的横截面（图11）。

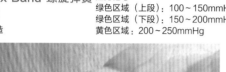

图 10　使用 TR 止血腕带造成的皮肤破损

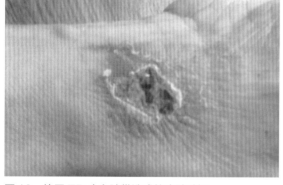

a：Tometa-kun*。

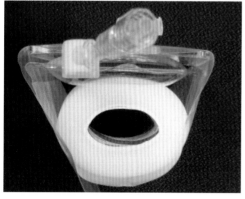

b：TR band*。

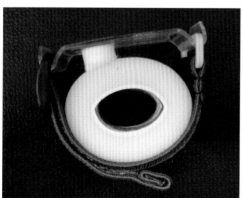

c：Adapty*。

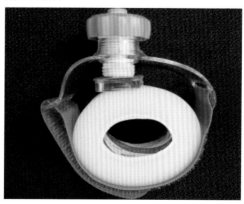

d：Helix Band*。

图 11　各种止血装置在止血过程中的横截面

桡动脉闭塞

- 桡动脉细小是由于新生内膜增生引起的，有人认为血管夹层和血肿造成的血栓参与了桡动脉闭塞的形成过程。虽然闭塞率会随着鞘管植入时间的延长和高压止血时间的增加而增加，但需要注意的是，如果不能正确地对动脉进行止血，反而会增加假性动脉瘤的可能性。
- 制造商推荐的每种止血装置的减压方案见表1～表3和图12。

表1　Tometa-kun® 装置的减压方案（制造商推荐）

	设定压力	时长
第一阶段加压	患者收缩压 +10 ~ 20mmHg（无法触及远端动脉搏动）	3 ~ 15min
第二阶段减压	介于收缩压和舒张压之间的中间压力（逐渐能够触及压迫装置远端的动脉搏动）	15 ~ 60min
第三阶段减压	舒张压 −10mmHg	15 ~ 60min
第四阶段减压	10 ~ 20mmHg（→开始二次止血）	适时撤除压迫装置

表2　TR band® 装置的减压方案（制造商推荐）

	设定压力	时长
初期加压	注入约 13mL 的空气加压到无法触及远端动脉搏动（约为 150mmHg 的压力）	15 ~ 60min
第二期减压	抽出约 2mL 空气使气囊内压力介于收缩压和舒张压之间的中间压力（约为 100mmHg）	30 ~ 120min
第三期减压	再次抽出约 2mL 空气使压力低于舒张压（约为 50mmHg）（→开始二次止血）	30 ~ 120min

表3　Helix band 减压方案

	设定压力	时长
第一阶段加压	收缩压 +20 ~ 30mmHg	10 ~ 30min
第二阶段减压	旋转一圈进行减压（约减至收缩压水平）	60min 后
第三阶段减压	旋转半圈至一圈进行减压（至平均动脉压水平）	60min 后
第四阶段减压	旋转半圈至一圈进行减压（至舒张压水平）90min 后（→开始二次止血）	90min 后

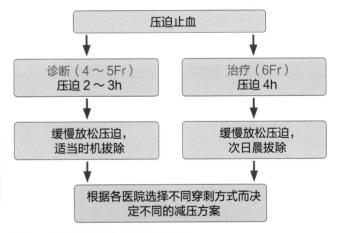

图12　伸缩带式压迫装置减压方案

桡动脉的假性动脉瘤和动静脉瘘

- 桡动脉穿刺后也会发生假性动脉瘤。引起动脉瘤的原因往往是由于血管的穿刺角度小导致压迫点与穿刺点错位或止血时间不足。
- 为早期发现假性动脉瘤和动静脉瘘，在解除止血装置后一定要听诊穿刺部位，如听到杂音，应及时进行超声检查以确认（图13）。

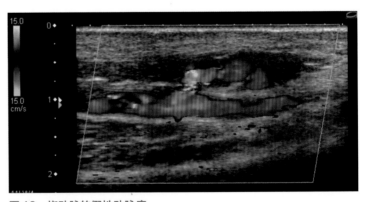

图13　桡动脉的假性动脉瘤
解除止血后听诊发现的桡动脉假性动脉瘤。

止血装置：Angio-Seal™ STS Plus、Perclose ProGlide

下面介绍两种在日本广泛使用的止血装置。
学会正确使用这些装置是很重要的。

首先掌握
此处要点

1 为预防并发症，务必要采用正确的穿刺方法。

2 使用前一定要造影检查血管，明确适应证。

3 只要知道如何使用并正确操作，就可以避免并发症的发生。

4 有一些特殊并发症是徒手止血不会发生的，如血管闭塞和感染。

5 在使用压迫装置止血之前，应切实掌握徒手止血的方法。

- 为避免股动脉穿刺的出血并发症、术后需要长时间卧床休息等问题，桡动脉穿刺的应用已越来越普遍。然而，桡动脉穿刺虽然是微创操作，但由于使用器械的限制，并不能完成所有的 PCI 手术，而且复杂的病变需要更大口径的导管来支持，故股动脉穿刺法仍被广泛地应用各种介入手术中。

- 近年来，为了改善股动脉穿刺止血的问题，股动脉止血装置开始流行。使用止血装置可以缩短患者的平卧时间，减轻患者的负担，减少医生徒手压迫止血的时间和劳动量，减轻护士的负担，便于术后患者的护理。

- 本文将重点介绍 Angio-Seal™ STS Plus（圣犹达医疗公司）和 Perclose ProGlide（Abbott Vascular 公司）这两款日本最常用的止血装置，并概述止血装置的使用方法。

使用止血装置前的准备工作

①穿刺操作需谨慎进行

● 由于止血装置是为了闭塞动脉前壁的鞘管入路点，所以对动脉后壁或鞘管入路点以外的穿刺点止血无效。因此，如果要使用止血装置，必须更加小心地穿刺。如果可能，尽量避免穿刺动脉后壁，即所谓的单壁穿刺，并避免多次穿刺。如果穿刺不顺利，应慎用止血装置。

②通过鞘管进行穿刺处的血管造影

● 在使用止血装置前，必须通过 PCI 所用的鞘管进行血管造影，以确认以下 1）～3）的适应证。

    a. 穿刺部位必须是股动脉。造影时应采取可以清楚地显示股浅动脉和股深动脉的分叉的角度进行。

    b. 检查血管的直径。适用于 Angio-Seal™ STS Plus 的血管直径为 4mm 及以上，Perclose ProGlide 的使用直径为 5mm 及以上。

    c. 明确穿刺部位附近无狭窄或钙化。

● 如果不符合 1）～3）的适应证，在分叉部、小直径或狭窄的血管中使用时，可能导致血管闭塞或其他问题。应改为徒手压迫止血。

Angio-Seal™ STS Plus 和 Perclose ProGlide 的使用方法

① Angio-Seal™ STS PLUS

● 将生物可吸收性聚合物制成的止血栓插入血管内，从外部将胶原蛋白海绵压入血管内，以此实现止血。止血栓和胶原蛋白大约需要 90 天的时间来吸收，所以在此期间不能在同一部位进行穿刺。

● 如果在 90 天内有绝对必要对同侧股动脉进行穿刺，则应在原穿刺部位的基础上移开 1cm 左右进行穿刺。

● 下面介绍一下基本的使用步骤（图 1～图 8）。

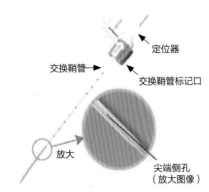

定位器

交换鞘管

交换鞘管标记口

放大

尖端侧孔
（放大图像）

图 1　配件的组成

将定位器插入交换鞘管中，直至其卡入到位（发出"咔嗒"一声），并确保定位器和交换鞘管标记口相互对准。
（由圣犹达医疗公司提供）

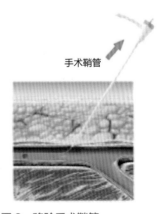

手术鞘管

图 2　移除手术鞘管

插入附带的导丝后，取下用于 PCI 的鞘管。
（由圣犹达医疗公司提供）

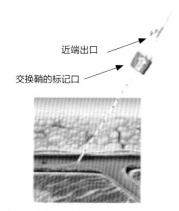

近端出口

交换鞘的标记口

图 3　止血组件的插入

沿着导丝插入定位器和交换鞘管组件。一旦插入血管腔中，则可于近端出血口观察到血液流出。然后将组件缓慢拉回，确认血液回流减慢或停止，再将组件推入一格或 1cm，直至血液重新流出。
（由圣犹达医疗公司提供）

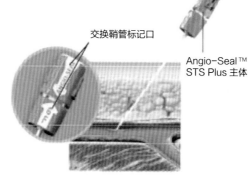

交换鞘管标记口

Angio-Seal™ STS Plus 主体

图 4　插入 Angio-Seal™ STS Plus

稳定控制交换鞘管以免其移位，拔出定位器和指引导丝。然后，将 Angio-Seal™ STS Plus 朝向指示器的标记插入交换鞘管中，直到听到"咔嗒"一声。
（由圣犹达医疗公司提供）

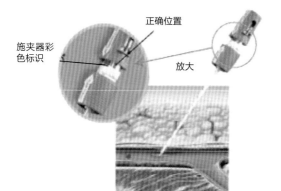

正确位置

施夹器彩色标识

放大

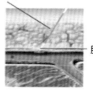

施夹器头端

胶原蛋白海绵

图 5　将 Angio-Seal™ STS Plus 回拉（锚定装置）

固定交换鞘，然后慢慢拉回锁帽（安全帽），平稳回抽直到听到"咔嗒"一声。此时，施夹器彩色标志会完全显现出来。通过这一操作将施夹器置于交换鞘的尖端。
（由圣犹达医疗公司提供）

图 6　拉出 Angio-Seal™ STS Plus 主体和交换鞘（固定锚）

向上拉动 Angio-Seal™ STS Plus 和交换鞘，可使施夹器贴附在穿刺血管壁上。保持一定角度慢慢向上提起，直至施夹器头端可见。
（由圣犹达医疗公司提供）

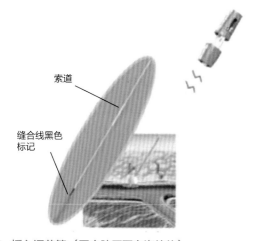

索道

缝合线黑色标记

图 7　插入调节管（固定胶原蛋白海绵体）

再往外拉时，会在索道上出现一个标记和一个白色的施夹器头端。一旦缝合线拉出至无法拉出时，保持张力并推进调节管，直到缝合线上出现黑色标记，并在该位置保持 10～20s。以此将胶原蛋白海绵固定于血管壁的穿刺点。
（由圣犹达医疗公司提供）

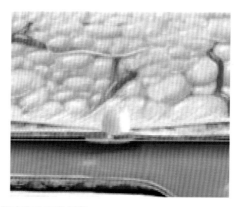

图 8　施夹器头部的切断

施夹器头部切断，拔出施夹器。然后将施夹器头部尽量贴近皮肤处切断，覆盖无菌敷料完成操作。
（由圣犹达医疗公司提供）

② Perclose ProGlide

- 通过用不可吸收的缝合线缝合穿刺部位来实现止血。48h 后可再次穿刺，也可即刻用于缝合后远离穿刺点 1cm 以外处进行再次穿刺。很少发生迟发性出血的情况，但操作过程稍显复杂，操作处患者痛感明显。
- 在这里介绍一下基本的使用方法（图 9～图 19）。

此处注意
打开支角控制杆使其在血管内张开，务必确认动脉鞘管标志管回血明显。

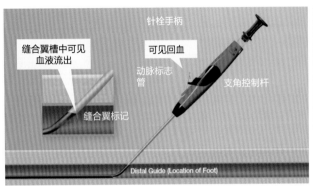

图 9 Perclose ProGlide 的插入

拔除 PCI 中使用的鞘管后，将 Perclose ProGlide 装置通过导丝插入，直到拔除导丝后从动脉标志管可见回血。
（由泰尔茂公司提供）

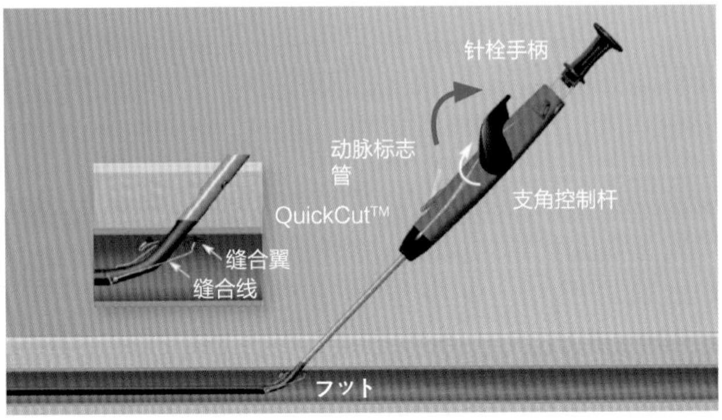

图 10 缝合翼的展开

打开支角控制杆，轻轻回拉缝合器。
（由泰尔茂公司提供）

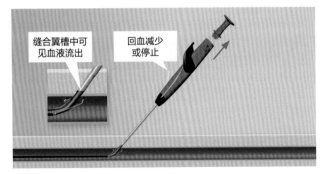

图 11 缝合翼的固定

轻轻提起缝合系统使缝合翼贴合于血管壁即可使血流减缓或停止。
（由泰尔茂公司提供）

此处注意
把手指放在针栓手柄上，轻轻地施加张力。左手将缝合器固定在 40° 左右，然后将缝合器直立，注意不要施加过大的张力，否则可能会导致缝合翼断裂。

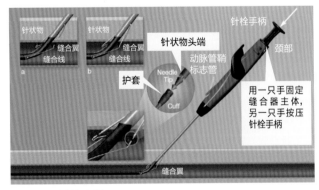

图 12 股动脉穿刺

按下针栓手柄。通过这一操作使两根针穿过股动脉壁并使针尖固定在缝合翼的套筒内。在这一过程中患者会有明显的痛感，一定要事先向患者交代清楚，避免腿部活动造成止血失败或其他并发症。
（由泰尔茂公司提供）

此处注意
如果止血装置被抬起或施加过大张力，可能会将缝合翼折断。将针栓手柄按入时，注意不要转动止血装置（会导致缝合指引口错位）。

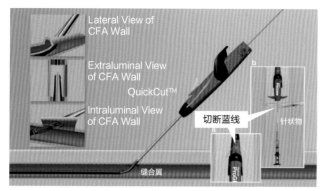

图13　拔出针栓手柄
拔出针栓手柄，切断蓝色缝线（使用装置自带的快速剪刀口）。
（由泰尔茂公司提供）

此处注意

缓慢拉起针栓手柄，直至缝线绷紧。

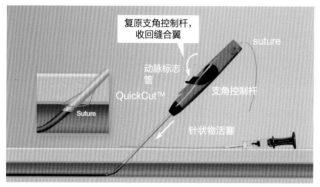

图14　缝合翼的收回
（由泰尔茂公司提供）

此处注意

当装置处于无张力状态时，扳下复原支脚控制杆并收回缝合翼。

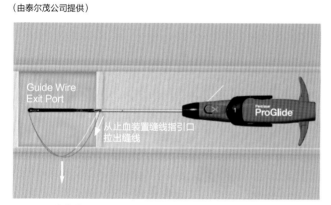

图15　缝合线的抽出
回撤缝合器至缝合翼达到体表，并抽出两根线。
（由泰尔茂公司提供）

此处注意

将止血装置从缝线指引口顺势拉出，退至皮肤表面。

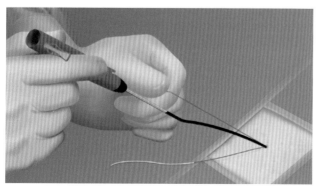

图16　撤除 Perclose ProGlide 装置
拉紧固定蓝线的同时撤出缝合器。
（由泰尔茂公司提供）

此处注意

取出装置后，拉紧蓝线，撤出缝合器，使缝线靠近缝合血管开口处。

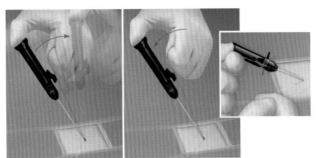

此处注意

以45°～70°的角度拉紧固定蓝线，再拉紧白线以固定。

图 17　提拉固定缝线
以不同的角度用推结器使其更牢固地拉紧固定。（由泰尔茂公司提供）

振动红色扳手，剪断缝线。

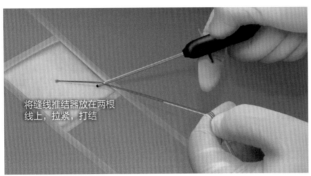

将缝线推结器放在两根线上，拉紧，打结

缝线推结器拉紧缝线

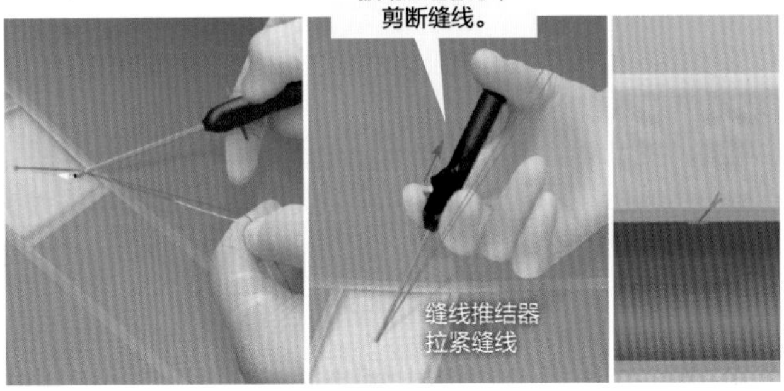

图 19　缝线的切断
保持振动红色扳手的状态提起缝线推结器。（由泰尔茂公司提供）

图 18　缝线结的推入
将缝线推结器放在两根线上拉紧打结。这种手法可以使线紧紧地固定在动脉壁上。应注意此操作也会造成患者明显的痛感。（由泰尔茂公司提供）

止血装置引起的并发症及处置方法

出血

● 最常见的出血原因是止血器放置不当，以及穿刺不当和胶原蛋白破损。大多数的出血都是在植入后立即发生的，但也要留意在植入后的一段时间后发生的延迟性出血。无论是什么原因造成的出血，都需要采用徒手压迫止血。

血管闭塞

● 这可能是由于在不符合适应证的条件下使用止血装置或装置损坏所致。偶有需要进行外科手术治疗的情况发生。一定要注意在术后检查足背动脉的搏动情况。

感染

● 这是一种罕见但有可能成为严重的止血装置特有的并发症，由异物留在体内引起。为了防止这种并发症的发生，应注意保证无菌操作。如果无法保证无菌操作或遇到容易感染的患者，应避免使用止血装置。

此处是重点！

● 使用止血装置的术者必须熟练掌握徒手压迫止血，使用止血装置也会有出血并发症的发生，此时一定要用徒手压迫止血。

● 撤除主动脉内球囊（intra-aortic balloon pumping：IABP）时是无法使用止血装置进行止血的，故必须掌握徒手压迫止血操作。

建　议

● 一旦习惯了使用止血装置，使用起来就比较方便，给医护人员和患者带来了很大的好处。但另一方面，它们可能会引起某些特殊并发症，而这些并发症在徒手压迫止血时不会发生。

● 许多并发症是由于不符合使用适应证或操作不当造成的，止血装置的使用要求穿刺、适应证的判断和植入操作的准确性，缺一不可。

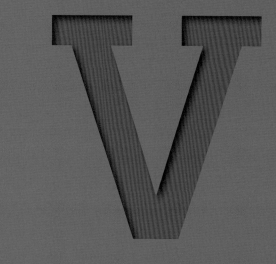

右心导管

Swan-Ganz 导管：导管、操作技术、压力测量、心搏出量测量、氧饱和度测量

Swan-Ganz 导管是准确评估心功能和血流动力学的重要工具。
我们一定要掌握如何测量压力、心搏出量和氧饱和度等方法。

Point

首先掌握
此处要点

1 临床上使用 Swan-Ganz 导管能进行心功能和血流动力学的检测，介入医生应熟练掌握该技术。

2 在不使用透视的情况下，通过颈内静脉插入导管的方法比较容易操作。

3 在使用传统方法难以插入股静脉的情况下，可使用 α 环技术或长导丝将导管送入肺动脉。

4 准确的压力和心搏出量的测量有很多操作上的细节需要注意。

5 氧饱和度的测量需要快速进行。

Swan-Ganz 导管（图 1）

- Swan-Ganz 是美国人 Harold JC Swan 和 William Ganz 于 1970 年开发的一种多用途导管。Swan-Ganz 多用途导管其尖端附有一个球囊，可以通过静脉插入，并通过血流相对容易地推进到肺动脉。**因为它可以通过热稀释法测量心搏出量，也被称为热稀释导管。**

- 如图 1a 所示，该结构至少有 3 个腔体和导线。由一条通往尖端的管腔（PA Distal）、一条通往距尖端 30cm 处孔的管腔（CV Proximal）、一条在尖端处为球囊充气的管腔和一个热敏电阻连接器组成。有的在距尖端 14~25cm 处有一根加热导丝。如图 1b 所示，它能周期性地加热右房或右室的血液，并根据温度变化连续测量心搏出量。**右心导管检查对 CCU 重症心衰患者的治疗有一定的指导作用。**

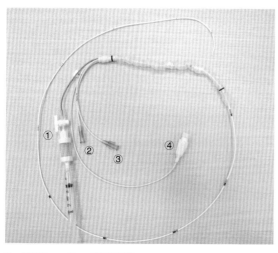

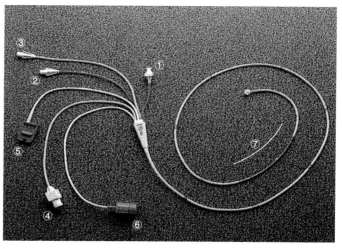

a：标准 Swan-Ganz 热稀释导管
①球囊扩张用接头；②侧孔管腔（CV Proximal）；③尖端孔管腔（PA Distal）；④热敏电阻接头。

b：Swan-Ganz 热稀释导管，用于连续测量心搏出量。
①球囊扩张用接头；②侧孔管腔（CV Proximal）；③尖端管腔（PA Distal）；④热敏电阻接头；⑤光学模块接头：测量混合静脉血氧饱和度（SvO2）的光缆；⑥热敏接头；⑦热敏导丝：传递热能，连续测量心搏出量。
（Edwards Lifesciencesa 爱德华生命科学公司提供）

图 1　Swan-Ganz 导管

操作方法

插入导管前的准备工作

● 用加肝素的生理盐水冲洗导管的每个管腔。通过给气囊充气，评估气囊是否损坏。

此处是重点

● 可以将气囊浸泡在生理盐水溶液中进行冲洗。

穿刺部位

● 可从股静脉、颈内静脉、锁骨下静脉、肱静脉穿刺插管。但为了安全和操作方便，常规采用股静脉和颈内静脉。

● 如需在不使用透视的情况下插入导管，可通过评估压力波形判断导管尖端位置，采用颈内静脉穿刺导管更容易到达右房、右室和肺动脉。

● 如果不使用透视，记住每个穿刺部位到右房的距离，更容易直观地了解导管的位置（表1）。

表 1　各穿刺部位到右心房的距离

颈内静脉	10 ~ 15cm
锁骨下静脉	10cm
股静脉	40 ~ 45cm
右肘静脉	35 ~ 40cm
左肘静脉	45 ~ 50cm

距右房约 15cm 处为右室，距右室再往前约 15cm 处为肺动脉。

建议

● 距右房约 15cm 处为右室，继续走行 15cm 为肺动脉。如果按照以上距离走行未见到肺动脉压力波形，说明导管在血管中某处偏移了路径，这时必须将导管退回重新操作。

股静脉入路的 Swan-Ganz 导管插入方法

从股静脉到右房

● 一旦导管尖端从鞘中露头，即可扩张球囊并随血流到达右房。从左股静脉插管时，左髂静脉可能在右股动脉与脊柱之间受到压迫而形成生理性狭窄，致使球囊在扩张的情况下难以通过。在这种情况下，可少量抽出气囊内的空气并小心地推进，常可顺利通过。

右房至主肺动脉

● **常用的插入方法**（图2）：在没有严重三尖瓣反流或右房扩张的情况下，导管很容易从右房进入右室，但从右室将导管导入肺动脉可能比较困难，在图2a所示的位置，导管尖端指向心尖时很难将导管导入肺动脉，在这种情况下，可将导管稍微撤出以顺时针方向转动，使其尖端朝向上方，并配合心脏跳动顺势插入肺动脉。

● **α环技术**（图3）：在许多情况下，如果常规的方法无法顺利将导管送入肺动脉，

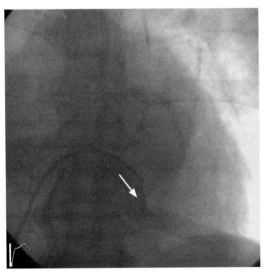

a：此处导管尖端指向心尖部，无法将导管推入肺动脉。

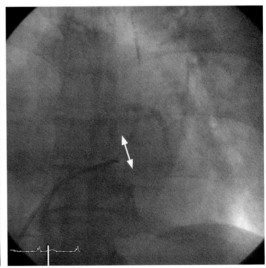

b：在这种情况下，可将导管稍微撤出。

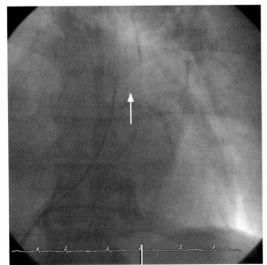

c：在导管尖端指向上方时，配合心跳顺势推入肺动脉。

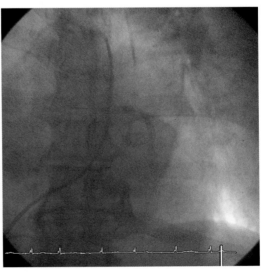

d：进入肺动脉。

图2　常规操作方法

则可如图 3a 所示将导管推向右房的右侧（屏幕左侧），在右房内做成环状并插入右室（图 3b），这样导管尖端在右室内会保持尖端向上，便于送入肺动脉（图 3c）。

● **利用导丝的导入方法**（图 4）：如果有明显的心腔扩大、严重的三尖瓣反流或肺动脉高压，导管推入时可能会发生偏转，导致尖端无法前进。如果插入导管的时间较长，可能导管因体温过高而变软，此时可将导管从体内取出，用冷水浸泡后迅速重新插入。或采用 0.025in（0.64mm）的导丝来引导导管，在给导丝施加张力的同时，可以一边让患者深呼吸，一边给球囊抽气充气，将导管推送入肺动脉。

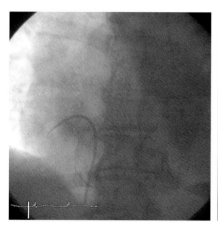 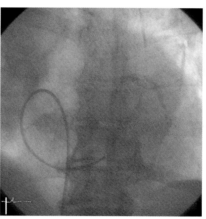 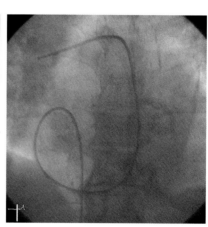

a：a：导管在右房内向右（屏幕左侧）推送，形成环形。 **b**：以环形插入右室，使导管尖端朝上。 **c**：易于插入肺动脉。

图 3 α 环技术

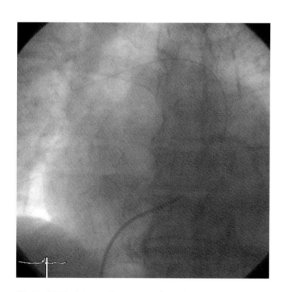

图 4 用 0.025in（0.64mm）导丝导引的方法

压力测定

● 测量肺毛细血管楔压以后，一边撤出导管，一边测量主肺动脉、右室、右房、下腔静脉各处的压力。撤出过程中对球囊进行放气，一般不会导致腱索损伤等并发症。压力测量中的注意事项如下（①～④）。

此处是重点 **压力测定的注意事项**

①校零（第四肋间与胸廓前后径的交叉点）。
②用生理盐水冲洗管路，确保管路中无造影剂或血液残留。

③呼气末屏住呼吸再进行测量。
④导管随心跳摆动撞击血管壁时会有压力过冲现象，一旦出现这种压力波形，应对导管位置进行调整。

心搏出量测量

心搏出量

● 通过 CV 近端管腔快速注入冷却水，根据位于导管尖端附近的热敏电阻检测到的温度变化，注入液体和血液的温度、比重和体积，代入公式计算心搏出量。根据设备的设置不同，注入的冷却水量通常为 5mL 或 10mL。因为导管的偏转使 CV 近端管无法正确指向右房，难以进行准确测量，所以**需将导管的尖端放在肺动脉主干中，以消除导管偏移造成的影响。**

实际测量方法（图 5）

① 取冷却的 100mL5% 葡萄糖或生理盐水溶液，使其保持冰水混合状态。
② 采用三通和 18G 针头，取出无菌冷却水，抽取 5mL 多一点。为了防止冷却液升温，术者应握住注射器的末端，手指不能接触冷却液（图 5a）。
③ 将三通连接到 CV 近端管尾端（CV Proximal），并按图 5b 所示的方向进行排气，并精确调整其内冷却水量至 5mL。**在排出空气时若注射器保持负压则会使导管内血液与冷却水混合，导致冷却水温度升高，造成测量误差，所以不要加负压。**
④ 如图 5c 所示，改变三通朝向，迅速准确地注入 5mL 冷却水。多次测量各数值并取平均数。

此处注意

在出现动静脉分流、低心排、呼吸波动大或心律失常时，热稀释法测量的数值是不准确的。严重的三尖瓣反流患者也不适用此方法，反流导致的动静脉血液掺杂会对心搏出量的评估造成一定影响。这时的测量值不准确，不能明确诊断。不过也有报道指出，即使存在严重三尖瓣反流的情况下，热稀释法测量的数据也有一定的临床参考价值。

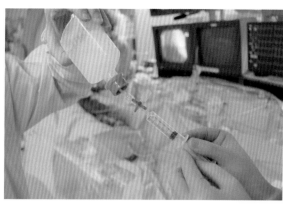 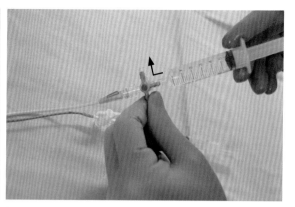

a：以连接三通和 18G 针头的注射器抽取 5mL 冷却的 5% 葡萄糖溶液，过程中务必保持无菌操作。为了防止冷却水升温，术者须握住注射器的末端，避免手指直接接触冷却液及注射器。

b：将三通连接到 CV 近端管腔尾端，将注射器中的空气按箭头方向推出，精确调整其内冷却水 5 mL。

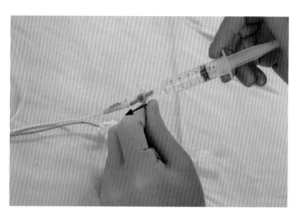

c：迅速注入 5mL 冷却水。

图 5　心搏出量测量方法

氧分压测量方法

● 为了评估有无心内分流，从图 6 所示部位的 Swan-Ganz 导管远端管腔采血。理论上，肺静脉血在肺动脉楔入时，可以通过肺毛细血管收集，但如果没有收集到足够的血液或负压过大，样品中就会混入静脉血造成误差。在这种情况下，如果**肺静脉下游没有分流病变，可以用左心室氧饱和度作为代替。**

建　议

● 采样时应注意以下几点：
　① 整个操作过程在 7min 之内完成。
　② 确保采集的血液样品不暴露在空气中。
　③ 如果导管室内没有血气分析仪，无法立即进行测量，应将标本冷冻保存。

● 显著的阶梯式上升是指心房水平的平均血氧饱和度阶差超过 7%，心室或大血管水平阶差至少超过 5%。

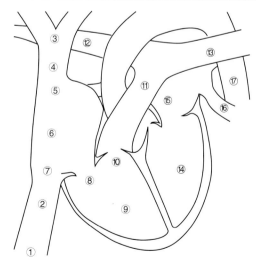

图 6　氧饱和度测量部位
如果没有分流疾病，肺静脉和左房可以代替左室氧饱和度。
①下腔静脉下端（腰椎 L4～L5 高度）；②下腔静脉上端（横膈膜下）；③上腔静脉上端（无名静脉汇合处）；④上腔静脉下端（右房－上腔静脉汇合处）；⑤右心房上端；⑥右房中心部；⑦右房下端；⑧右室流入道；⑨右室；⑩右室流出道；⑪肺动脉主干；⑫左肺动脉；⑬右肺动脉；⑭左室；⑮左房；⑯肺静脉；⑰降主动脉。

Swan-Ganz 导管插入注意事项

心律失常

- 由于导管在通过右室的过程中会刺激室壁引起室性心律失常，所以急性心肌梗死或心功能低下的患者操作时要注意。此外，如果导管损伤右束支，可能会出现一过性的右束支传导阻滞，这可能会导致**原有左束支传导阻滞的患者变成完全性房室传导阻滞**，操作时一定要注意。

球囊破裂

- 右心系统进入少量的空气一般不会造成严重并发症，但在左心系统却会造成致命的空气栓塞。因此，对于**右向左分流的患者或在左心送入 Swan-Ganz 导管时，使用二氧化碳气体充满球囊**比较安全。

肺动脉破裂

- 球囊在肺动脉小分支的快速扩张可导致肺动脉的损伤。肺动脉破裂可导致大量咯血乃至致命性并发症。预防措施包括不要在过度深插肺动脉的位置扩张球囊，**在监测球囊压力的同时缓慢给球囊充气**。

Swan-Ganz 导管:
SG 导管测量的数据

Swan-Ganz 导管检查是心导管检查过程中的重要环节,
目的是为了准确发现心内压力的异常。
应正确掌握正常的压力波形和正常的心内压力值。

> 首先掌握
> 此处要点

1 Swan-Ganz 导管可以测量心内压力、心搏出量和氧饱和度。

2 只要正确认识心脏结构与心动周期的关系,就能发现心脏功能的异常。

3 在测量心内压过程中,必须将压力传感器设置在与心脏高度相同的位置,并进行零点校准。传感器在心脏上方的位置越高,测量值就越低。

4 由于其易受呼吸的影响,原则上应在静息屏气时进行测量,尽可能采用 8 个以上心动周期测量数据的平均值,以提高分析的准确性。

5 换能器和仪器的校准应每年检查两次,以获得准确的测量数据。

右房压力(right atrial pressure: RAP)

正常值 a 波:2 ~ 7mmHg;v 波:4 ~ 15mmHg;平均压力:1 ~ 5mmHg

- 心房压力波形由正波(a、c、v)和负波(x、y)组成(图1)。a 波是由心房收缩引起的房压升高而产生的,其峰值比心电图的 P 波晚约 80ms。
- 房颤和房扑患者的 a 波消失(图2),在房室瓣狭窄、肺动脉高压、心室舒张压增高时 a 波会有病理性增高,而 v 波是由心房舒张产生的,并在三尖瓣和二尖瓣反流时增高。
- 在缩窄性心包炎中,a 波和 v 波升高,呈 M 形(W 形)波(图3)。严重的三尖瓣关闭不全会导致像右室样的右房压力波形,这就是所谓的**"右室化"**(ventricularization)(图4)。
- 当房室分离或完全性房室传导阻滞时,房室收缩期与心室收缩期的 QRS 波出现时间重叠时,a 波比平时变大,出现巨大 a 波(cannon wave)(图5)。
- 2:1 房室传导阻滞时右房的压力(图6)。

此处注意

a 波的分析要注意根据测量时的心电图节律而变化。

二度房室传导阻滞时:莫氏传导阻滞——a 波增高,文氏传导阻滞——a 波减低。

心室期前收缩二联律时无法分析 a 波(分析 a 波需在心电图呈窄 QRS 波形时进行)。

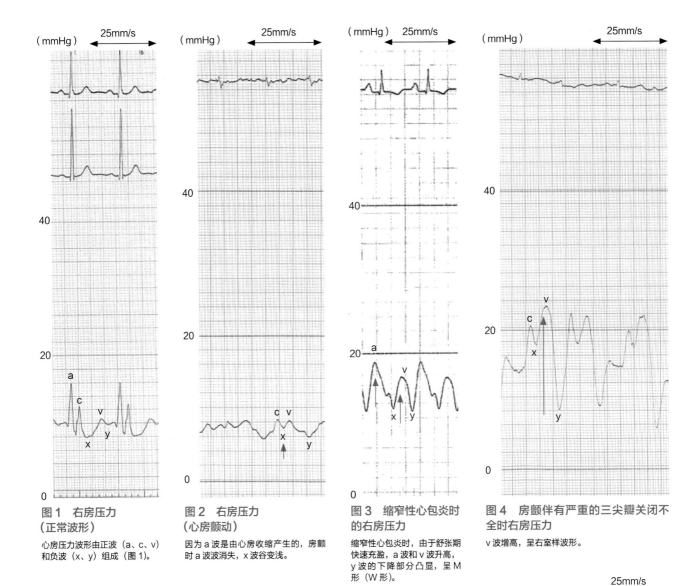

图1 右房压力
（正常波形）

心房压力波形由正波（a、c、v）和负波（x、y）组成（图1）。

图2 右房压力
（心房颤动）

因为a波是由心房收缩产生的，房颤时a波波消失，x波谷变浅。

图3 缩窄性心包炎时的右房压力

缩窄性心包炎时，由于舒张期快速充盈，a波和v波升高，y波的下降部分凸显，呈M形（W形）。

图4 房颤伴有严重的三尖瓣关闭不全时右房压力

v波增高，呈右室样波形。

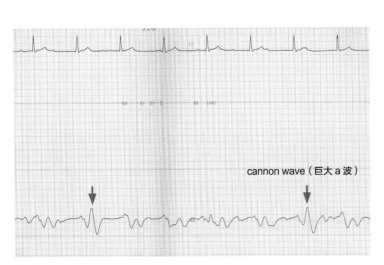

图5 cannon wave

完全性房室传导阻滞时的右房压力。可见增高的巨大a波。

cannon wave（巨大a波）

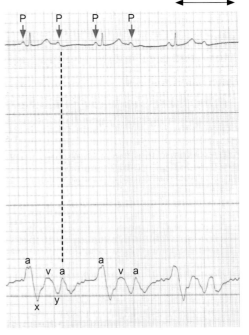

图6 2：1房室传导阻滞时的右房压力

在a波和v波之后，再次出现a波。

左房压力（left atrial pressure：LAP）

- 左房压力波形与右房压力基本相同（图7）。但有以下几点区别：

  ① 出现的时间比右房波晚了 10～20ms。

  ② 平均压力比右房压高 2～3mmHg。

  ③ a 波和 v 波高度相当或略高于 v 波。

- 二尖瓣狭窄会导致左房压力升高，如果处于窦性心律，则明显升高。二尖瓣关闭不全时会有 v 波升高。虽然在房间隔缺损和卵圆孔未闭时也可进行压力测量，但常规导管检查操作难以测定。

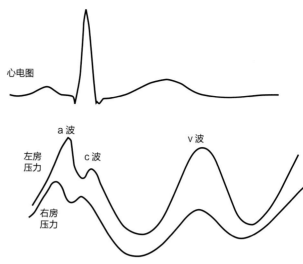

心电图

左房压力

a 波

c 波

v 波

右房压力

图7 右房与左房压力波形的差别

右室压力（right ventricle pressure：RVP）

正常值：收缩期压力：25mmHg 以下，
　　　　舒张末期压力：5～7mmHg

- 心房收缩也会使心室内压力增加，形成心室压力波形中的 a 波。心室舒张完成，在下一次收缩开始前，舒张末期的压力称为舒张末期压力（end diastolic pressure：EDP）（图8）。EDP 是衡量心室前负荷的指标，EDP 的高低可用于评估心功能。

- EDP 升高见于右心衰竭、缩窄性心包炎和急性心包填塞患者。右心室收缩压升高与肺动脉高压和肺动脉狭窄有关。缩窄性心包炎（constrictive pericarditis）表现为右室舒张压波形明显加深，其后伴随较高的慢速充盈期波形并延续至舒张期末，这种波形称为"dip and plateau"（图9）。

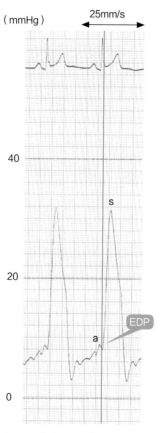

(mmHg)　　25mm/s

40

20

0

s

a

EDP

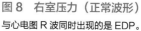

图8 右室压力（正常波形）

与心电图 R 波同时出现的是 EDP。

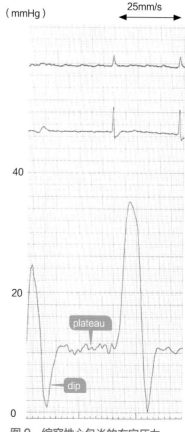

(mmHg)　　25mm/s

40

20

0

plateau

dip

图9 缩窄性心包炎的右室压力

右室舒张早期压力急剧下降，然后急剧上升，再持续充盈（dip and plateau）。

肺动脉压力（pulmonary arterial pressure: PAP）

正常值：收缩期压力：15 ~ 35mmHg，
　　　　舒张期压力：5 ~ 10mmHg，
　　　　平均压力：10 ~ 20mmHg

- 可区分为收缩期和舒张期两种时相的波形。压力波形中可见明确重搏波切迹（dicrotic-notch）（图10）。
- 肺动脉舒张压和肺毛细血管楔压的平均值接近。肺梗死时收缩压升高，左心衰竭时舒张压升高。
- PAP 的平均压力可由公式（S-D）/3+D= 平均值计算（公式1）。

$$PA\ mean = \frac{S-D}{3} + D$$

公式1
S：收缩期压力；D：舒张期压力

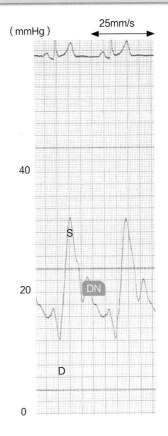

图10　肺动脉压力（正常波形）
DN：dicrotic-notch

建 议

- 肺动脉瓣狭窄会导致右室与肺动脉收缩压之间产生压力阶差。压力阶差大于 20mmHg 即有明确临床意义，压力阶差大于 40mmHg 为病理性改变。每当观察到压力阶差时，一边撤导管一边测压，以评价是否是单纯的肺动脉瓣狭窄、右室流出道梗阻，还是肺动脉瓣以上的狭窄。

- 图 11 和图 12 显示了右室流出道狭窄患者撤出导管测量的压力差。

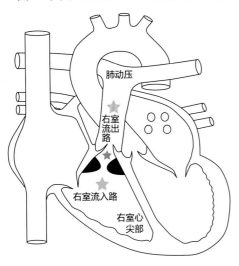

图11　右室流出道狭窄（狭窄部位）

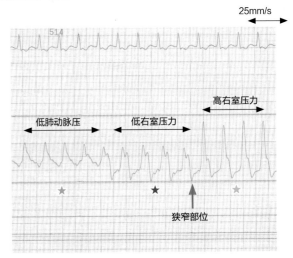

图12　随导管撤出肺动脉，右室流出道狭窄患者从肺动脉到右室的连续压力波形
在测量到与肺动脉压力相同的压力水平的右室压力后，记录到明显升高的右室压力。

肺毛细血管楔压（pulmonary artery wedge pressure：PAWP）

正常值　a 波：3 ~ 12mmHg，
　　　　v 波：2 ~ 6mmHg，
　　　　平均：3 ~ 10mmHg

- 当导管楔入肺毛细血管末梢时，测得的压力称为肺毛细血管楔压。由于它间接反映了左房压力，因此被用作左房压力的代替指标，在没有二尖瓣狭窄的情况下，平均压力等于左室舒张末压（left ventricular end-diastolic pressure：LVEDP）。**它与心脏指数一样，是 Forrester 心衰分级中的重要指标。**
- 波形构成与心房压相似（图 13）。平均压力在左心衰竭时升高，随循环血量减少而降低。
- 严重的二尖瓣关闭不全时，可见到高达 42mmHg 的 v 波（图 14）。

(mmHg)
25mm/s
40
20
0
s
a
c
v
x
y

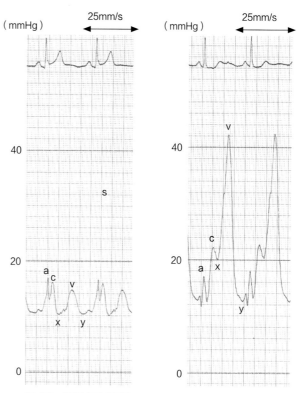

图 13　肺毛细血管楔压（正常波形）

与心房压力波形相同是由 a、c、v3 种正向波和 x、y2 种负向波组成的。

(mmHg)
25mm/s
40
20
0
v
c
a
x
y

图 14　严重二尖瓣关闭不全时的肺毛细血管楔压

a 波 23/v 波 42/ 平均压力值 21（mmHg），v 波的明显增高导致了平均压力的增加。

正常值

- 心内压力的正常值如图 15 所示。

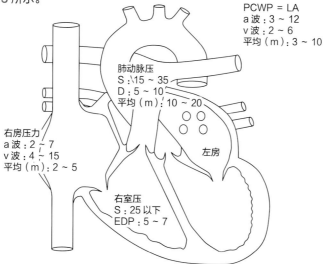

PCWP = LA
a 波：3 ~ 12
v 波：2 ~ 6
平均（m）：3 ~ 10
肺动脉压
S：15 ~ 35
D：5 ~ 10
平均（m）：10 ~ 20
右房压力
a 波：2 ~ 7
v 波：4 ~ 15
平均（m）：2 ~ 5
左房
右室压
S：25 以下
EDP：5 ~ 7

图 15　心内压力正常值

均以 mmHg 为单位。S：systolic（收缩期压力）；D：diastolic（舒张期压力）；EDP：end-diastolic pressure（舒张末期压力）；PCWP：pulmonary capillary wedge pressure（肺毛细血管楔压）。

血氧饱和度测定

- 氧饱和度是测定肺循环血流量和体循环血流量（心搏出量），并用于计算动静脉血液分流率和分流量。**血流量和分流量是判断心脏疾病与分流严重程度和手术指征的重要检查指标**。图 16 为氧饱和度的正常值。

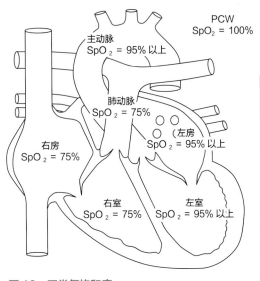

PCW
$SpO_2 = 100\%$

主动脉
$SpO_2 = 95\%$ 以上

肺动脉
$SpO_2 = 75\%$

（左房
$SpO_2 = 95\%$ 以上

右房
$SpO_2 = 75\%$

右室
$SpO_2 = 75\%$

左室
$SpO_2 = 95\%$ 以上

图 16　正常氧饱和度

动脉血氧饱和度 >95%，静脉血约 70%。

公式 2

$$\frac{Qs}{(mL/min)} = \frac{氧气摄入量（mL/min）}{\left(主动脉血氧饱和度（\%） - 混合血氧饱和度和度（\%）\right) \times 1.36 \times \frac{Hb}{(g/dL)}} \times 100$$

公式 3

$$\frac{Qs}{(mL/min)} = \frac{氧气摄入量（mL/min）}{\left(肺静脉血氧饱和度（\%） - 肺动脉血氧饱和度（\%）\right) \times 1.36 \times \frac{Hb}{(g/dL)}} \times 100$$

- 混合静脉血氧饱和度是指上腔静脉和下腔静脉血氧饱和度的平均值（公式 4）。L-R 分流是指每分钟从左心到右心的分流血量，R-L 分流是指每分钟从右心到左心的分流血量。
- 分流指数（Qp/Qs）表示肺循环血流量与体循环血流量的比值，计算方法是肺血流量除以体血流量（公式 5）。
- L-R 分流率是左心到右心的血液分流量与肺部血流的比值（公式 6），R-L 分流率是右心到左心的血液分流量与体循环血流量的比值（公式 7）。

公式 4

$$mix\ vein = \frac{3}{4}\ SVC + \frac{1}{4}\ IVC$$

公式 5

$$Qp/Qs = \frac{主动脉血氧饱和度（\%）- 混合静脉血氧饱和度（\%）}{肺静脉血氧饱和度（\%）- 混合静脉血氧饱和度（\%）}$$

公式 6

$$L–R \text{ 分流率} = \frac{\text{肺动脉血氧饱和度（\%）} - \text{混合静脉血氧饱和度（\%）}}{\text{肺静脉血氧饱和度（\%）} - \text{混合静脉血氧饱和度（\%）}}$$

公式 7

$$R–L \text{ 分流率} = \frac{\text{肺静脉血氧饱和度（\%）} - \text{主动脉血氧饱和度（\%）}}{\text{肺静脉血氧饱和度（\%）} - \text{混合静脉血氧饱和度（\%）}}$$

- 房间隔缺损（ASD）时患者右房的 SpO_2 呈阶梯上升（血氧饱和度增加 >7%）。右房内血氧饱和度高于混合静脉血氧饱和度。RA>mix vein
- 室间隔缺损（VSD）时患者右房 – 右室的 SpO_2 呈阶梯上升（血氧饱和度增加 >5%），右心房内血氧饱和度低于右心室血氧饱和度。RA < RV。

图 17 房间隔缺损患者各部位氧饱和度的测量结果

Qp = 9.47（L/min），Qs = 5.63（L/min），Qp/Qs = 1.68，L–R 分流率为 39%，CO = 5.63

图 18 室间隔缺损患者各部位氧饱和度的测量结果

Qp = 14.9（L/min），Qs = 4.0（L/min），Qp/Qs = 3.68，L–R 分流率为 73%，CO = 4.0

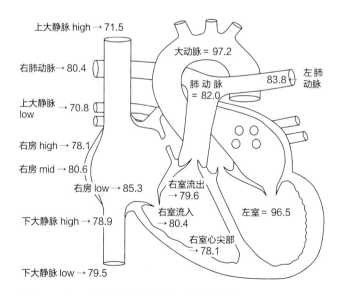

图 17 ASD 患者各部位血氧饱和度的测量结果

计算中使用的氧饱和度
混合静脉 72.8
肺动脉 82.1
肺静脉 96.5
主动脉 97.2

右心房水平的 SpO_2 呈现阶梯式的上升。

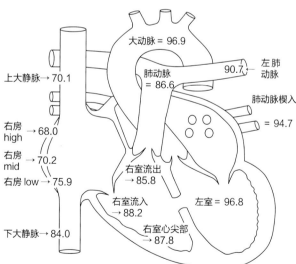

图 18 VSD 患者各部位血氧饱和度的测量结果

计算中使用的氧饱和度
混合静脉 73.6
肺动脉 90.7
肺静脉 96.8
主动脉 96.9

右心室的 SpO_2 比右心房高。

Swan-Ganz导管：心搏出量（Thermodilution: 热稀释法与 Fick 法测量的区别）

Swan-Ganz 导管有多种测定方法可供选择。本节将讨论目前最常用的热稀释法和用于低心排患者的 Fick 法。

心搏出量

● 心搏出量是指心脏 1 分钟内泵出的血量，一次收缩所泵出的血量称为每搏输出量。
决定每搏输出量的因素包括心率、心脏收缩力、前负荷和后负荷。

CCO = HR×SV（正常值：4.0 ~ 8.0L/min），
CI = C.O ÷ BSA [正常值：2.4 ~ 4.0 L（min/m²）]，
SV = C.O ÷ HR（正常值：60 ~ 100mL/beat），
SVI = SV ÷ BSA [正常值：33 ~ 47mL/（beat·m²）]

CO：cardiac output（心搏出量）；CI：cardiac index（心指数）；SV：stroke volume（每搏输出量）；SVI：stroke volume index（每搏输出量指数）；BSA：body surface area（体表面积）。

如何测量心搏出量

● 测量心搏出量的方法主要有热稀释法、Fick 法和指示剂稀释法。随着 Swan-Ganz 导管的广泛使用，热稀释法已成为心搏出量测量的主要方法。

Fick 法

● 原理：某器官对某种物质的摄取或排出量等于该器官的血流量乘以该物质在动静脉血液中的浓度差。

● 测量心搏出量时，这个器官是肺，释放的物质是氧，所以 Fick 法需要同时采集动脉血、静脉血和呼出的气体。氧含量的差值由动脉血氧含量 − 静脉血氧含量（A-vO）计算，耗氧量由呼出空气的氧含量和每分钟通气量计算。

$$心输出量 = \frac{耗氧量（mL/min）}{动脉血氧含量 - 静脉血氧含量（A - vO_2）}$$

● 由于很多生理测量仪会根据血红蛋白、心率、身高、体重自动计算耗氧量，只要向生理测量仪输入**右心系统（肺动脉）的氧饱和度、左心系统（左心室或动脉）的氧饱和度、血红蛋白、心率、身高、体重这 6 项数据**即可。

此处是重点

● Fick 法更适用于低心排的患者。

热稀释法

- 将一定量的0℃冷却葡萄糖或生理盐水注入右房，用位于肺动脉的热敏电阻采集温度变化，根据温度稀释曲线计算心搏出量。
- 需要注意的是，测量值可能会因注射液的温度、注射速度和注射量的不同而产生误差（图1~图4）。

血液温度

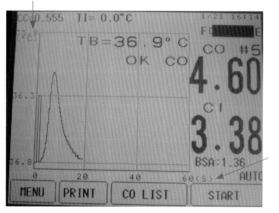

图1 正常心搏出量
冷却剂快速注射会造成波形的急剧上升，其后出现略微延迟的下行曲线并最终回到基线。曲线下面积与心率成反比。

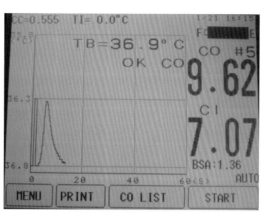

图2 高心搏出量
由于冷却液通过心脏的速度较快，温度恢复到基线的速度较快，曲线下面积较小。

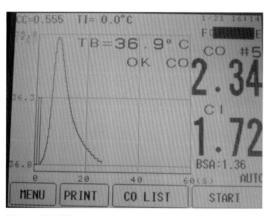

图3 低心排
由于温度恢复到基线需要更长的时间，所以曲线下的面积更大。

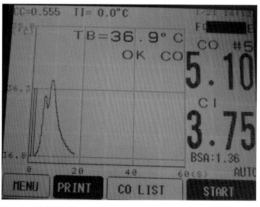

图4 注射失败
由于注入了两次，曲线呈现出双峰特征。

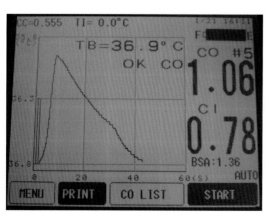

图5 当存在L-R分流时的波形

建议

- 在对三尖瓣关闭不全、肺动脉瓣关闭不全、房间隔缺损、室间隔缺损、低心排等疾病的患者进行测量时，热稀释法的准确性会降低（图5），最好使用Fick法。

妹尾惠太郎

临时起搏器

临时起搏器最常用于一过性心动过缓或作为紧急措施用于体外心脏起搏治疗。
应掌握经静脉心内膜起搏的适应证、设置以及操作方法。

*P*oint

首先掌握
此处要点

1 了解临时起搏器的适应证。

2 掌握临时起搏器的植入方法。

3 掌握临时起搏器的参数设定。

4 了解临时起搏器手术的并发症。

5 能够分辨起搏障碍和感知障碍。

临时起搏器的适应证和种类

适应证

● 临时起搏器适用于患者出现脑缺血症状或持续性心动过缓伴血流动力学障碍，且对
药物治疗无反应的患者。包括完全性房室传导阻滞（包含急性心肌梗死导致的）和
病态窦房结综合征。**是最常用的一过性心动过缓或永久性起搏器植入前的紧急治疗
措施**。

临时起搏器的种类

● 临时起搏方法包括经静脉心内膜起搏、心外膜起搏（开胸手术后）和经胸壁起搏。
其中，**经静脉心内膜起搏可靠性较高**，目前有几种不同的穿刺部位和导管电极，可
以选择最合适的方法进行操作。作为一种临时性的起搏方法，经静脉心内膜起搏是
一种必须掌握的方法。本文介绍的是经静脉心内膜起搏。

临时起搏器的操作

临时起搏器分类

● 心脏起搏器主要有两种：VVI（single chamber）模式的单腔型和支持 DDD（dualchamber）模式的双腔型，因临时起搏多用于紧急情况，一般选用 **VVI** 型。笔者医院目前使用 Osypka 公司制造的临时起搏器（图 1）。以下是各型号起搏器的简要介绍（图 2、图 3）。

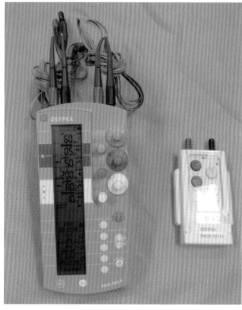

图 1　体外起搏器主机

左：PACE 203H（DDD模式），右：PACE 101H（VVI模式）。

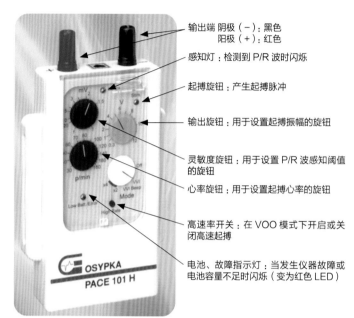

输出端 阳极（－）：黑色
　　　　阳极（＋）：红色

感知灯：检测到 P/R 波时闪烁

起搏旋钮：产生起搏脉冲

输出旋钮：用于设置起搏振幅的旋钮

灵敏度旋钮：用于设置 P/R 波感知阈值的旋钮

心率旋钮：用于设置起搏心率的旋钮

高速率开关：在 VOO 模式下开启或关闭高速起搏

电池、故障指示灯：当发生仪器故障或电池容量不足时闪烁（变为红色 LED）

图 2　PACE 101H 主机各组件的使用说明

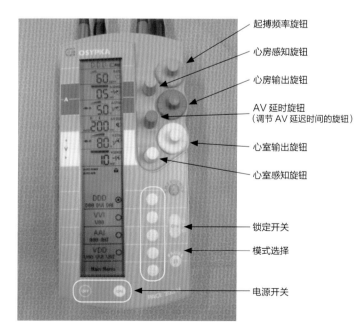

起搏频率旋钮

心房感知旋钮

心房输出旋钮

AV 延时旋钮
（调节 AV 延迟时间的旋钮）

心室输出旋钮

心室感知旋钮

锁定开关

模式选择

电源开关

图 3　PACE 203H 主机各组件的使用说明

此处注意

起搏器编码如所示表1所示。

起搏部位	感知部位	感知模式
A：心房	A：心房	I：抑制
V：心室	V：心室	T：触发
D：双向	D：双向	D：双向
	O：无	O：无

表 1　起搏器模式编码

(Inter-Society Commission for Heart Disease Resources, 1974)

心脏起搏导管的结构

● 电极导管有多种类型，包括尖端有无球囊、球囊直径大小、电极尖端形状等，需根据穿刺和留置的部位来选择。图 4 为笔者医院使用的起搏导管。

植入技术

● 本节将对实际操作技术进行介绍。

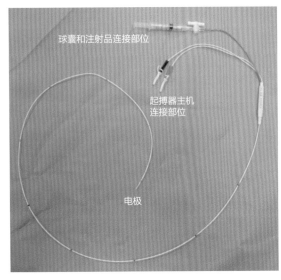

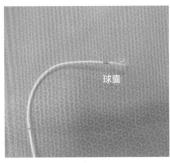

a：临时起搏器电极主体。

b：尖端。

图 4　电极导管

体外起搏电极导管的尖端是负电极，并有一个球囊。阳性电极位于距尖端 2cm 处，在导管插入过程中通过充气球囊将其送入右心室。起搏时要先将气囊放气。

穿刺部位

● 最常选择右侧颈内静脉穿刺（图 5）。

①对右颈内静脉穿刺点周围进行扩大消毒，并用无菌敷料或手术单覆盖。

②局部麻醉后在颈内动脉外侧的环状软骨水平进行穿刺。以 45°角指向右乳头方向穿刺，穿刺过程中保持负压，如有血液反流，可将针头继续刺入一小段距离，然后取下穿刺针保留外鞘。如发现明确回血，则可插入导丝导入鞘管。最后取下导丝留置静脉鞘（图 6）。

● 还可选用尺静脉、肱静脉、锁骨下静脉、大隐静脉或股静脉穿刺，具体操作方法请参照静脉穿刺（见 p.141～147）章节。

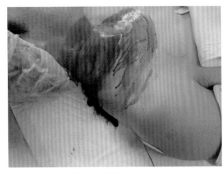

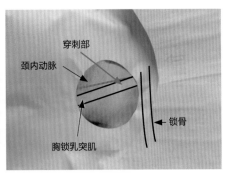

图 5　右颈内静脉穿刺点

右颈内静脉穿刺应从环甲状软骨水平颈内动脉外侧指向右乳头方向以 45°角穿刺。

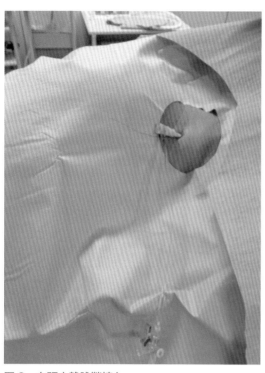

图6　右颈内静脉鞘植入

临时起搏导管插入方法

● 如图所示为非透视下插入的方法

　① 将电极导管插入鞘内，推进约 15cm 后给球囊充气。

　② 将电极导管连接到心电图的胸前导联。

　③ 右心房的心电图波形振幅增大，并记录到尖锐的 P 波（>QRS）。

　④ 心室内电位（QRS 增宽）出现后，ST 抬高的部位是右心室。此时，将气囊放气。

　⑤ 将起搏器连接到电极导管远端开始起搏。

设定方法

● 在紧急情况下使用临时起搏，通常使用 VVI 起搏模式。最常见的 VVI 类型可以设置的参数有起搏频率、起搏功率和感知灵敏度。

● **临时起搏器不能像永久起搏器那样对起搏时限和不应期时长进行详细的设置。** 设置 VVI 起搏的程序如下所示（图 7）。

① 将输出设置为 0V，感知灵敏度设置为 20mV，起搏频率设置略小于自主心率，将尖端电极（导管）接负极（−），无关电极接正极（+）。

② 设定为 VVI 模式。

③ 确保起搏的红色指示灯的闪烁与起搏信号同步。

④ 逐渐升高感知灵敏度，直到感应器的绿灯与自主心跳同步闪烁（从 20mV 开始降低灵敏度）。**开始感应的点就是感知阈值。**

⑤ 将起搏频率提高到超过自主心率并逐渐提高起搏电压。**开始起搏的最低有效值就是阈值**（图 8）。

⑥ 将输出功率设为阈值的 2~3 倍，感知灵敏度设为感知阈值的 1/3，起搏频率设为所需值（图 9、10）。

⑦ 确认心电图呈左束支传导阻滞图形（图 11）。

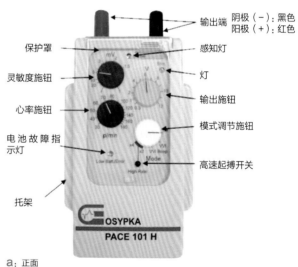

输出端　阴极（−）：黑色
　　　　　阳极（+）：红色

保护罩　　　　　　　感知灯

灵敏度施钮　　　　　灯

心率施钮　　　　　　输出施钮

　　　　　　　　　　模式调节施钮

电池故障指示灯

　　　　　　　　　　高速起搏开关

托架

OSYPKA

PACE 101 H

a：正面

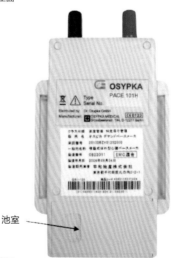

OSYPKA

PACE 101H

池室

b：背面

图 7　起搏器设定

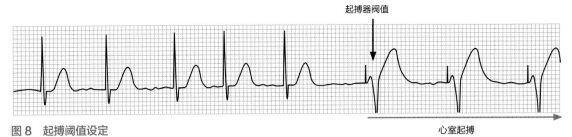

起搏器阀值

心室起搏

图 8　起搏阈值设定

起搏频率设定在高于患者自身心率 10~20 bpm，起搏电压从最低值开始逐步增加。
出现心室起搏后可见到宽 QRS 波。这时的输出即为起搏阈值。

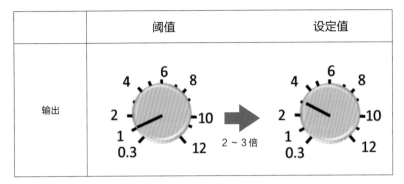

图 9　起搏阈值的确定

将输出起搏电压设置为阈值的 2~3 倍。

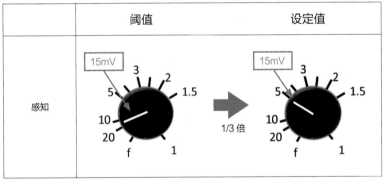

图 10　感知阈值的确定

感知灵敏度应设定为感知阈值的 1/3。

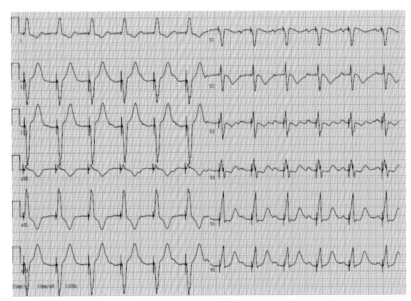

图 11　心电图

确认起搏波形（VVI 型）。如果起搏电极置于右心室心尖，起搏波形呈左束支传导阻滞，电轴极度左偏。

起搏电极位置的确认

- 由于临时起搏器的电极常随体位变化而发生移位，所以电极应尽量固定牢靠。由于体位和呼吸运动导致的电极位置的细微变化可能会引起一过性的起搏问题，**可在电极固定后，让患者深吸气，检查电极尖端的位置是否移位**（图12）。

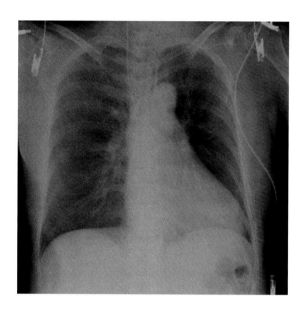

图12　电极导管尖端位置的确认

确保电极导管尖端处于适当位置。如果放在右室心尖处，则尖端应向下指向左侧，并超过脊柱左缘。

并发症

需要注意的并发症

- 植入电极导管过程中可能诱发室性心动过速甚至室颤，心室穿孔引起心包填塞，以及败血症等并发症。

处置措施

- 插入导管时要随时准备好直流除颤器。如果起搏波形改变或膈肌起搏，则应怀疑心室穿孔，应立即检查导管尖端位置。建议在透视下确定电极导管的位置。

> **此处是重点** ！
>
> - 由于败血症的发生率会随着电极留置时间的延长而增加，所以要尽量缩短临时起搏时间。

常见问题的处理

起搏功能故障（图13）

- 是指在心室不应期以外释放起搏脉冲，也无法正常起搏心脏的状态。
- 起搏功能故障的原因包括：①导线移位；②电极附近心肌炎或梗死；③电极导线与起搏器连接异常；④起搏器电池耗尽、故障、起搏输出设置异常。

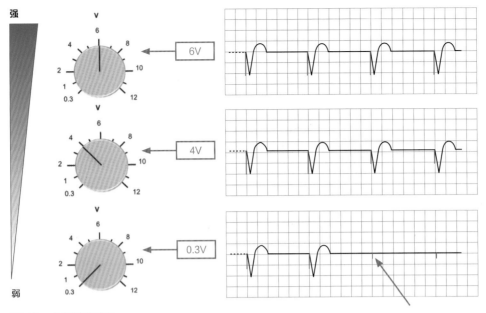

图 13　心室起搏障碍
心室起搏障碍是指起搏器起搏，但心室不起搏，未见到 QRS 波形。

感知功能障碍（图 14,15）

● 起搏器感知功能障碍可分为感知不良和感知过度。感知不良是指存在自主心律的情况下，即使心电图可见 R 波，但由于心室电位过低而没有感知到自主心律并起搏心脏。此时应提高灵敏度，检查是否能检测到心室波。

● 电极的位置应通过胸部 X 线片确认，如果位置不当，需要重新固定。应尽可能降低起搏器的感知灵敏度来解决感知过度的问题。

　　　建　议

● 如果在充分提高灵敏度后仍无法改善感知不良的状态，则可能是电极导线位置的问题。提高感知灵敏度的同时，也要注意检查是否有 R 波和 T 波的感知过度现象。

此处注意

对心室波感知不良可导致心室起搏不当，甚至导致在 T 波时限内起搏引起心室颤动，因此要及时采取措施。在这种情况下，需要提高灵敏度或重新固定电极导线。

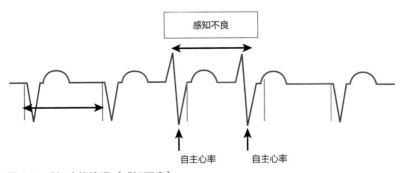

图 14　感知功能障碍（感知不良）
感知不良是指由于灵敏度低，无法检测到自身心跳的 R 波并抑制起搏的情况。

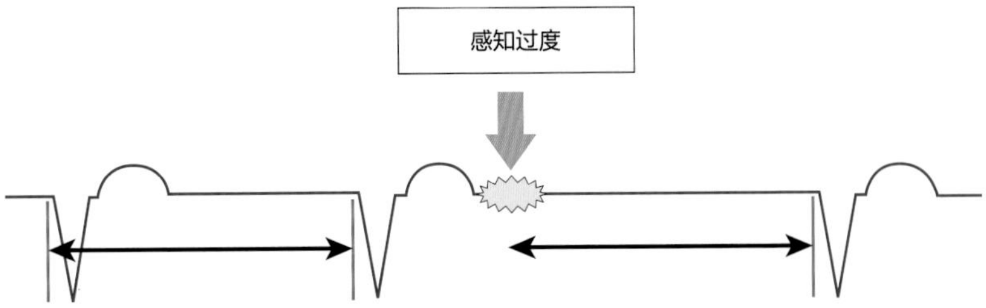

图 15　感知功能障碍（感知过度）
感知过度指的是感应自身心跳 R 波以外的电位的超感状态。

Berman 导管和 NIH 导管

导管种类繁多，一个好的介入医生必须能够视情况来选择最合适的导管。本节将对 Berman 和 NIH 导管的结构和使用方法进行简述。

> 首先掌握
> 此处要点

1 了解哪些疾病应该使用 Berman。

2 充分考虑选择穿刺部位和植入路径。

3 注入造影剂时要彻底排气。

4 事先检查球囊是否有渗漏。

5 Berman 导管应在透视下操作。

Berman 导管

- **Berman 导管是一种用于肺血管造影的诊断性导管。** 肺血管造影常用于诊断肺栓塞、肺动静脉畸形、肺动脉狭窄、肺动脉瘤、肺静脉狭窄、肺静脉反流异常、肺动脉肿瘤等疾病（图1~图5）。
- Berman 导管可用于压力测量和血管造影。有侧孔和端孔的 Berman 导管同时也可用于采血。还可用于不需要用热稀释法测量心搏出量疾病的检查。

静脉插管

- 右侧股静脉为穿刺的首选部位，其通往右心的血管无明显弯曲。**从颈内静脉插入带有球囊的导管也是右心系统检查的常用方法。由于血管走行屈曲，经肘正中静脉穿刺插管操作难度较大。**

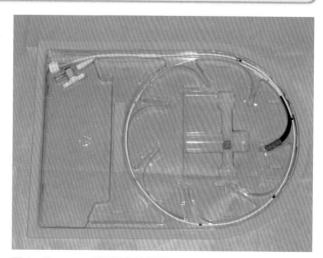

图 1　Berman 导管的整体视图

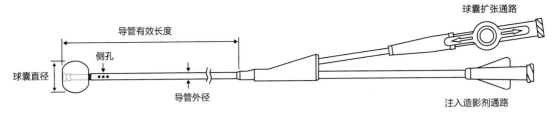

图2 Berman 导管构造图

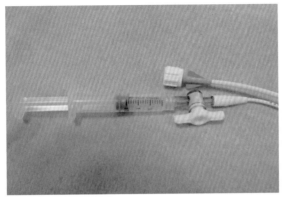

a：扩张前

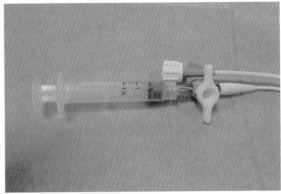

b：扩张后

图3 Berman 导管构造图

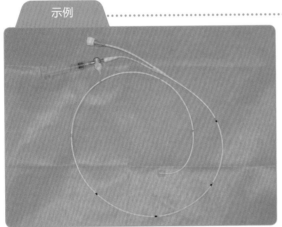

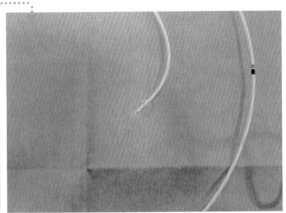

图4 Berman 导管球囊充气

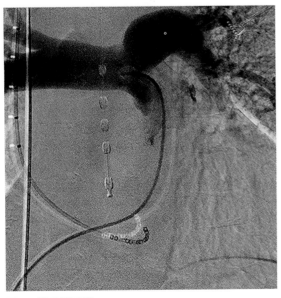

图5 肺动脉造影

此处是重点

① 确保彻底排出造影剂注射腔内的空气，并事先用生理盐水冲洗以保证压力测量的准确性。

② 在插入气囊之前，需确认气囊没有漏气。

③ 导管操作应在透视下进行。

NIH 导管

- **NIH 导管是一种用于右心系统血管造影的导管。**它的顶端封闭，侧壁上有六个侧孔。因为它是直接在血管内操作，不能使用导丝指引，所以**股静脉入路是首选**（图6～图8）。

- 目前，右心导管检查常采用 Berman 导管，**但在测量右心系统含氧量（氧饱和度）时应优先选择通过上腔静脉入路**，而且这种导管操作简单，可以很容易地通过房间隔缺损（ASD）进入左心房做进一步检查。

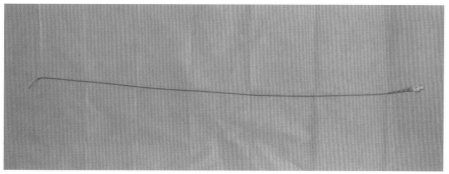

图6　NIH 导管的整体视图

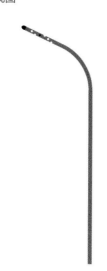

形式	外径（Fr）	全长（cm）	内径（inch）	备注
CX-NIH-5F	5	100	0.048	6 个侧孔
CX-NIH-6F	6		0.055	

图7　NIH 侧孔的放大图像（示意图）

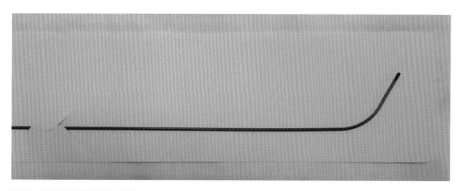

图8　NIH 导管的放大图

使用右心导管诊断的典型疾病：
慢性心衰（Forrester 分级）、肺动脉栓塞

充血性心力衰竭和肺栓塞是使用右心导管诊断的最常见疾病。
要熟练掌握 Forrester 心功能分级，为治疗决策提供依据。

首先掌握
此处要点

1 掌握 Forrester 心功能分级。

2 根据 Forrester 分级决定治疗方案。

3 时刻关注心衰患者的治疗效果。

4 了解肺动脉栓塞的血流动力学特点。

5 掌握肺动脉栓塞的治疗。

充血性心力衰竭 （congestive heart failure: CHF）

- 生理状态下在前负荷增加时，随着左室舒张末期容积（舒张末期压力）的增加，心搏出量也会增加。但是对于心功能衰竭的心脏，即使左室舒张末期容积增加，也无法有效增加心搏出量，导致肺瘀血。在心搏出量严重不足的情况下，就会出现外周循环衰竭。

- 使用 Swan-Ganz 导管，可以同时测量心搏出量和肺毛细血管楔压。肺毛细血管楔压能反映左房压力和左室舒张末期压力。

Forrester 分级

- 通过测量心搏出量（心脏指数）和肺毛细血管楔压，可以用 **Forrester 分级**法将**心力衰竭分为 4 级**（图1）。Nohria-Stevenson 分级法虽无法定量，但可以**根据症状和体格检查的结果对心衰进行分级，故也被广泛使用**。

心指数（CI）L/（min·m²）	subset Ⅰ级 未见到肺瘀血和末梢低灌注状态 使用镇静药	subset Ⅱ级 仅出现肺瘀血 使用利尿剂、血管扩张剂
2.2	subset Ⅲ级 仅能见到末梢低灌注 补液 使用强心药物	subset Ⅳ级 肺瘀血和末梢低灌注同时出现 使用 IABP、利尿剂、强心药、血管扩张药
	0　　　　　　　　　18　　　　　PAWP（mmHg）	

图 1　Forrester 分级法

用心搏出量和肺毛细血管楔压将心脏功能和循环状态分为 4 级，便于针对不同血流动力学特点选择相应的治疗方法。

此处是重点！

- Forrester 分级以心脏指数 2.2L/（min·m²），肺毛细血管楔压 18mmHg 为临界值，将心功能分为 4 级。
  - Ⅰ级：不用使用能迅速改变血流动力学的药物。
  - Ⅱ级：给予利尿剂和血管扩张剂，降低肺毛细血管楔压并改善心衰。
- Ⅲ级：输液应作为治疗的核心。
- Ⅳ级：肺毛细血管楔压升高，低心排时，应使用强心和利尿剂。此外，可能需要 IABP 心室辅助装置。

病例

- 60 岁，女性患者。既往有扩张型心肌病病史，因夜间突发呼吸困难，被诊断为心力衰竭而住院治疗。胸部 X 线片（图 2）显示双侧肺瘀血，可见双侧胸腔积液，Swan-Ganz 右心导管检查结果（图 3）显示 CI 为 1.54（Fick 法）。
- 综上，将其心功能状态判定为 Forrester Ⅳ级，在给予升压和利尿药治疗后，心衰的情况有所改善。

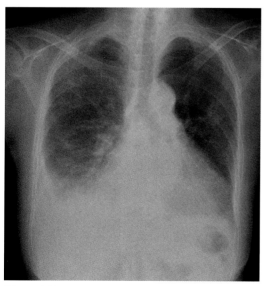

图 2　胸片

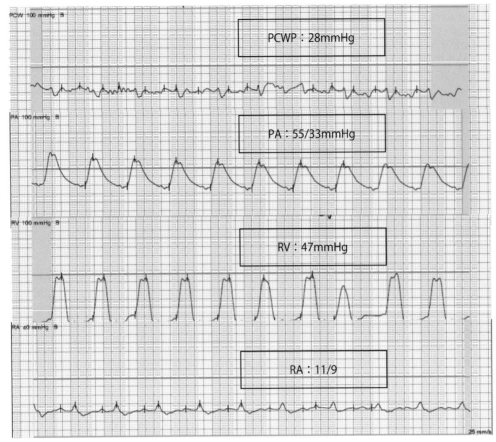

PCWP：28mmHg

PA：55/33mmHg

RV：47mmHg

RA：11/9

图 3　Swan-Ganz 右心导管检查结果

肺动脉栓塞

- 肺动脉栓塞多**由深静脉血栓**导致。
- 通过对患者症状、血流动力学、血栓的大小和位置的评估选择适当的治疗方案。检查动脉血气中的氧含量，有无 **D- 二聚体升高**，心脏超声可见右室扩大伴左室压力下降，对肺动脉高压的诊断有一定的帮助作用。

疑似肺动脉栓塞

动脉增强 CT

- 不仅要评估肺动脉，还要**全面评估周身血管是否存在血栓**（图 4）。

心脏导管检查

- 应进行肺动脉造影和右心导管检查，以**评估右心衰竭和肺动脉高压**（图 5，6）。
- 一旦诊断为急性肺动脉栓塞，应遵照诊疗流程（图 7）决定治疗方案。

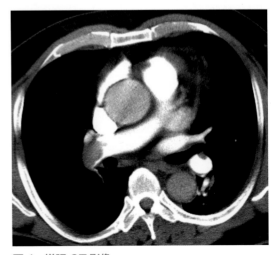

图 4　增强 CT 影像

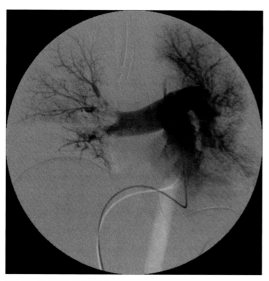

图 5 肺动脉造影影像

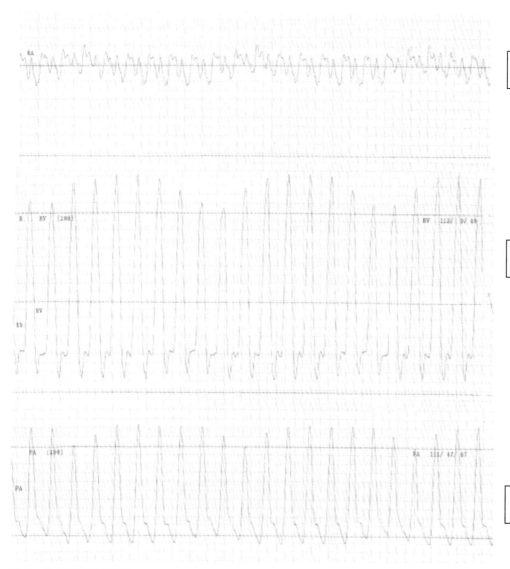

RA：23/16mmHg

RV：113/9mmHg

PA：111/47mmHg

图 6 右心导管检查结果

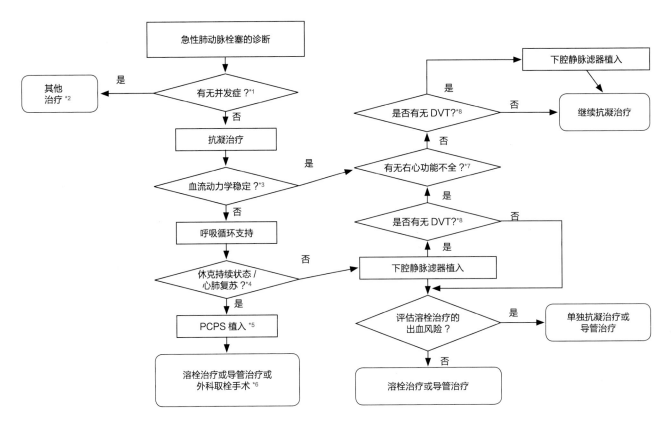

图 7　诊疗流程图

常规诊疗流程，应根据各医疗机构的医疗资源进行最终的治疗方案选择。DVT：深静脉血栓（deep vein thrombosis）；PCPS：经皮心肺支持（percutaneous cardiopulmonary support）。

*1：高出血风险；*2：根据患者的病情可以实施的治疗；*3：血流动力学不稳定是指休克或持续的低血压状态；*4：需即刻进行心肺复苏或严重的休克状态；*5：根据设备及患者状态选择是否实施；*6：根据设备及患者状态选择适当的治疗方案；*7：通过超声评价有无心室扩大或肺动脉高压；*8：如果有不稳定的深静脉血栓脱落造成二次栓塞则很有可能危及生命。

《心血管病诊断和治疗指南》（2008年联合研究报告）；《肺动脉栓塞和深静脉血栓的诊断、治疗和预防指南》（2009年修订）。

4-②

上田知实 榊原纪念医院小儿心血管内科　　高见泽 格 榊原纪念医院心血管内科

利用右心导管检查诊断典型疾病：
肺动静脉瘘、ASD(部分异常肺静脉回流疾病)

肺动静脉瘘和 ASD（部分异常肺静脉回流疾病）
是使用右心导管诊断的典型疾病。通过对各种相关疾病的诊断和治疗方案的了解，
加深对右心导管检查的认知

> 首先掌握
> 此处要点

1 掌握肺动静脉瘘的病理和导管检查特点。

2 了解肺动脉造影的诊断和治疗指征。

3 了解房间隔缺损的分类及导管检查结果。

4 掌握 Amplatzer 封堵器治疗的适应证。

5 避免对异常肺静脉反流疾病的漏诊。

肺动静脉瘘

- 肺动静脉瘘是指肺内动脉与静脉直接相通而不经过肺毛细血管的疾病。肺动静脉瘘有两种类型：**一种是单一型，即单一动脉回流至单一静脉，另一种是复合型，即多条动静脉形成动脉瘤结构**（图1）。

- 本病比较少见，常**与多发性先天性肺血管床形成异常引起的 Osler 病**（遗传性出血性毛细血管扩张症）**有关**。Osler 病的症状很少有主观表现，常有发绀、杵状指等体征或由肺部异常阴影发现。**弥漫性肺动静脉瘘**可能是由于后天肝脏疾病或 Glenn 手术后的特殊血流动力学所致的（图2）。

导管检查

- 心内右向左分流或异常的动静脉血液混合时，也会发生中心性发绀。一旦排除这些心脏畸形，选择性肺动脉造影与导管检查可明确肺动静脉瘘的诊断（图3）。

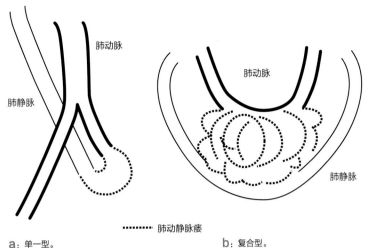

a：单一型。　　　　　　　　　　　b：复合型。

图1　肺动脉静脉瘘分型

图2　三尖瓣闭锁幼儿行双向 Glenn 手术后

RPA：右肺动脉；RIoPV：右肺下静脉；LA：左心房肺动脉造影显示右肺下动脉多发弥漫性肺动脉静脉瘘（虚线内）。

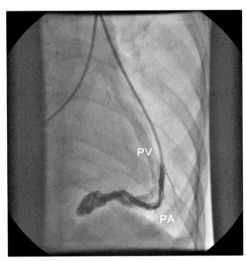

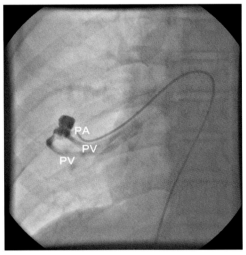

a：单一型。　　　　　　　　　　　b：复合型。

图3　1例10岁男孩肺部异常阴影的病例

选择性肺动脉造影显示单一型的（a）和复合型的（b）肺动脉静脉瘘。PA：流入肺动脉；PV：流出肺静脉。

表1　图3所示病例的心脏导管检查结果

	压力（mmHg）	血氧饱和度（%）
SVC	< 6 >	58.9
RA	< 5 >	65.6
IVC	< 8 >	69.9
RV	24/EDP3	65.1
MPA	27/12 < 17 >	64.9
LPA	27/11 < 18 >	64.5
RPA	25/17 < 19 >	65.5
LV	106/EDP10	79.9
AAO	105/77 < 91 >	78.1
DAO	109/75 < 91 >	79.9

右心系统检查结果无明显异常。左室和主动脉的氧饱和度下降。
SVC：上腔静脉；RA：右心房；IVC：下腔静脉；RV：右室；
MPA：肺主动脉；LPA：左肺动脉；RPA：右肺动脉；LV：左心室；AAO：升主动脉；DAO：降主动脉。

建　议

● 心导管检查结果通常显示肺静脉、左房、左室和主动脉的血氧饱和度降低，因为肺动脉的静脉血在没有氧合的情况下流入肺静脉，即使右心系统压力数据正常，也会出现氧饱和度降低（表1）。

治疗

● 除有明显发绀等症状或有畸形栓塞病史的病例外，**无症状的患者如果动静脉瘘的瘤体在 3mm 以上，也有发生脑梗死或脑脓肿等并发症的危险，应积极进行治疗**。随着治疗器械的成熟，除了常规外科治疗如动静脉瘘结扎、切除或肺段切除、肺叶切除等手术外，介入栓塞治疗的适应证范围也在不断扩大。治疗方法的选择应根据流入动脉的粗细、形态和分叉情况进行综合评估后进行选择（图 4）。

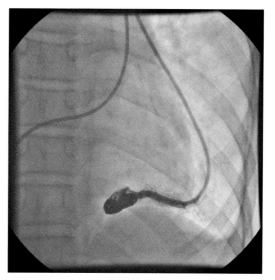

图 4　图 3a 肺动静脉瘘病例的线圈栓塞术

采用多线圈栓塞成功栓塞动静脉瘘。

房间隔缺损

● 房间隔缺损占先天性心脏病的 7%。多数病例无症状，常在体检时通过心脏杂音或心电图异常发现。可分为继发孔型（ostium secundum defect）、原发孔型（ostium primum defect）、静脉窦型（sinus venosus defect）和单心房型（common atrium）。静脉窦型又可分为上腔型、下腔型和冠状窦型（图 5）。

导管检查

● 虽经胸心脏超声等非损伤性检查可用于房间隔缺损的诊断，但心导管检查在确定手术适应证和评估并发症方面非常有用。通常使用单根 Berman 导管（带侧孔型）进行诊断性导管检查，通过将导管尖端在右房向左后上方推进，导管可以穿过房间隔缺损进入肺静脉，测量肺静脉和左心系统的心内压力和氧饱和度。

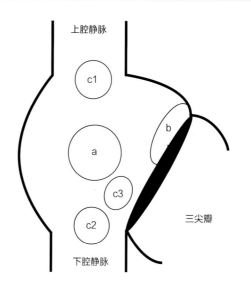

图 5　房间隔缺损分型

a：继发孔型；b：原发孔型；c：静脉窦型（c1：上腔缺损型，c2：下腔缺损型，c3：冠状窦型）。

此处是重点!

● 在测量上腔静脉的血氧饱和度时，为了排除动静脉分流的影响，宜在上腔静脉上端取样。正常情况下可观察到两侧心房血氧饱和度的显著差异（血氧饱和度阶梯式上升）。存在左向右分流时，肺动脉相对狭窄可引起右心室与肺动脉之间的压力阶差，但将导管从左房退到右房的过程中，压力曲线通常没有明确的压力阶差。

● 根据测得的血氧饱和度和心内压测量值，用下述公式计算肺体循环血流量比（Qp/Qs）和肺血管阻力（Rp）（表2）。

> Qp/Qs =（主动脉血氧饱和度 – 混合静脉血氧饱和度）/（肺静脉血氧饱和度 – 肺动脉血氧饱和度）
> Rp（m²）=（平均肺动脉压 – 平均左房压 mmHg）/ Qp（L/m² · min）
> Qp [L/（m² · min）] = 氧气消耗量 [mL/（m² · min）] /（肺静脉血氧饱和度 – 肺动脉血氧饱和度）
> 血氧分压（mL/L）= 血红蛋白浓度（g/dL）× 血氧饱和度（%）× 1.36 × 0.001

	压力（mmHg）	血氧饱和度（%）
highSVC	< 8 >	67.8
SVC	< 8 >	67.9
RA	< 7 >	84.9
IVC	< 8 >	72.4
RV	32/EDP9	83.9
MPA	26/11 < 18 >	83.6
LPA	24/12 < 15 >	82.5
RPA	28/11 < 16 >	83.4
LPV	< 11 >	98.8
RPV	< 12 >	98.6
LA	< 11 >	97.5
LV	97/EDP12	97.5

表 2　继发型房间隔缺损的心导管检查结果（10 岁男性患者）。

观察到心房的血氧饱和度显著增加（O₂ 阶梯式上升）。Qp/Qs=1.8，Rp=1.2 /m²
注：计算依据为耗氧量 =160 mL/（m² · min），Hb 14.0 g/dL，混合静脉血氧饱和度 = 上腔静脉 + 下腔静脉的平均值。

此处注意

在部分肺静脉回流异常的情况下，应进行上腔静脉血管造影和选择性肺动脉造影，以评估是否有并发疾病（图6）。

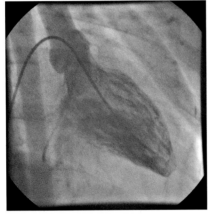

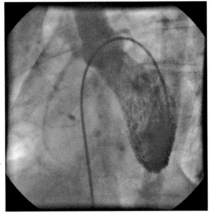

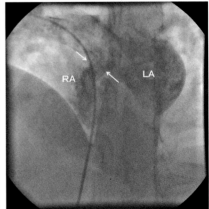

a1：RAO30°。
穿过继发孔型房间缺损部行左室造影（a1：RAO30°，a2：LAO60°）

a2：LAO60°。

b：继发孔型：可见缺损孔位于房间隔中间。

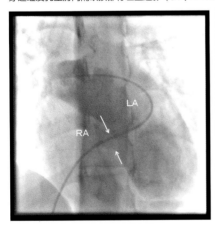

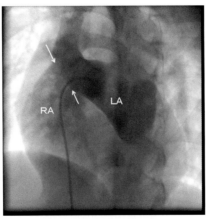

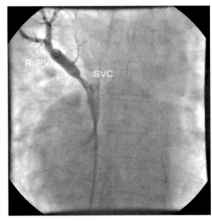

c：静脉窦型（冠状窦型）：导管向下伸进，可见缺损孔位于房间隔的下部（箭头之间）。

d：静脉窦型（上腔缺损，部分肺静脉回流异常）：右肺上静脉无导管情况下左房显影。导管向上偏离，可见缺损孔位于房间隔的上部（箭头之间）。

e：异常肺静脉回流病例：上腔静脉回流异常导致右肺上静脉逆行显影。RuPV：右上肺静脉；SVC：上腔静脉。

图6　造影所见

- **手术指征**：肺血流量增加，合并右心容量负荷明显增大，可考虑进行手术治疗（Qp/Qs ≥ 1.5~2.0）。对于肺动脉压高于动脉血压 2/3 的疑似肺动脉高压，且 Qp/Qs<1.5 或 Rp7 以上的患者，应在吸氧或药物负荷下评估肺血管反应性。
- **心脏血管造影**：单纯的房间隔缺损不一定需要做血管造影，但如果存在心肌收缩力受损或二尖瓣关闭不全，则应行左室造影进行评价。另外可采用右上肺静脉造影（4 腔心视野：LA25°~50° + CRA25°）来确认房间隔缺损。

治疗

- 除了传统的手术修补外，有继发孔型缺损适应证的患者还可采用 Amplatzer 封堵器进行治疗（图 7）。

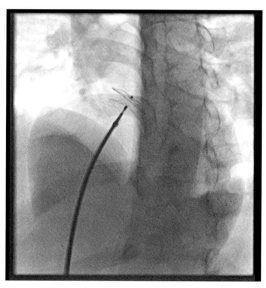

图 7　用 Amplatzer 封堵器封堵继发型房间隔缺损。

VI

左心导管

左室造影、主动脉造影

随着超声和 CT 等无创影像技术的发展，左室造影和主动脉造影的需求已明显减少，但作为导管手术的基础知识，学习如何正确地进行这些检查还是很有必要的。对于有意开展经皮主动脉瓣置换术（transcatheter aortic valve replacement：TAVR）的术者，仍需熟练掌握左心导管检查技术。

Point

首先掌握
此处要点

1 尽可能提前检查穿刺部位的状态（是否闭塞或狭窄）和有无主动脉瘤等问题。

2 左心室造影之前，一定要用超声检查明确是否有左心室血栓。

3 熟悉 3 个主动脉窦的立体定位。

4 猪尾导管可通过主动脉的左右窦之间或右窦和无冠窦之间顺利进行操作。

5 在心电图监测中，可在与 R 波同步的主动脉瓣打开的瞬间将导管送入左室。

6 左室造影应在无早搏出现时进行。

左室造影及主动脉造影的操作

穿刺血管的选择

- 在股动脉或从上肢（桡动脉或肱动脉）穿刺插入导管前，应触诊穿刺部位的动脉血管状况（血管弹性、有无狭窄或闭塞等）。如有可能，应通过超声进行检查。
- 选择从股动脉插入导管时，应提前以增强 CT 检查有无腹主动脉瘤或胸主动脉瘤。

使用的导管

- 左心室造影一般将 4~5Fr 的猪尾导管插入左室，用高压注射器以每秒 8~12mL 的速度注入共计 30~40mL 的造影剂。

此处注意

选择左右上肢注入时（桡动脉或肱动脉），要确认一下左右动脉压力差，还要确认锁骨下动脉有无狭窄和闭塞。

- 如果有明显的左心室扩大或二尖瓣反流，可增加造影剂用量以获得更清晰的造影图像。在心肌肥厚等左心室腔内空间狭窄的情况下，应适当减少造影剂用量及注入速度以避免诱发室早，且同样可获得清晰的造影影像。左心室造影通常在 RAO 30°和 LAO 60°两个角度进行。

- 主动脉造影是将**4~5Fr 猪尾导管放置在主动脉根部**，用高压注射器以 10~15mL/s 的速度注入总量为 30~40mL 的造影剂。

造影角度

- RAO 30°用于评估主动脉瓣关闭不全，LAO 60°用于升主动脉至主动脉弓造影，正面造影用于降主动脉至胸主动脉和肾动脉评价。侧位造影适合评价腹腔动脉和肠系膜上动脉的起始部。

如何将导管送入左室？

操作方法

① 指引导丝先行，将猪尾导管送入到主动脉瓣附近。

② 将导丝拉入导管内，使导管前端恢复猪尾形状，当主动脉瓣打开时即可通过瓣口进入心室。虽然可以在抽出导丝后一边观察压力波形一边将导管送入左室，但导丝留在导管内能够起到支撑作用，操作起来比较方便。**了解主动脉窦的立体位置关系，才能成功锁定主动脉瓣的开口位置。**

正常情况下，RAO 角度视图中无冠窦（NCC）位于屏幕左侧，右冠窦（RCC）和左冠窦（LCC）在屏幕右侧，LCC 重叠于 RCC 后方。在 LAO 角度下，LCC 位于屏幕的右侧，RCC 和 NCC 重叠在屏幕的左侧，

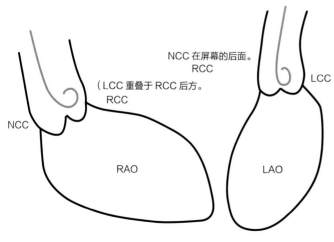

图 1　猪尾导管插入方法 −1

在 RAO 视图和 LAO 视图中主动脉窦的位置关系。操作导管时，应在 RCC 和 NCC 之间或 RCC 和 LCC 之间插入导管。RCC：右冠窦；LCC：左冠窦；NCC：无冠窦。

此处是重点！

- 当用 Biplane 双向造影设备从两个方向观察确认及操作导管时，可以更好地了解主动脉窦的位置（图 1）。

● 如果猪尾导管在 RAO 视图中定位在 NCC，则如何旋转导管都不会调整进入左心室。此时应从冠状窦中提一下导管，在 RCC 与 NCC 之间或 RCC 与 LCC 之间处再推送，即可顺利将导管送入左心室。

此处是重点❗

● 在主动脉瓣开放的同时将导管送入，可使导管顺利送入左心室，也可在同步心电监护仪发出 R 波提示音时送入导管。

③ 如果用上述方法不能送入导管，可将猪尾导管顺时针旋转，同时用力下压，通过 LCC 与 RCC 之间或 RCC 与 NCC 之间送入左心室（图 2）。

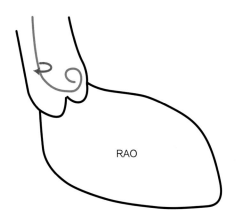

此处是重点❗

● 如果在导管送入左心室时，导管旋转刺激心室壁有可能诱发室性早搏。

图 2　猪尾导管的插入方法 –2
在 RAO 视图中，将猪尾导管置在 LCC 中，下压并顺时针旋转使之进入左心室。

④ 如仍无法进入左心室，可先将导丝经主动脉瓣口送入到左室，再顺导丝送入猪尾导管。
⑤ 上述送入方法并不适用于主动脉瓣狭窄患者。**此时可先通过 Amplatz left 或 Judkins right 这类有明确指向性的导管将直导丝送入左室内**（图 3），在导丝进入左室后跟进导管进入左室，撤出直导丝，更换 300cm（2.5 英寸）的长导丝留置于心室，最后更换猪尾导管。
⑥ 猪尾导管正对左室的室间隔时易诱发早搏，如导管勾住

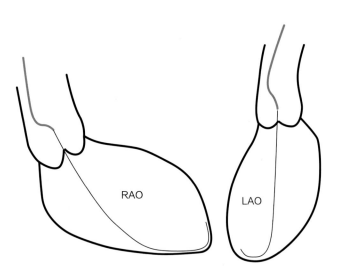

图 3　猪尾导管的插入方法 –3
通过 Amplatz left（或 Judkins right、多功能导管等）这类有指向性的导管将直导丝通过主动脉插入左室。将 Amplatz 导管插入左室，然后将导丝换成 300cm 长导丝，最终将 Amplatz 导管换成猪尾导管。

● 由于重度主动脉瓣狭窄时导管检查有造成脑栓塞的风险，原则上不应该仅为诊断而进行左心导管检查。随着无创影像技术的发展，完全可以采用心脏超声对主动脉瓣狭窄进行诊断。

二尖瓣腱索，则可能诱发二尖瓣反流。因此，猪尾导管送入左心室后，应将导管置于图 4 所示位置，稍微逆时针旋转放置。

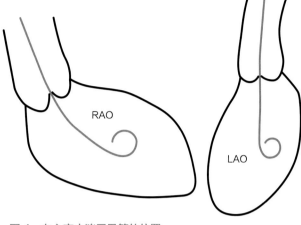

图 4　左心室中猪尾导管的位置
不要指向室间隔，避免勾住二尖瓣腱索。

主动脉造影的导管位置及投照方向

● 主动脉瓣关闭不全通常通过心脏超声来诊断和评估，虽然主动脉造影不是必需的，但有必要了解如何进行操作。
● RAO 30°用于评估主动脉瓣关闭不全，LAO 60°用于升主动脉至主动脉弓造影，正面造影用于降主动脉至胸主动脉和肾动脉评价。侧位造影适合评价腹腔动脉和肠系膜上动脉的起始部。

● 在评价主动脉瓣关闭不全时，猪尾导管如果过度压迫主动脉瓣，会人为地加重瓣膜反流。如果导管离主动脉瓣太远，则会低估反流量。正确操作应将导管放在主动脉窦处，然后稍微回撤导管，使导管处于主动脉瓣口的中心，如图 5 所示。

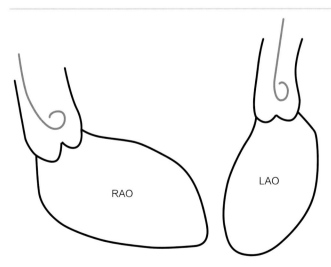

图 5　评价主动脉瓣关闭不全时的猪尾导管的位置

左室造影和升主动脉造影的评价

左室造影常用于测量左室容积，判断二尖瓣反流的严重程度，开主动脉造影可用于诊断主动脉瓣环扩张等情况。本节阐述了左室造影和开主动脉造影的评价方法。

> 首先掌握
> 此处要点

1 左室造影不但可以测量左室容积和左室室壁运动状态，还能用于评价二尖瓣关闭不全反流的严重程度。

2 升主动脉造影可用于诊断升主动脉瘤、马凡综合征和主动脉瓣环（annuloaortic ectasia：AAE）扩张症等疾病。

3 除了常规采用的心脏超声外，升主动脉造影对评估由主动脉瓣关闭不全造成的反流的严重程度也很有用。

左心室造影的评估

左心室容积的测量方法

- 图 1 和图 2 显示了左心室造影图像（RAO 30°图像和 LAO 60°图像）。
- 左室容积常用 **Area-length** 法或 **Simpson** 法来计算。现在，使用专门的分析计算机软件通过描记舒张末期和收缩末期的心内膜表面积可以自动计算出左室容积（图 3）。

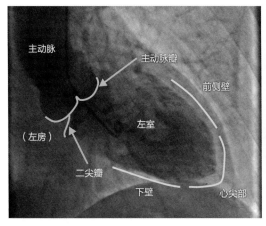

主动脉

主动脉瓣

前侧壁

左室

（左房）

二尖瓣

下壁

心尖部

a：舒张期

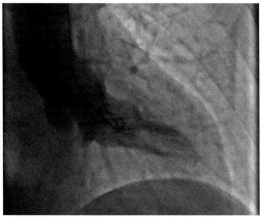

b：收缩期

图 1　左室造影像（RAO 30°图像）

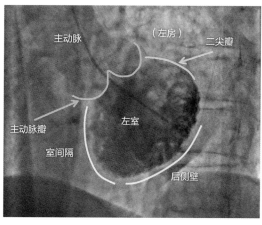
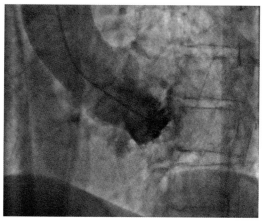

a：舒张期。
b：收缩期。

图2　左心室造影图像（LAO 60°图像）

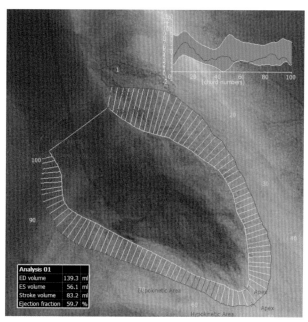

图3　利用计算机软件进行左心室造影分析的实例

从左心室造影中获得的测量结果

① 左心室舒张末期容积（left ventricular end-diastolic volume：LVEDV）和左心室舒张末期容积指数（left ventricular end-diastolic volume index：LVEDVI）

② 左心室收缩末期容积（left ventricular end-systolic volume：LVESV）和左心室收缩末期容积系数（left ventricular end-systolic volume index：LVESVI）

LVEDVI = LVEDV / 体表面积（body surface area：BSA）：正常值 50 ～ 95mL/m^2
LVESVI = LVESV / 体表面积（BSA）：正常值 20 ～ 35mL/m^2

③ 每搏输出量（stroke volume：SV）

SV = LVEDV － LVESV：正常值 60 ～ 130mL

④ 左心室射血分数（left ventricular ejection fraction：LVEF）

LVEF =（LVEDV－LVESV）/ LVEDV × 100（%）
正常值 60% ～70%

左心室室壁运动的评估

- 评价左心室室壁运动的方法有两种：目测和利用计算机软件进行定量评价。
- 根据 Herman 的分类法对左室室壁运动进行目测评估，如下图所示（图 4）。
- 根据 AHA 分类法对心室室壁分段和各段心室壁运动的评价方法（图 5）。
- 对左心室室壁运动的代表性定量评估是中心线法（图 6）。

舒张末期影像（end-systole）
收缩末期影像（end-diastole）

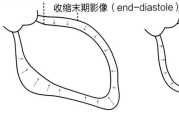

①正常
（normal，25% ~ 30%收缩）

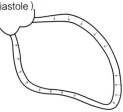

②整体室壁运动减弱
（hypokinesis）

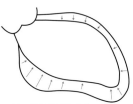

③局部室壁运动减弱
（asyneresis）

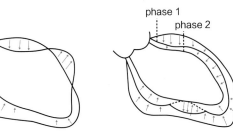

④局部室壁运动消失
（akinesis）

⑤收缩期局部室壁膨出
（dyskinesis）

⑥室壁矛盾运动
（asynchrony）

图 4　用 Herman 分类法评价室壁运动（Herman，1969）

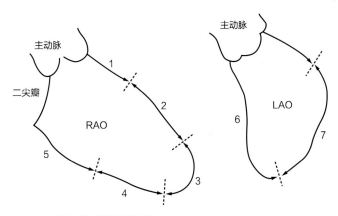

a：AHA 分类法对室壁各段的划分方法

收缩力分段	正常	减弱	消失	室壁膨出	室壁瘤	未确定
1. 前基底段						
2. 前侧段						
3. 心尖						
4. 下壁段						
5. 后基段						
6. 室间隔段						
7. 后侧壁段						

b：室壁运动的评价

图 5　根据 AHA 分类法对左心室室壁做出的分段和室壁运动的评价

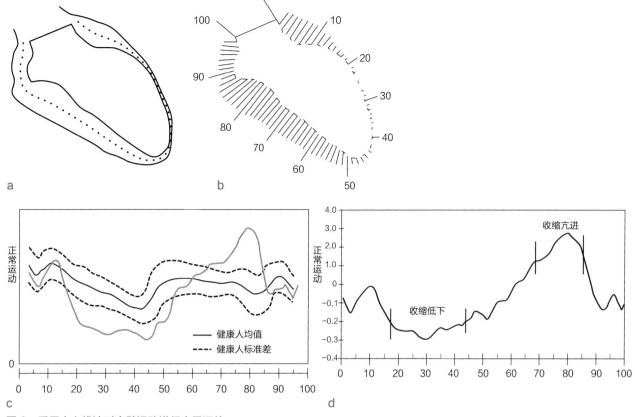

图 6 采用中心线法对室壁运动进行定量评价

a：描绘舒张末期和收缩末期的心室内侧轮廓，并创建一条中线（中心线）。

b：把中心线分成 100 等份，测量每段的垂直收缩距离。

c：将收缩距离除以舒张末期长度进行校正，得到缩短分数，并绘图。

d：患者的缩短分数按健康受试者的平均值和标准差进行校正，并绘图。负值表示收缩减弱，正值表示收缩增强。

AHA 分类中的室壁运动异常

Reduced (hypokinesis) 减弱：局部室壁运动减弱。根据室壁运动减弱的程度，分为轻度、中度、重度，全室壁受累即为弥漫性。

None (akinesis) 消失：局部室壁运动消失。

Dyskinesis (paradoxical motion) 矛盾运动：收缩期局部室壁的运动与收缩方向相反。是比运动消失更严重的室壁运动异常。

● aneurysmal 室壁瘤：左心室室壁局部瘤样突出，与运动障碍不同的是，在舒张期也有瘤样膨出，并有反向的运动。

室壁各段的冠状动脉与各室壁之间匹配关系

● 第 1 段：前基底段，LAD 和 LCX 近段分支。

● 第 2 段：前侧段，LAD 和对角支。

● 第 3 段：心尖，LAD 远段和 RCA 的后降支。

● 第 4 段：下壁段，RCA 的后降支（左优势时为 LCX）。

● 第 5 段：后基底段，RCA 的后侧支和 LCX 主干末端。

● 第 6 段：室间隔段，前 3/5～4/5 是 LAD 间隔支，后 1/5～2/5 是后降支。

● 第 7 段：后侧壁段，前 3/5～4/5 是 LAD 间隔支，后 1/5～2/5 是后降支。

评估二尖瓣关闭不全时反流的严重程度

- 心脏超声是诊断二尖瓣关闭不全的常规检查项目，**但通过左室造影的 Sellers 分级法可以更直观地评估二尖瓣反流的严重程度**（图 7）。
- 必须注意避免低估左房明显扩大患者的反流程度。

建 议

- 需要注意的是，对于二尖瓣关闭不全患者，收缩期血液回流到左房会降低左室后负荷并掩盖左室收缩功能的降低。

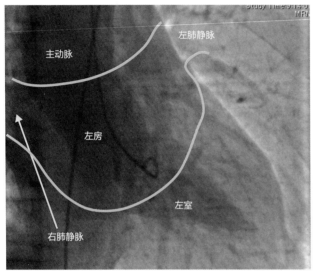

a：RAO 30° 图像。

b：LAO 60° 图像。

图 7　二尖瓣关闭不全患者的左心室造影图像（Sellers Ⅳ级）
左心房增大，可见肺静脉反流。

二尖瓣关闭不全的 Sellers 分级

- Ⅰ级：有喷射状反流，左心房稍有显影，但很快消失。
- Ⅱ级：数次心动周期之后左房全部显影。
- Ⅲ级：左房和左室显影程度相当。
- Ⅳ级：左房显影较左室更明确，并可见肺静脉反流。

升主动脉造影的评价

- 升主动脉造影可用于胸主动脉瘤和**马凡综合征**等主动脉瓣环扩张性疾病的诊断（图8）。

- 虽然心脏超声是评估主动脉瓣关闭不全反流严重程度的最常用方法，**但升主动脉造影也有相应的应用价值**（Sellers 分级）。

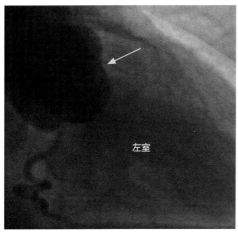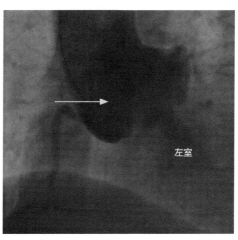

a：RAO 30°图像。　　　　　　　　　　b：RAO 60°图像。

图 8　升主动脉造影所示马凡综合征的主动脉环扩张的影像
主动脉瓣环的明显扩大（箭头）。

主动脉瓣关闭不全的 Sellers 分级（图9）

- I级：有喷射状反流，心脏收缩左心室内造影剂即消失。

- II级：左室整体有很淡的显影。

- III级：左室和主动脉显影程度相当。

- IV级：左室显影较主动脉更明确。

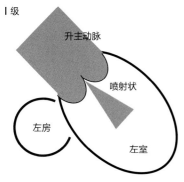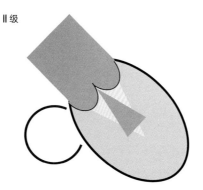

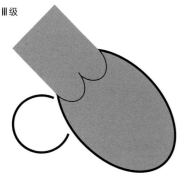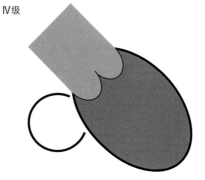

图 9　主动脉瓣关闭不全的 Sellers 分级

用左心导管和右心导管同时进行压力的测量

心内压力的测量记录和造影共同组成了心脏导管检查。
通过分析压力可以客观评价血流动力学。由于评估结果将会决定不同的治疗方案，
所以必须详细了解病理生理意义，并准确记录和分析压力数据。

首先掌握
此处要点

Point

1 记录的压力数据必须通过正确的分析才能够应用于临床。

2 通过再次了解基本的心脏生理功能，将更加清晰地理解相关疾病的病理机制。

3 应采用同步测定的压力数据来准确评价压力范围和阶差。

4 导管压力梯度采用平均压力梯度计算，瓣口面积与压力梯度成反比，与心搏出量成正比。

5 在进行压力测量和导管检查时，要充分熟悉其操作过程。

正常波形和压力测量要点

左室压力（图 1a）

收缩压（systolic: S）（正常值 80~120mmHg）

- 左心室收缩期内的峰值。高血压、主动脉瓣狭窄等心室后负荷增加的疾病会导致左室收缩压升高。

舒张末期压力（end diastolic pressure: EDP）（正常值 5~12mmHg）

- EDP 是指心室舒张末期、下一次收缩开始前的压力。它反映了心室前负荷的程度，是评估心功能的重要指标之一。

主动脉压力（图 1b）

收缩压（S）（正常值 90~130mmHg）

- 它测量的是主动脉峰值压力。在高血压等外周血管阻力增高或有外周血管狭窄时升高。主动脉瓣严重狭窄、血流减少时，收缩压下降。

舒张压（正常值 60~90mmHg）

- 超越峰值后可见一个切记，峰值压力后逐渐下降的最低点的压力。当主动脉瓣关闭不全时，舒张压会下降。

平均压（正常值 70~100mmHg）

- 心脏搏动的平均动脉压。

● 正常情况下，即使在舒张末期心脏和动脉内也有大量血液充盈，管腔的充分扩张抑制了 EDP 的上升。

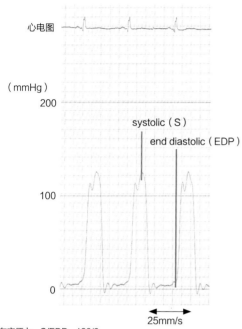

a：左室压力 S/EDP 126/9。

b：主动脉压力 S/D/M 131/56/85。

图 1 正常压力波形

左室和主动脉的压力差

● 通过记录左室压力和主动脉压力，可以计算出跨主动脉瓣的压力阶差。

计算方法

① 如何记录从左室至主动脉的压力变化（图 2a）
② 同时记录左室压力和主动脉压力的方法（图 2b）

计算所得压力差

● 左室和主动脉峰值压力差（PPG）和收缩期平均压力差（AMG）。
● 测量导管通常通过主动脉瓣进入左心室，瓣膜狭窄会增加操作难度。另外，对于中度以上主动脉瓣狭窄的患者来说，送入导管的过程会伴有相当风险，故对于中度以上主动脉瓣狭窄的患者不宜强行送入导管。
● 如术前评估需要计算压力差时，**可采用心房间隔穿刺法（Brocken-brough 法）穿刺房间隔，将导管从右房送进到左房，再进入左室，即可与主动脉同时测量压力。**最近，使用压力导丝系统，即在左室中送入压力导丝来测量同步压力，引起了人们的广泛关注，具有极大的临床应用价值（图 2b）。

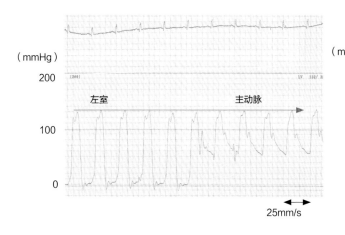

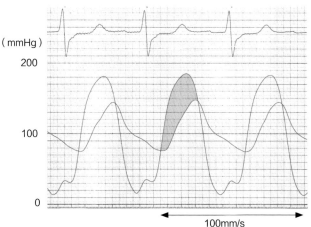

a：从左室到主动脉的连续测压
用来观察左室和主动脉压力峰值。在主动脉瓣水平没有观察到明显的压力差。

b：同时测量左室和主动脉压力（主动脉瓣狭窄）
使用压力导丝系统测量左室和主动脉的峰值压力差为 37mmHg，平均压力差 32mmHg，AVA（主动脉瓣口面积）为 0.8cm²。

图 2　左室和主动脉的压力阶差

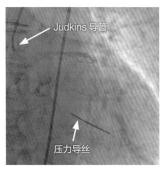

c：利用压力导丝同步测量左心室和主动脉压力

建 议

● 对于压力阶差的计算，在同步测量压力数据是最理想的。从左心室连续测压时，如果心电图 R-R 有变化，最好用 R-R 相等时的心动周期波形值来计算压力差。

左房（肺毛细血管楔压）和左室之间的压力差（图3）

● 通过记录肺毛细血管楔压（pulmonary capillary wedge pressure：PCWP）和左室压力计算得出的二尖瓣平均压力差（mitral mean gradient：MMG）可用来代替左房压力。

● 可以将分别记录的波形叠加在测压仪上进行计算。在这种情况下，**如果 R-R 间期不恒定，则应使用相同 R-R 间期的波形来计算压力差**。为了准确记录心房压力，建议采用安静状态下呼气末屏气的测量数值。

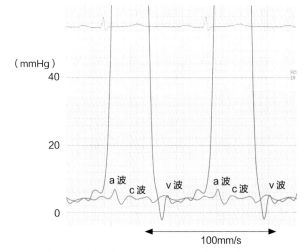

图 3　正常压力波形：同时测定的肺毛细血管楔压和左室压力

观察舒张期左室压力和肺毛细血管楔压的波形。二者舒张期压力几乎重叠，可见跨二尖瓣水平没有明显的压力差。

瓣口面积的计算

● 一旦测量了主动脉瓣或二尖瓣的压力阶差，就可以根据这个压力差值和通过瓣膜口的血流量（心搏出量）计算出瓣口的面积。该公式称为 **Gorlin 公式**，是心导管检查中计算瓣口面积的标准方法。**瓣口面积与压力梯度成反比，与血流量成正比。**

$$瓣口面积＝血流量／压力差$$

$$主动脉瓣口面积＝（心搏出量／收缩期射血时间）／44.5\sqrt{主动脉瓣平均压力阶差}$$
$$收缩期射血时间＝每搏收缩期射血时间 × 心率$$
$$主动脉瓣平均压力阶差＝左室平均收缩压 － 主动脉平均收缩压$$
$$二尖瓣瓣口面积＝（心搏出量／舒张期充盈时间）／31\sqrt{二尖瓣平均压力阶差}$$
$$舒张期充盈时间＝每搏舒张期充盈时间 × 心率$$
$$二尖瓣平均压力阶差＝左房平均舒张压 － 左室平均舒张压$$

特征性压力波形

舒张末期压力（EDP）升高（图4）

● 心房收缩的 a 波升高，在心室中也形成一个大的 a 波（图4a）。常见于心室肥厚性心肌病等。

● a 波受影响较小的波形（图4b）。在缺血等病因造成心功能受损的情况下比较常见。

主动脉瓣关闭不全（图5）

● 这是一种主动脉瓣在舒张期没有完全关闭，导致主动脉内血液回流到左室的疾病。

● 其压力波在收缩期开始时压力急剧上升，但舒张压降低，导致**脉压差**增大。重搏波切迹低矮、无法辨认甚至消失（图5）。

● **由主动脉反流引起的左心容量负荷增加会导致 EDP 上升。**

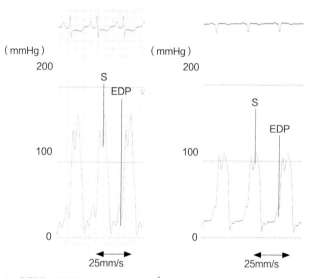

a：S/EDP 158/30。　　b：S/EDP 110/38。

图4 左室舒张末期压力（EDP）升高

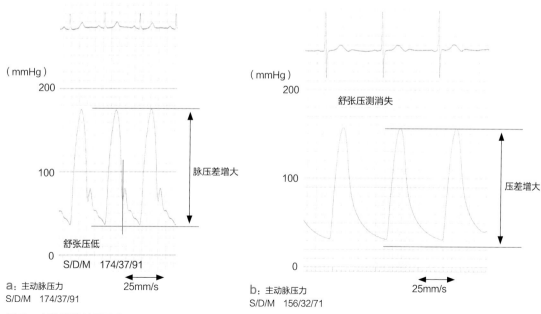

a：主动脉压力
　S/D/M 174/37/91

b：主动脉压力
　S/D/M 156/32/71

图5 主动脉瓣关闭不全

二尖瓣关闭不全（图6）

● 一种在收缩期二尖瓣没有完全关闭，导致左室向左房反流的状态。根据反流程度，肺毛细血管楔压的房性充盈形成的 v 波增加。如果反流较大，则二尖瓣压差也随之增加。

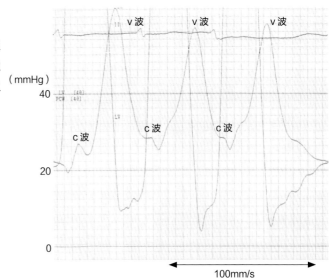

图6　二尖瓣关闭不全（同时测量的肺毛细血管楔压和左室压力）

房颤时肺毛细血管楔压（PCWP）a 波消失。与左室压力（LV）同步测得的 PCW 为 58/37，LV 为 120/16，收缩期二尖瓣反流导致巨大的 v 波（58mmHg）。

二尖瓣狭窄（图7）

● 这是一种二尖瓣开启不充分，左房到左室的血流受阻的情况。轻度病例的肺毛细血管楔压在正常范围内，在二尖瓣瓣口面积小于 $2cm^2$ 时，楔压可增加到 6~12mmHg，甚至 25~30mmHg 以上。

> **此处是重点** ！
>
> ● 同时记录肺毛细血管楔压或左房压和左室压，可确定跨二尖瓣的舒张充盈期压力阶差。根据平均压力阶差和心搏出量，可计算出瓣口面积。

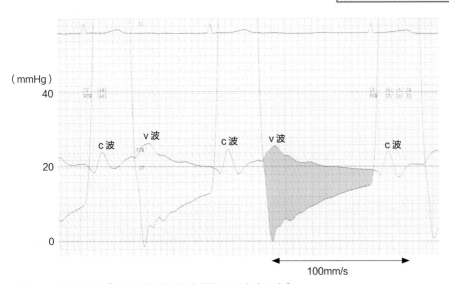

图7　二尖瓣狭窄（同时测定肺毛细血管楔压和左室压力）

房颤时肺毛细血管楔压（PCWP）的 a 波消失。同时测量的 PCWP 为 24/21，左室压力（LV）为 96/12。根据这些结果，计算出二尖瓣舒张压力阶差（MMG）为 12mmHg。热稀释法计算心搏出量为 4.28 L/min，二尖瓣瓣口面积为 0.9 cm^2。

主动脉瓣狭窄（图8）

● 为评估主动脉狭窄的严重程度，可将导管从左心室撤回到主动脉瓣测量压力，并计算压力阶差。左室和主动脉的压力（图8a）及连续压见图（图8b）。左室压力峰值明显升高，主动脉压力波因主动脉瓣狭窄而上升变缓，达到峰值的时间由正常的 100ms 延长至 200ms。

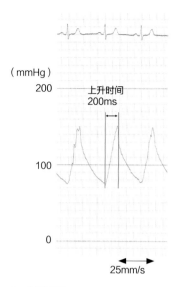

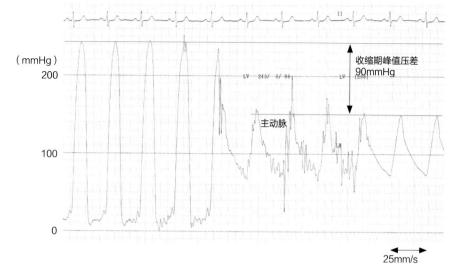

a：主动脉压力

图8 主动脉瓣狭窄

b：从左室到主动脉的连续压力测定
分析计算结果为 LV243/25，AO153/78/105，跨主动脉瓣收缩期峰值压力阶差为 90mmHg，平均收缩期压力阶差（AMG）为 73mmHg。热稀释法计算 CO 为 3.93 L/min，主动脉瓣口面积为 0.5 cm²。

- 有报道称，严重的主动脉狭窄（AVA 小于 0.6cm²）在拔出左心导管时可引起主动脉压升高。左室导管拔出过程中主动脉收缩压增高，是由于逆行导管使已经狭窄的主动脉瓣口部分闭塞，导管拔出后闭塞缓解所致。

此处是重点

- 压力阶差是手术评价的重要指标，但在左室功能降低的情况下，单纯通过压力阶差会导致对病情的低估，此时需要计算瓣口面积。

外周动脉疾病（图9）

- 当发现主动脉或外周动脉狭窄时，均应计算狭窄部位前后的压力阶差。**如果有多个狭窄点，在透视下确认导管位置和压力波形的同时，缓慢连续测压，确认压力变化最明显的狭窄部位。**

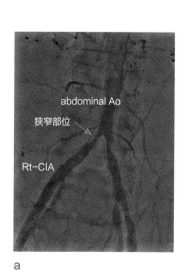

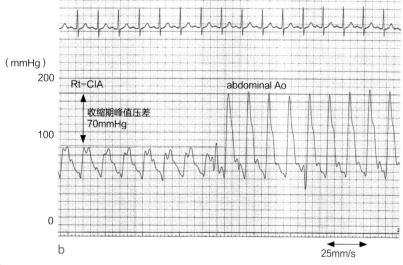

图9 外周动脉疾病（右髂总动脉狭窄）

外周导管介入治疗（PPI）治疗左髂总动脉（Lt-CIA）狭窄病变之前，应测量右髂动脉压力阶差以评估右髂总动脉（Rt-CIA）的狭窄情况（a）。导管沿肱动脉送入，将测压导管从 Rt-CIA 撤至腹主动脉以连续测量压力（b）。Rt-CIA 压力为 110/71/92，腹主动脉压力为 181/72/108，峰值压差为 71mmHg，平均压力阶差（AMG）为 16mmHg。根据这一结果，决定对双侧髂总动脉进行 PPI 治疗。

缩窄性心包炎（图 10）

- 心包和心外膜的纤维增厚会限制心脏舒张期的扩张。右室压力在舒张早期急剧下降，随后又迅速升高（dip），从舒张中期到舒张末期逐渐平缓（plateau）。右室收缩压正常或略有升高，舒张压常超过收缩压的 1/3。此外，舒张期右心室压力和左室压力（右心房和左心房也会）增加并几乎相等（差值小于 5mmHg）。
- 图 10a 和图 10b 分别显示了右室和左室的压力。虽然右室舒张末期压力明显升高至 14mmHg，但心动过速使舒张期时限明显缩短，所以平台期并不明显。图 10c 显示了以 100mm/s 速度记录的右室和左室的同步压力，可见二者在舒张期压力波形相似很难识别。在这种情况下，在同步压力记录时，可用导管插入右室诱发早搏，并观察随后的代偿性间歇的舒张期波形。早搏后代偿性间歇的舒张期延长便于两心室波形的观测，可见左右心室压差为 3mmHg（图 10d）。

此处注意

与本病例相似的限制性心肌病，这两者的鉴别要同时测量右心系统和左室的压力阶差，依据舒张期的压力阶差来鉴别。

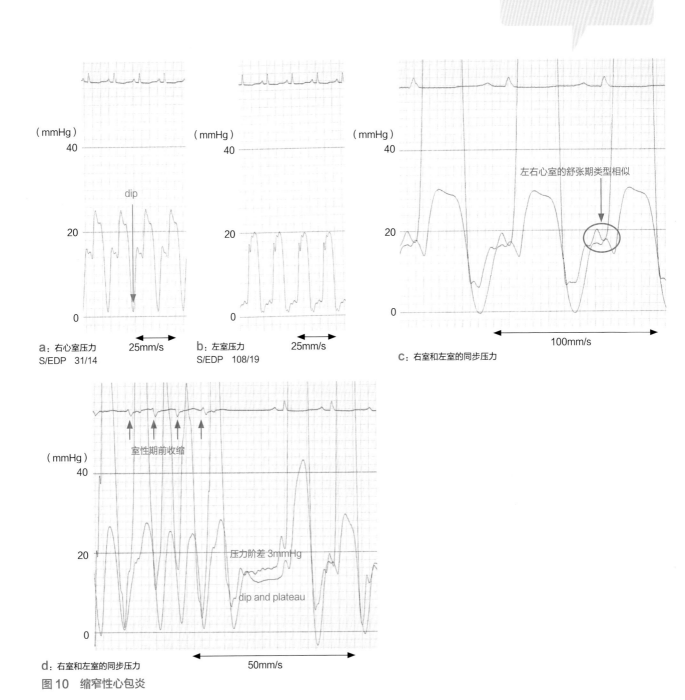

图 10　缩窄性心包炎

导管治疗

● 在治疗过程中，应通过测量术前、术中和术后的同步压力，判定治疗结果并决定进一步治疗策略。

经皮经静脉二尖瓣球囊扩张术（percutaneous transvenous mitral commissurotomy: PTMC）（图 11）

● 二尖瓣狭窄球囊扩张术（PTMC）是一种成熟的治疗二尖瓣狭窄的手术，临床使用已有 30 年。得益于其微创特性，常被用来治疗高危病例，以及为外科手术争取治疗时间。

此处注意

二尖瓣反流有无及程度，可从左心房压力 a、v 波的高度推断，所以术前应了解其波形参数。

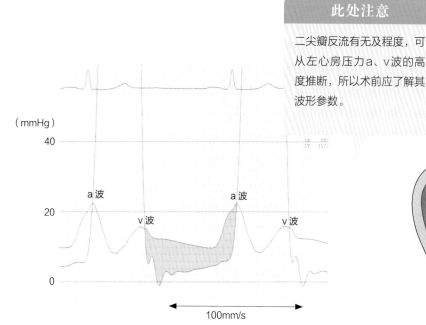

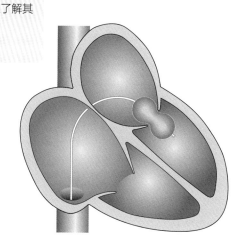

a：PTMC 术前（同步测定左心房和左心室压力）
PTMC 术前的压力分析结果为 LA22/16/13 和 LV118/7，平均二尖瓣压力梯度（MMG）为 9mmHg (a)。
热稀释法测得 CO 为 3.41 L/min，MVA 为 0.8 cm²。

b：PTMC 示意图
本例根据心脏超声测得的瓣环直径，采用 24mm 二尖瓣扩张球囊进行扩张，术中超声确定压力阶差后改用 26mm 直径球囊进行二次扩张。

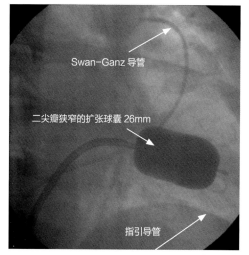

c：PTMC
第二次球囊扩张。

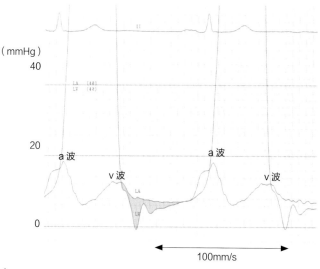

d：PTMC 术后（左房和左室同步压力）
LA18/12/10，LV118/11，平均二尖瓣压力差（MMG）通过 PTMC 降低到 3mmHg。
热稀释法 CO 值为 3.67 L/min，MVA 为 1.6 cm²。左房压力 V 波未见增加，未见明显 MR。

图 11　导管治疗

此处注意

每次球囊扩张后都需用超声来确认瓣环扩张程度，测量术后压力阶差。如果球囊没有充分扩张，应更换更大直径的球囊，但因为过度扩张会导致严重的 MR，在选择球囊时一定要注意。

术式

- 导管经股静脉推进，采用 Brockenbrough 法穿刺房间隔。将导丝从左心房伸进左室，导入二尖瓣狭窄扩张球囊（Toray 公司），同时测量左房和左室的压力阶差。将二尖瓣狭窄扩张球囊推进到左室，在给球囊尖端充气的同时向左房回拉，固定球囊于二尖瓣口后扩张到最大尺寸，从而分离二尖瓣瓣口。

● 经皮主动脉瓣成形术（percutaneous transvenous aortic valvotomy：PTAV）(图 12)

- 目前，微创 PTAV 已被用于治疗各种难以通过手术治疗的症状性老年患者和高危病例，外科手术无法实施的主动脉瓣狭窄。

此处注意

与PTMC一样需要注意的是，球囊过度扩张会导致严重的AR。

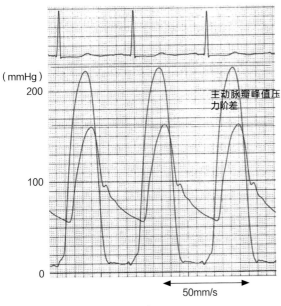

a：PTAV 术前（左室和主动脉同步压力）
术前分析结果为 LV222/18，Ao160/56/95，主动脉瓣收缩期峰值压力阶差为 62mmHg，收缩期平均压力阶差（AMG）为 49mmHg。热稀释法 CO 为 4.55L/min，AVA 为 0.6cm²。

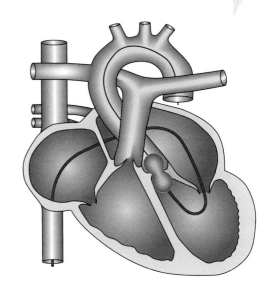

b：PTAV 示意图

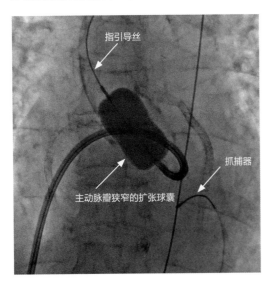

c：PTAV
根据超声测量结果，使用 22mm 直径的球囊扩张 17 次。

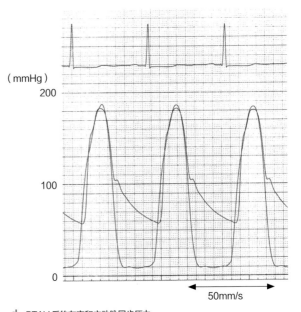

d：PTAV 后的左室和主动脉同步压力
术后结果 LV184/14，Ao180/57/102，主动脉瓣收缩期峰值压力阶差为 4mmHg，收缩期平均压力阶差（AMG）为 0mmHg，显示出良好的疗效。

图 12 导管治疗

术式

- 导管经股静脉推进，采用 Brockenbrough 技术穿刺房间隔。将导丝从左房推进到左室，测量左室与主动脉之间的压力阶差。主动脉瓣扩张球囊沿导丝从左室送入到主动脉，对主动脉瓣进行多次扩张，通过超声确认瓣膜扩张程度，并测量术后压力阶差。

肥厚性梗阻性心肌病（hypertrophic obstructive cardiomyopathy：HOCM）(图 13)

- **局部心肌显著肥厚导致左心室流出道狭窄是本病的主要特征。**从左室流入道到心尖和左心室流出道常有明显的压力阶差。
- 正常情况下，室性早搏代偿期后的主动脉压力会有所升高，而 HOCM 时，主动脉压则不升反降并导致压力阶差增加。**这就是所谓的 Brock-enbrough 现象，也是 HOCM 的一个特征性表现。**
- 临床常采用经**皮室间隔化学消融术（**pecutaneous transluminal septal myocardial ablation：PTSMA**）**进行治疗，即通过无水乙醇对造成心肌肥厚的室间隔支进行选择性闭塞使局部心肌坏死，从而减轻流出道的狭窄。

术式

- 进行左侧冠状动脉造影，用短球囊闭塞靶血管，确认闭塞血管会导致左室和主动脉压力阶差降低。通过球囊内腔注入超声造影剂，在心脏超声下确认被染色的目标心肌范围。确定目标血管后，缓慢注入 1.0～2.0mL 无水乙醇（0.5mL/min）。因为该手术有造成完全性房室传导阻滞等风险，应在术前放置临时起搏导管。注射无水酒精约 10min 后，通过心脏超声测量和评估压力阶差以明确是否终止治疗。

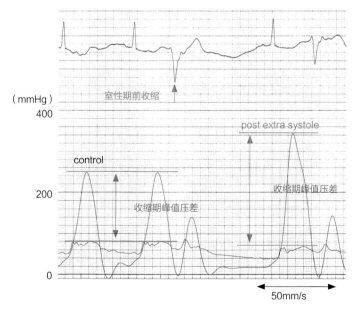

a：Brockenbrough 现象

术前 PTSMA 分析显示 LV244/36，Ao87/54/68，峰值压力阶差为 157mmHg，主动脉压力波形可见明显的"双峰症"（spike and dome）。在压力波快速上升之后，收缩中期的射血量较少，收缩后期形成第二个高峰。

室性早搏代偿间歇期后的心脏搏动主动脉收缩压降低，左室收缩压升高，导致压力阶差进一步增大，这就是 Brockenbrough 现象。

窦性心律的收缩压峰值阶差为 157mmHg，室早后压力阶差增加至 276mmHg。

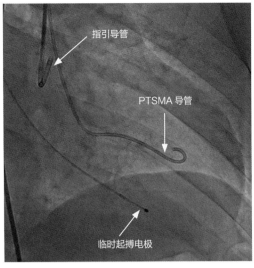

b：PTSMA 术前
PTSMA 术所需导管。用于造影和压力记录的特殊形状的 PTSMA 用导管，主动脉内的指引导管，右室的起搏电极。

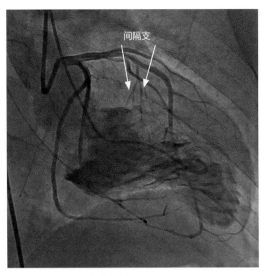

c：同时进行左室和冠状动脉造影检查
同时进行左室和冠状动脉造影，以确定肥厚的心肌区域和间隔支靶血管。

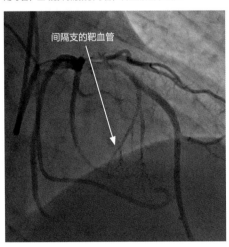

d：PTSMA 术中①
冠状动脉造影后，通过球囊扩张和超声波声学造影来确定目标间隔支靶血管。

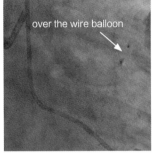

e：PTSMA 术中②
用 1.5mL 球囊堵塞间隔支靶血管，并缓慢注入 1mm 无水乙醇。

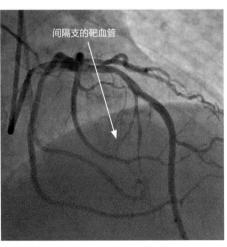

f：PTSMA 术后
PTSMA 术后的造影证实了间隔靶血管支远端闭塞。

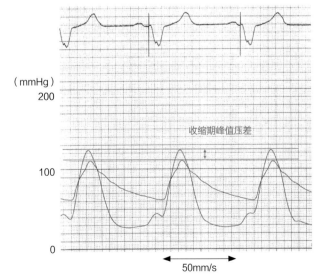

f：PTSMA 术后同步测定的左室心尖部和主动脉压力
PTSMA术后，测量压力值为LV123/31，Ao108/61/79，收缩期峰值压力差降低到15mmHg，术前所见的特征性的主动脉压力波形也消失了。在无水乙醇注入后发生完全性房室传导阻滞，心电图可见起搏心律，该患者出手术室之前已恢复窦性心律。

图 13　导管治疗

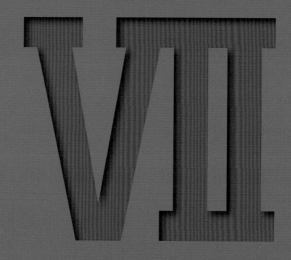

冠状动脉造影

理解冠状动脉造影的解剖

在心脏导管检查中，冠状动脉造影是诊断缺血性心脏病的必要手段。
首先对其基本解剖详细说明。

首先掌握
此处要点

Point

1 理解冠状动脉的解剖。

2 为了从立体空间上理解冠状动脉，有必要掌握心脏本身的解剖。

3 一边旋转一边观察冠状动脉和心脏的模型，更容易理解冠状动脉造影的角度和冠状动脉的解剖。

冠状动脉

- 正常冠状动脉分为右冠状动脉和左冠状动脉，**左冠状动脉经主干分为前降支（left anterior descending coronary artery：LAD）和回旋支（left circumflex coronary artery：LCX）。**
- 冠状动脉大致有两条，**左冠状动脉经左主干后分支，分为前降支和回旋支。**
- 冠状动脉是主动脉的第一个分支，左冠状动脉从 Valsalva 窦的左冠窦发出，右冠状动脉从右冠窦发出（图1）。左冠状动脉经过主干向左心室侧壁方向发出分支即回旋支和向左室前壁方向发出前降支。

> **此处注意**
>
> 1% ~2% 的患者存在冠脉起始异常，最常见的就是右冠状动脉由左冠窦发出。

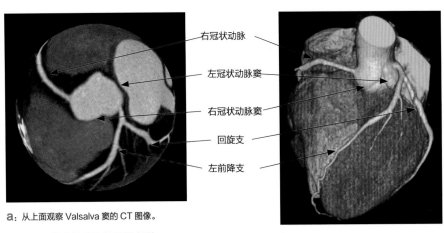

右冠状动脉
左冠状动脉窦
右冠状动脉窦
回旋支
左前降支

a：从上面观察 Valsalva 窦的 CT 图像。

图1　正常冠状动脉的起始部位

b：volume rendering 像。

左前降支

● 左前降支沿着前室间沟，回旋支沿着左房室间沟，右冠动脉沿着右房室间沟走行。

从心脏的解剖来理解

● **为了从空间上理解冠状动脉，把握心脏本身的解剖是必要的。**

● 通过心脏短轴可以看到由圆形的左室和半月形的右室组成的室间沟（图2），这就是前室间沟。左前降支沿着前室间沟走行。同样，左室和左房组成的沟是左房室沟（图3），回旋支沿着左房室沟走行。

● 另外，由右室和右房组成的沟是右房室沟（图2），右冠状动脉沿着右房室沟走行。因此，**左回旋支和右冠动脉大致在同一平面上，左前降支与这个平面垂直。**

前室间沟

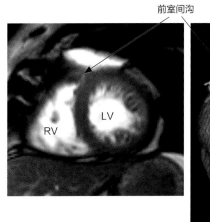
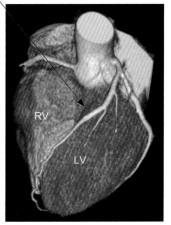

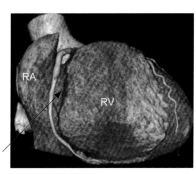

右房室间沟

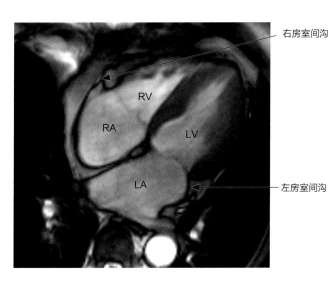
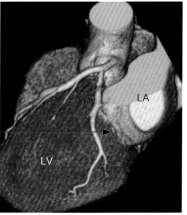

左房室间沟

图2　心脏的解剖和冠状动脉的走行

RV：右室；LV：左室；RA：右房；LA：左房。

- 左前降支向室间隔发出间隔支，在左室游离壁的前侧壁走行发出对角支。
- 左前降支，一边走行在前室间沟一边向室间隔发出穿透心肌的侧支，这就是间隔支。向左室表面的前侧壁一侧发出对角支。由于在左室壁形成的圆形切线上存在侧支，所以通过血管内超声观察间隔支和对角支的走行角度在 120°~160° 的夹角（图 3）。

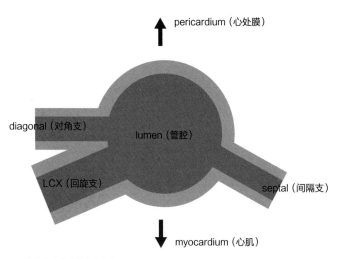

a：左前降支分支的走行角度。

图 3　心脏的解剖和冠状动脉的走行

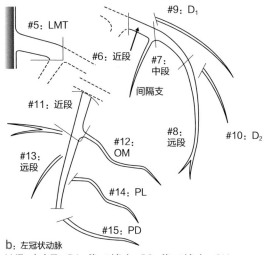

LCX（回旋支）　　diagonal（对角支）　　septal（间隔支）

b：血管内超声观察分支

回 旋 支

- 回旋支从左心室侧壁发出走行在后壁发出钝缘支和后侧支。
- 在多数情况下，回旋支发出后侧支就结束了（图 4）。但是约 8% 的患者也发出后降支和房室结支。在这种情况下，右冠状动脉只负责右房和右室的血供。

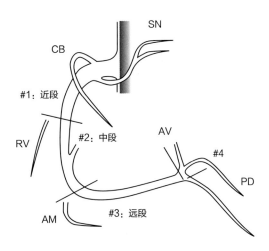

a：右冠状动脉

SN：窦房结支；CB：圆锥支；RV：右室支；AV：房室结支；AM：锐缘支；PD：后降支。

b：左冠状动脉

LMT：左主干；D1：第一对角支；D2：第二对角支；OM：钝缘支；PL：后侧支；PD：后降支。

图 4　冠状动脉的分支

右冠状动脉

- 右冠状动脉近端发出窦房结支（sinus node artery：SN）、圆锥支（conus branch：CB）后，在右室前面走行发出右室支（right ventricular branch：RV）及锐缘支（acute marginal branch：AM），在心脏隔面发出营养左室下壁和部分时间隔的后降支（posterior descending artery：PD）和房室结支（AV node artery：AV）（图4）。

建议

- 85%的患者是这种类型的解剖。

从冠状动脉造影的角度来理解

- 图5显示了冠状动脉造影的角度和冠状动脉的解剖。沿着通过前室间沟观察长轴切面，就可以描出左前降支的走行，相当于冠状动脉造影的右前斜位。沿之垂直相反的左右房室间沟的表面，可以描绘出右冠状动脉和回旋支。右冠状动脉的影像，**相当于左前斜位的冠状动脉造影**。

- 通过反复的投照角度来进一步理解冠状动脉的走行。与教科书相比，**参照冠状动脉和心脏的解剖模型，通过不同角度观察可以更好地加深理解**。另外，参考心脏MRI及CT成像的构图可以进步加深对冠状动脉解剖的了解。

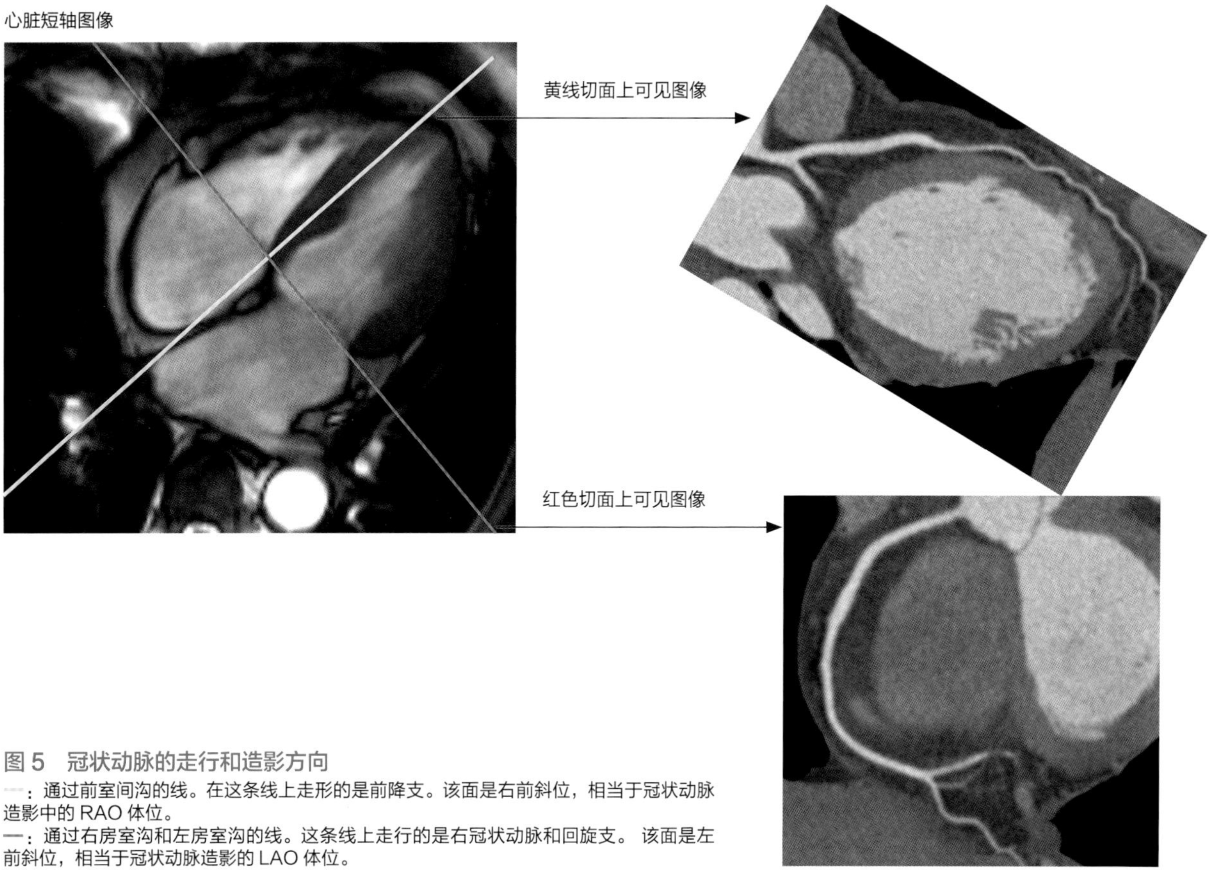

心脏短轴图像

黄线切面上可见图像

红色切面上可见图像

图5 冠状动脉的走行和造影方向

——：通过前室间沟的线。在这条线上走形的是前降支。该面是右前斜位，相当于冠状动脉造影中的RAO体位。
——：通过右房室沟和左房室沟的线。这条线上走行的是右冠状动脉和回旋支。该面是左前斜位，相当于冠状动脉造影的LAO体位。

冠状动脉造影的基本方法和正常影像

冠状动脉造影对于评估冠状动脉疾病的严重程度、决定治疗方案非常重要。
具体说明一下左右冠状动脉造影的基本方法。

*P*oint

首先掌握
此处要点

1 根据标准的冠状动脉造影可以评价相应血管段，并掌握其基本知识。

2 以冠状动脉造影得到的信息为基础，一边考虑侧支循环的走行和供血区域，一边在头脑中重新构筑三维的立体图像。

冠状动脉造影（coronary angiograpy：CAG）的目的

① 记录冠状动脉、桥血管、侧支循环的走行，通过解剖来确定冠状动脉有无疾病。

② 掌握冠状动脉疾病的严重程度和治疗方针。

③ 先天性心脏病、瓣膜病等心外科手术及大血管疾病等的非心脏手术前的风险评价。

● 为了评价冠状动脉，可采用**标准的造影方法及其他方法**，如 [AHA 冠状动脉段的分类方法（p.262～265），见图1]。

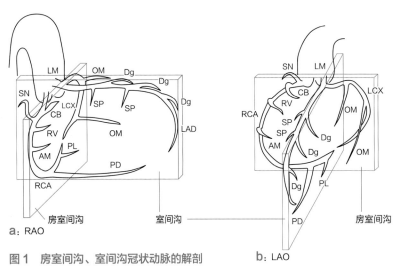

a：RAO
b：LAO

图1 房室间沟、室间沟冠状动脉的解剖

LAD：left anterior descending（左前降支）；LCX：left circumflex（左回旋支）；RCA：right coronary artery（右冠状动脉）；LM：left main（左主干）；
SP：septal（间隔支）；Dg：diagonal（对角支）；OM：obtube marginal（钝缘支）；SN：sinus node（窦房结支）；CB：conus branch（圆锥支）；
RV：right ventricular branch（右室支）；AM：acute marginal（锐缘支）；PD：posterior descending（后降支）；PL：posterolateral（后侧支）。

重点 !

● CAG 能得到二维图像，在此基础上，也要考虑侧支循环的走行和供血区域。像图 1 那样在头脑中构筑立体图像，对冠状动脉的评估和治疗是很重要的。

冠状动脉造影的评价以及选择合适的投照角度

● 对于狭窄程度的评价，要通过**硝酸甘油的冠脉内注射，在冠状动脉充分扩张的状态下进行**。

● 要通过最佳切线位对狭窄病变的图像进行评价，特别是**开口病变和分叉病变等判断，难度大的部位更需要注意**。

● **重视从多角度造影体位来评价狭窄程度。**

● **注意侧支 t 循环的走行。**

● 从造影剂注射前 1~2 心动周期的静止图像开始，到廷房室间沟走行的冠状静脉窦显影，注意血管钙化影。

● 适合于评估冠状动脉各部位的造影角度如表 1，图 2~图 9 所示。

表 1　适合于评估冠状动脉各部位的造影角度

投照角度	诊断部位
RAO 30°	LAD，LCX 全程影像
RAO 30°·cranial 25°	LAD 中段，间隔支（SP），对角支（Dg）（图 2）
RAO 0~30°·caudal 25°	LM，LAD 和 LCX 的分叉部位，钝缘支（OM）近段（图 3）
LAO 30°~45°（Valsalva）窦	LM 开口
LAO 40°~55°·cranial 25°~30°	LAD 近段，LAD 和对角支的分叉部（Dg）的分叉部位（图 4）
LAO 45°~60°	LAD，LCX 中远段
LAO 40°~60°·caudal 25°~30°（spider）	LM 至 LAD 及 LCX 的分叉以及各部位的近端（图 5）
LAO 90°	LAD、LCX 全程影像，对角支（Dg）
cranial（20°~40°）	LAD 中远段，对角支（Dg）近段（图 6）

a：左冠状动脉

投照角度	诊断部位
LAO 60°	RCA 全程影像（图 7）
LAO 20°~60°·cranial 15°~25°	后降支（PD）与后侧支（PL）的分叉部位（图 8）
RAO 30°	右室支（RV）、锐角支（AM）、后降支（PD）的中远段（图 9）
RAO 30°·cranial 25°	后降支（PD）、后侧支（PL）的分叉部位
LAO 90°	RCA 近中段

b：右冠状动脉

RAO right anterior oblique（右前斜位）；LAO：left anterior oblique（左前斜位）；cranial：图像增强器位于侧/X线管球向足侧倾斜的摄影方法；caudal：图像增强器位于足侧/X线管球向头侧倾斜的摄影方法。

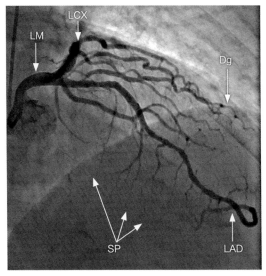

图 2 RAO·cranial

该体位可以很好地评价 LAD 的整体图像，适合评估 LAD 的分支对角支和间隔支的入口部的情况。由于在该体位 LAD 近段和 LCX 或高位钝缘支重叠，不适合于该部位的狭窄度程度的评价。

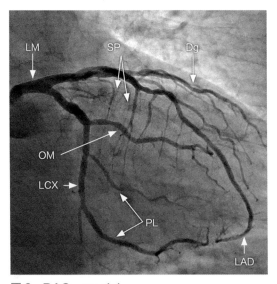

图 3 RAO·caudal

LAO·cranial 最常用的角度。可以评价 LAD、LCX 近段及 OM 的近段。在该体位 LCX 整体图像很好清晰的显像，不过对狭窄程度的判断有时候必须参考 LAO 体位。另外，当 RCA 完全闭塞时，也能很好地观察间隔支的侧支循环。

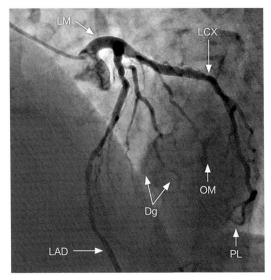

图 4 LAO·cranial

LAO 是基本的投照角度，能评价 LM 开口部位、LAD 及对角支。对于 LCX 的中远段的病变要结合 RAO·caudal 体位来评估。

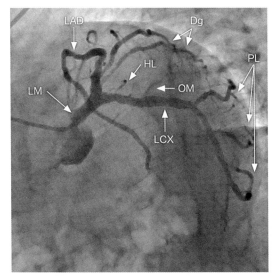

图 5 LAO·caudal

可以很好地从 LM 来评价 LAD 和 LCX 的分叉部位。因为该体位的冠脉造影影像看起来像一个蜘蛛的形态，所以又称为"蜘蛛位"。

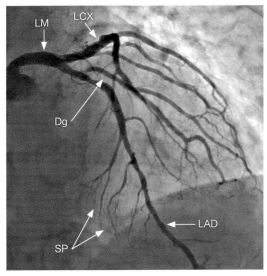

图 6　cranial
该体位能很好地评估 LMT 开口，LAD 中、远段及对角支、间隔支。不适合评估 LCX 近段的病变。适合对 LCX 的远段做评价，特别是 LCX 是优势血管时。

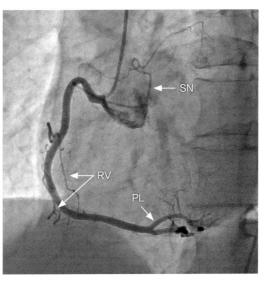

图 7　LAO
适合对 RCA 全程的评估。

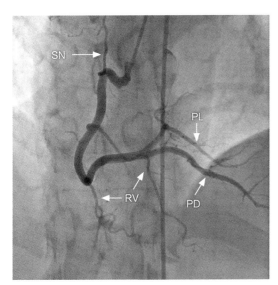

图 8　LAO·cranial
适合对 RCA 分支血管（4PD 和 4AV 分叉及 AV 各分支）的评估。

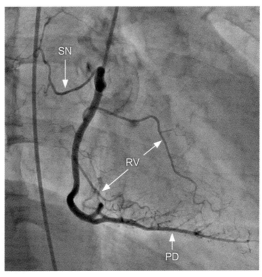

图 9　RAO
适合评价 RCA 中段和 RV、AM、PD 的中远段。当 LAD 完全闭塞时，可以评价从 PD 到 LAD 的侧支循环。

建　议

● 在 LAO·cranial 体位投照时，为了避免与膈肌重叠，尽量在吸气时造影。

右冠状动脉

详细介绍对于使用 Judkins 右冠导管或 Amplatz 左冠导管在右冠状动脉造影时怎样准确地进入冠脉开口的方法。当遇到开口异常的复杂、困难病例是怎样让导管送入到冠脉开口的。

首先掌握
此处要点

1 理解正常冠脉开口的位置及开口异常的情况。

2 在导管抵达冠脉开口时，基本上采用顺时针旋转的方法。

3 遇到导管无法抵达冠脉开口时，可以采用轻轻"冒烟"的方法来明确冠脉开口的位置。

4 选择性插入圆锥支时一定要注意。

5 对于主动脉根部增宽，或右冠开口朝前位置较高时，可以使用 Amplatz 左冠状动脉用的导管。

使用 Judkins 右冠状动脉导管的右冠状动脉造影方法

步骤 1

● 向右冠动脉送入导管时，采用右前斜位方向（45°～60°）的投照体位。

步骤 2

● 把 0.035 inch（0.89mm）指引导丝沿着主动脉弓一直送到主动脉根部，沿导丝把 Judkins 右冠脉导管送到约为右冠开口的高度时撤出导丝。此时对于右冠脉开口位置的推测，有时很多情况**可以参考右冠脉根部的钙化影**（图 1）。

步骤 3

● 将三连三通或四连三通连接造影用注射器和导管后，为了排气从导管头端回抽血液，并监测动脉压。**导管在寻找右冠状动脉开口时，如果朝向主动脉壁**，前端会碰到主动脉壁导致无法回抽血液，这种情况下不能暴力回抽。

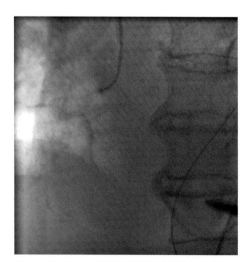

图 1　Judkins 右冠状动脉导管送入右冠状动脉图像 −1
识别开口部的钙化影。

步骤 4

● 将造影导管头端顺时针方向慢慢旋转，将导管端向预想的右冠状动脉开口送入时（图 2b，c）。通常在这个方向上，右冠状动脉的开口位于 Valsalva 窦基底部上方约半个椎体的位置，导管的头端几乎完全朝向画面的左侧。但是，指向前方的右冠状动脉开口也很多，此时**导管在完全没有指向左侧之前就已经到达，这种情况需要注意的是导管尖端有无嵌顿。**

此处注意

将导管逆时针方向旋转，当导管开口朝向左冠状动脉时，可以顺利地回血（图 2a）。

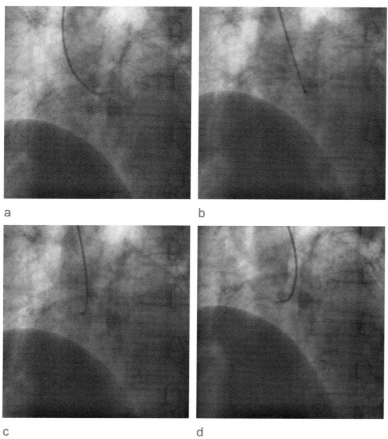

c　　　　　　d

图 2　Judkins 右冠状动脉导管送入右冠状动脉图像 −2

虽然图像难以分辨，但通过使导管顺时针方向旋转，导管头端朝向画面正前方（b, c）。导管头端几乎完全朝向画面的左侧。由于在这个位置上导管头端与心跳同步运动，所以可以预测已经插入右冠状动脉开口（d）。

● 如果造影导管走行的血管迂曲（图 3）或主动脉壁存在严重的动脉粥样硬化导致导管头端的扭矩传送很差的情况下，在旋转导管头端的同时加上提拉动作，这样就能顺利地操作了。

建　议

● 如果在旋转过程中导管的头端进入左心室时，可以先将导管头端在位于主动脉根部稍高的位置旋转，在抵达右冠状动脉入口附近稍微推送，这样就可以避免进入左心室了。

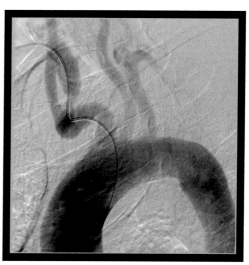

图 3　锁骨下动脉的迂曲

这种情况下，扭矩很难传导到导管的头端。

步骤 5

● 如果冠状动脉开口不在通常预想的位置，反复少量的"冒烟"也没有看到的话，可以在右 Valsalva 窦内做非选择性造影（cusp shot）（图 4）来明确右冠脉开口的位置。

● 如果右冠状动脉开口在左前斜位的切线方向看不见时，可以加用**右前斜位投照，特别是对于开口朝前异常开口的右冠脉**是有用的（图 5）。

步骤 6

● 多数情况下按照 1 ~ 5 的步骤操作将导管头端插入右冠动脉内，可以通过导管头端和心动周期同步运动的状态来判断（图 2d）。有时也会出现导管头端向右冠状动脉内深插的情况，需要特别注意。这种情况下，不要慌忙拔出导管，可以**一边确认导管头端压力，一边一点点反方向（逆时针方向）旋转**，来调整导管头端的位置。

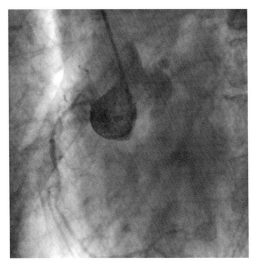 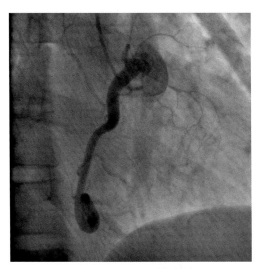

图 4　右 Valsalva 窦内做非选择性造影
确认右冠状动脉的开口。

图 5　右前斜体位投照下的非选择性造影
可以用来明确开口朝前的右冠状动脉。

步骤 7

● 导管插入后，要确认导管头端的压力波形。**在压力波形出现嵌顿或衰减的情况下，绝对不可以注入造影剂。**

压力波形嵌顿的原因

● 最常见的原因应该考虑**导管插入圆锥支**（图 6）或者**右冠状动脉近端狭窄**（图 7）。此时稍微抽出导管，在压力波形恢复正常情况下的那个位置造影来确认原因。插入圆锥支时，右冠状动脉的入口多位于其下后方（图 8），再稍微提一提再将导管顺时针方向旋转，然后导管就可以顺利地送入右冠脉开口。

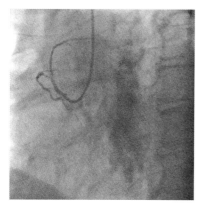

图 6　圆锥支的选择性造影

在导管头端压力波形嵌顿的情况下，不能强行推注造影剂。

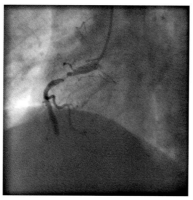

图 7　发现右冠脉近段有严重的狭窄

如果导管头端插入病变，稍稍撤出后再推注造影剂。

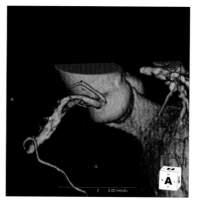

图 8　从右冠脉开口的上方发出独立的圆锥支

在插入导管时顺时针方向旋转，最有可能进入该血管。

使用 Amplatz 左冠状动脉用的导管进行右冠状动脉造影方法（图9）

- 由于主动脉根部的扩张，Judkins 右冠脉造影导管的头端无法到达右冠脉开口时或右冠脉高位开口的情况下，建议使用 Amplatz 左冠脉造影导管。

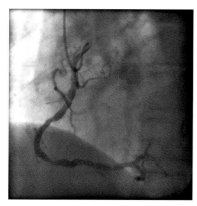

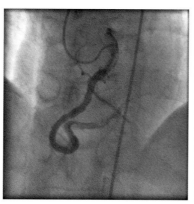

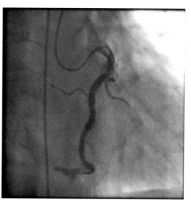

图 9　Amplatz 左冠脉造影导管进入开口朝前的右冠状动脉

从左到右依次为左前斜位 50°、头位 30°、右前斜位 30°。导管尖端指向前方进入右冠开口。

重点 !

- 右冠状动脉造影使用 Amplatz 导管时，根据弯的大小，通常选择比左冠状动脉造影小一个型号比较容易操作。

步骤 1

- 步骤 1~3 和采用 Judkins 右冠状动脉造影导管的操作相同。

步骤 2

- 导管的尖端指向左冠状动脉的方向（图10）。

步骤3

● 导管尖端朝向下方，可将导管沿 Vadsalva 窦深插，此时导管头端会逐渐上抬与右冠动脉保持同轴。同时顺时针方向旋转导管，头端就会进入右冠脉开口（图11）。然后再稍微地提拉导管，与右冠状动脉保持良好的同轴性（图12）。

重点 !

● 当把导管在 Vadsalva 窦中深插时，如果顶端不上抬或不能旋转时，一般考虑导管的型号过大，建议更换小一号的导管。

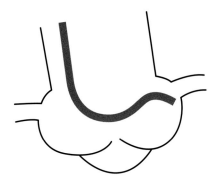 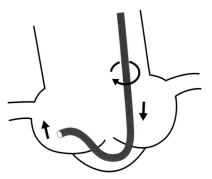 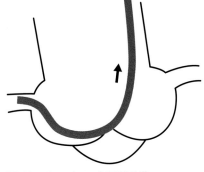

图10　Amplatz 左冠状动脉
导管插入 −1

图11　Amplatz 左冠状动脉
导管插入 −2

图12　Amplatz 左冠状动脉
导管插入 −3

步骤4

● 将 Amplatz 左冠脉造影导管从右动脉开口撤除时，需要注意的是，**与 Judkins 导管相比，发生开口损伤的风险要高**。特别是对于采用比主动脉型号稍大一点的导管造影时，会出现 Amplatz 导管插入右冠脉过深，此时如果直接向外拉导管，会导致头端更进一步深插（图13）。

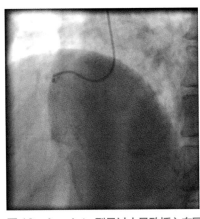 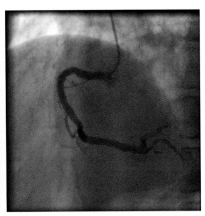

图13　Amplatz 型号过大导致插入右冠脉过深，尖端插入 RCA2#

建议

● 这种情况下，在透视观察下轻轻地深插导管，此时导管头端会离开冠脉开口。当导管头端离开冠脉开口时，可以通过逆时针方向旋转导管后安全拔出。

4

雨池典子　朴泽英成

左冠状动脉

冠状动脉造影时的导管操作是关系到将来 PCI 的基本操作，需要好好地学习。特别是左冠状动脉造影，如果采用 PCI 导管的操作要考虑其同轴性。同时，由于导管操作可能会导致严重的并发症，所以一定要安全、谨慎地进行操作。

> 首先掌握
> 此处要点

1 导管的操作一定要在透视下进行。

2 推进导管时，一定要让导丝先行。

3 遇到阻力时，不要暴力推送导管。

4 随时观察导管头端的压力波形。

5 了解 Judkins 导管和 Amplatz 导管的形状差异。

重点

● 务必掌握 Judkins 导管和 Amplatz 导管的基本操作。

Judkins left（JL）导管

导管的选择（表 1）

● 根据导管头端的弯曲大小，以 0.5cm 为单位规定尺寸。普通体型的日本人男性多使用 JL4.0 cm，女性多使用 JL3.5 cm。但是由于存在个体差异，在检查前可以事先用胸部 X 线片或 CT 影像结果作为参考。

● 在身材矮小的情况或主动脉根部狭窄的情况下，可以选择 JL3.5 cm。

● 在主动脉瓣疾病和长期高血压疾病导致主动脉根部扩张的情况下，选择 JL4.5 cm 或 JL5.0cm。

表 1　导管的选择

small aorta	normal aorta	enlarged aorta
JL3.5cm	JL4.0cm	JL4.5 或 5.0cm
·女性 ·身材矮小	·普通男性	·主脉瓣病变 ·长期高血压

导管的操作方法

● 由于 JL 导管的形状设计，所以 JL 导管不需要特别的操作就可以进入左冠状动脉的开口。**逆时针方向旋转的话，导管会向后运动；顺时针方向旋转的话，导管会向前运动**（图 1）。

● 左冠状动脉开口朝上时，如图 2 所示。

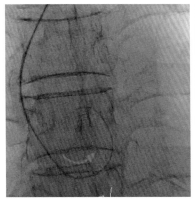 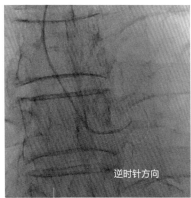

a：指引导丝先行，导管头端推进到冠状动脉开口部。　b：撤出指引导丝。

c：在许多情况下，导管会自然地到达左冠脉的开口。导管的头端到达冠脉开口前方的情况也很多，这种情况下，轻轻地顺时针方向旋转的同时，上提导管就会到达开口。

图 1　JL 导管的操作方法

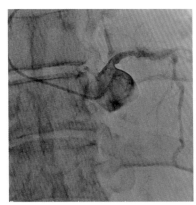 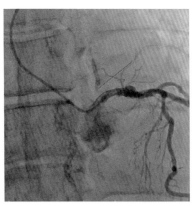

a：左冠脉开口向上的情况也很常见。

b：可以让患者深呼吸，在胸廓向下同时冠状动脉开口也会接近水平，此时可以很容易到达。

图 2　左冠状动脉开口朝上时的操作方法

Amplatz left（AL）导管

导管的操作方法（图 3）

① 让指引导丝先行，导管头端朝下进入升主动脉。

② 在进入到左 Valsalva 窦后撤除指引导丝，导管头端位于左冠脉开口的下方。这个时候导管的形状就像潜水时的鸭子。

③ 进一步推送导管，导管的头端就会沿着 Valsalva 窦的壁上抬。

④ 一边推送导管，一边逆时针方向加以旋转。

⑤ 抵达左冠状动脉开口。此时稍微拉一下导管，头端会深插；推送导管头端会回撤。通过反复微调使导管与左冠脉开口保持良好的同轴性。

> **此处注意**
>
> 在导管操作中，推注造影剂之前一定要检查头端的压力波型。

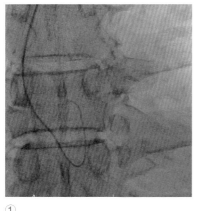
①

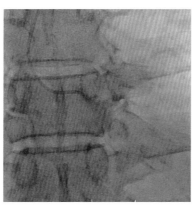
②

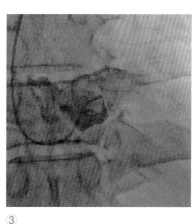
③

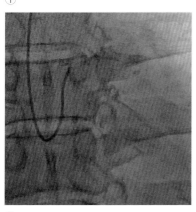
④

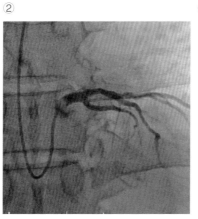
⑤

图 3　AL 导管的操作

压力波形的确认（图 4）

● 冠状动脉开口有狭窄、导管头端紧贴血管壁或有嵌顿时，会出现**压力曲线心室化**（ventricularization：即收缩压不变，但舒张压下降）的图形。另外，严重时可能会出现完全嵌顿（damping：收缩压和舒张压均减小）的图形。

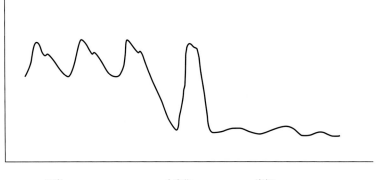

| 正常 | 心室化 | 嵌顿 |

图 4　压力波形的变化

● 在压力波型恢复正常之前，及时拉出导管是很重要的。如果压力波型不正常，在冠状动脉内注入造影剂的话，会引起冠脉夹层和室颤等严重并发症。

● 在怀疑开口狭窄时，可以在 Valsalva 窦内进行一次非选择造影，事先明确开口的病变情况。

● 以上所述只是左冠状动脉造影的基本操作。左冠状动脉的解剖存在个体差异。希望大家一边认真思考每一个病例，一边去练习操作。

5　移植桥血管造影

樱井将之　滨崎裕司

冠状动脉造影中，移植桥血管造影是需要加强基本功操作的技术。本节详细解说关于内乳动脉、静脉桥血管及胃网膜动脉等血管造影时怎样选择适合的导管及操作方法。

> 首先掌握
> 此处要点

1 同时行左侧内乳动脉及右侧内乳动脉造影时，建议选择股动脉入路。

2 股动脉入路血管迂曲时，可以采用长鞘管。

3 造影前要确认动脉压力波型。

4 注意选择性的造影。

5 如果没有静脉桥血管的标记，事先要通过 CT 确认。

左侧内乳动脉（LITA）和右侧内乳动脉（RITA）造影

- 只做 LITA (left internal thoracic artery) 造影时，选择**左侧桡动脉入路**。
- 只做 RITA (right internal thoracic artery) 造影时，选择**右侧桡动脉入路和 JL1 造影导管**（图1，2a）。
- 同时做 LITA 及 RITA 造影时，选择**股动脉入路和 JL4 或 IMA 造影导管**（图1，2b，2c）。

IMA 导管的造影方法

- 选择性造影的效果和非选择性造影的效果是完全不同的。
- 如果导管头端不能到达开口，可以在附近做一次非选择性造影来确认桥血管的位置（图3）。
- 导管嵌顿时有引起血管夹层的风险，所以一定要注意（图2）。

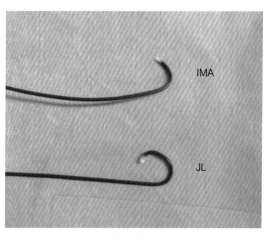

图1　LITA、RITA 造影导管

239

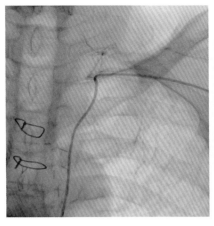 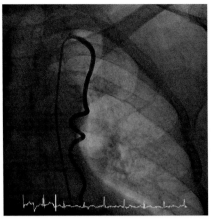 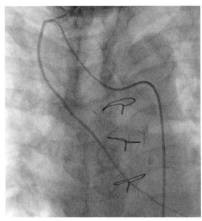

a：桡动脉入路的 LITA 造影（JL1 导管）。　　b：股动脉入路的 LITA 造影（IMA 导管）。　　c：股动脉入路的 RITA 造影（IMA 导管）。

图 2　桡动脉入路和股动脉入路

选择前后位，用指引导丝将导管头端送入 IMA 开口附近，然后推送导管就可以到达 IMA 开口。
桡动脉路径同样取后前位，导丝先行指引导管走向 IMA 开口附近，然后推送导管就可以到达 IMA 开口。

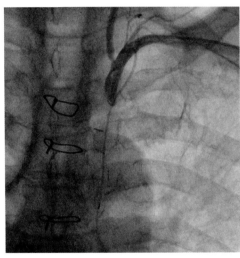

图 3　桥血管位置的确认

- 导管抵达开口后，在造影前一定要先确认压力波型（图 4）。
- 通过后前位整体的桥血管。通过 cranial、caudal 各个角度观察吻合口的情况，在头位和足位的各个角度进行桥血管造影（图 5）。

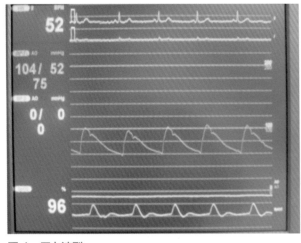

图 4　压力波型

在压力曲线没有出现的情况下造影可能会导致血管夹层。

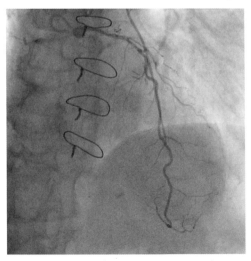

图 5　LITA-LAD（RAO·cranial 体位）

股动脉入路时导管进入锁骨下动脉的方法

- 一定要让指引导丝先行，拔出导丝后将导管顺时针旋转，导管头端就可以指向锁骨下动脉开口。再次插入指引导丝，沿着导丝将导管送入 IMA 的略远处。撤出导丝回撤导管，就可以到达到 IMA 的开口（图 6）。

髂动脉入路迂曲时处理方法（图 7）

- 如图 7a 所示，髂动脉入路血管迂曲。如图 7b 所示，将长鞘植入能解除迂曲。

> **重点** ❗
>
> - 此时如果不更换长鞘管继续操作的话，导管没有传递扭矩，操控性也很差。另外，也会成为导管打折的原因。

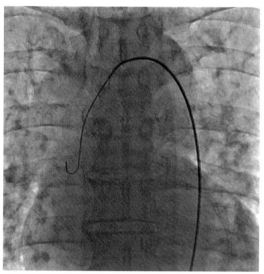

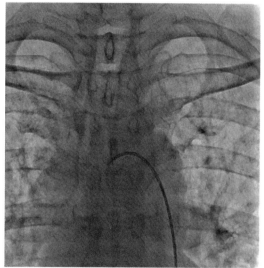

a：一定要让指引导丝先行。

b：撤除指引导丝。

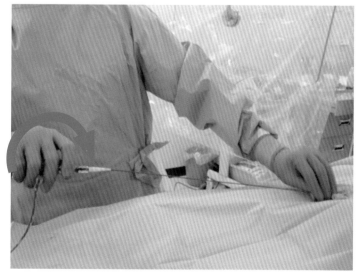

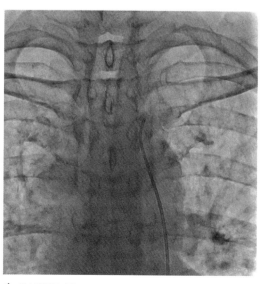

c：顺时针旋转导管使头端指向锁骨下动脉开口。

d：进入锁骨下动脉。

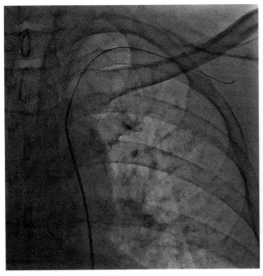
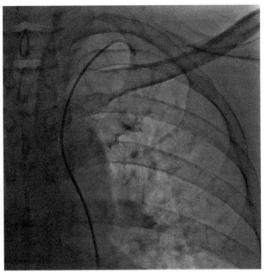

e：再次送入指引导丝，沿导丝将导管送到 IMA 开口远端。

f：撤除指引导丝，回撤导管就可以到达 IMA 开口。

图 6　导管进入锁骨下动脉的操作步骤

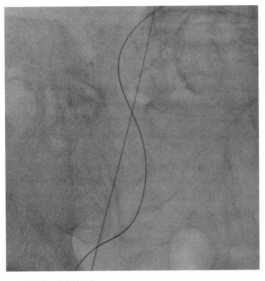
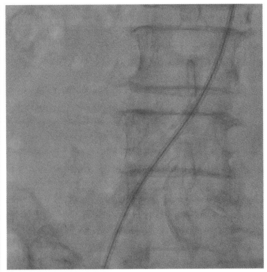

a：髂动脉入路血管迂曲。

b：使用长鞘后迂曲解除。

图 7　髂动脉入路血管迂曲

▌ AC 桥血管造影

- 大多数情况下都有标记，因此可以作为指引将导管送达到位。
- 如图 8 所示，在没有标记的情况下，桥血管通常位于升主动脉前面（RCA 上方一点）的位置；如果是择期造影检查，事先进行冠状动脉 CTA 检查明确桥血管情况。

使用的导管

- JR4 或 AL1（图 9a）。JR4 达不到的时候使用 AL1。

导管的操作方法

- 用 LAO 体位或 lateral 体位，逆时针旋转就可以到达（图 9b）。与 RCA 造影的操作相同。

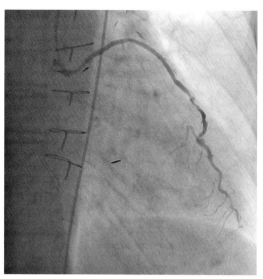

a：没有标记的桥血管造影。

b：冠脉 CT。

图 8　AC 桥血管造影 –1

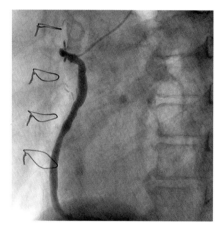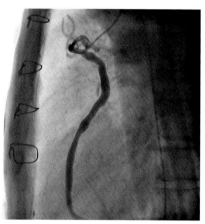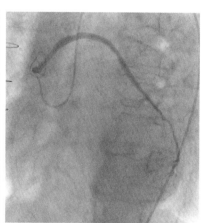

a：LAO 体位，使用 JR4 造影。

b：lateral 体位，使用 JR4 造影。

c：LAO 体位，使用 AL1 造影。

图 9　AC 桥血管造影 –2

胃网膜动脉（GEA）造影

- 因为作为桥血管的使用频度低，所以 GEA（gastro-epiploic artery）的造影很少使用。但实际上对 GEA 进行造影时，因为不熟悉，所以有时导管不能很好地到位。因此最重要的是**一定要了解血管的解剖**（图 10）。

> **建 议**

- 只要理解了位置关系，操作就不那么难了。因为腹腔动脉的起始部分位于降主动脉的前方，使用 RCA 造影的操作方法在 LAO 或 lateral 体位下，采用 JR4、IMA、AL1 或图 11 那样鹅颈形形状导管的话，操作就很容易进行了。

- 腹腔动脉如图 10 所示，由于紧接在后面分为 3 个分支，所以到达腹腔动脉之后如图 12 所示导管沿指引导丝进行深插后的造影效果更好。

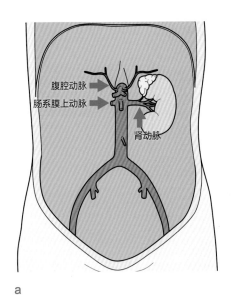

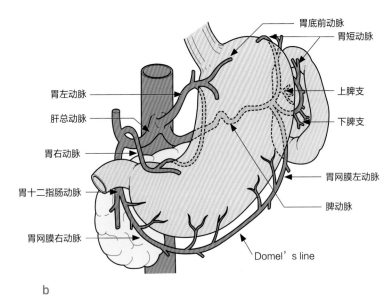

a

图 10 主动脉起始部位解剖

b

图中标注（图b）：
- 胃底前动脉
- 胃短动脉
- 胃左动脉
- 肝总动脉
- 胃右动脉
- 胃十二指肠动脉
- 胃网膜右动脉
- 上脾支
- 下脾支
- 胃网膜左动脉
- 脾动脉
- Domel's line

图中标注（图a）：
- 腹腔动脉
- 肠系膜上动脉
- 肾动脉

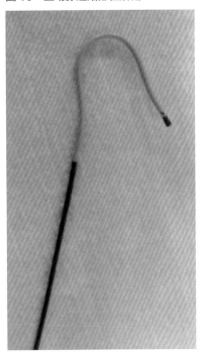

图 11 鹅颈形导管

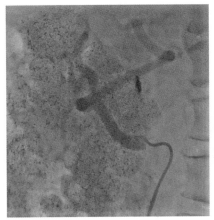

a：lateral 体位。

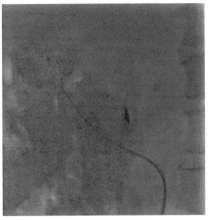

b：送入指引导丝。

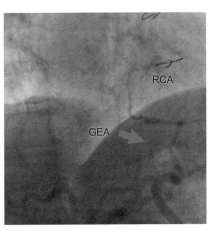

c：GEA 造影。

RCA

GEA

图 12 GEA 造影

6　冠状动脉起源异常

矢嶋纯二

冠状动脉起源异常虽然很少见，但也有难以确定诊断导致猝死情况的发生。
冠脉起源异常有各种各样的类型，这里我们来了解使用左 Judkins 造影的方法。

> 首先掌握
> 此处要点

1 在冠状动脉起源异常中最常见的是右冠脉起源于左冠窦，占冠脉起源异常的 80% 左右。

2 可以用左 Judkins 导管或左 Amplatz 导管简单地进行造影。

冠状动脉起源异常

- 一旦习惯了正常冠状动脉造影，不久就会遇到常规的冠脉造影操作不能成功的患者。"在右冠窦中注入造影剂，也找不到右冠动脉开口。"当你正在疑惑不解时，一位经验丰富的医生，**使用左 Judkins 导管轻松地完成了右冠动脉造影**，这种情况很出乎意料吧。

- 其原因是有 1% ~ 2% 的患者存在冠脉起源异常，在冠脉起源异常中，**右冠状动脉起源于左冠窦的类型最多，约占 80%**。有经验的医生会用左 Judkins 导管和左 Amplatz 导管简单进行造影。是否对此有经验，**决定了冠脉造影的熟练程度**。

最常见的冠状动脉起源异常类型

- 图 1 显示了最常见的冠脉起源异常的类型。为了便于理解，采用冠脉 CT 的三维成像。右冠状动脉没有起始于右冠窦内，而是在左冠窦内左冠状动脉的稍前方发出。此时在**右冠窦内无论如何转动右 Judkins 导管也不能找到，而是需要在左冠窦内操作导管。**

> **此处注意**
>
> 基本的左冠状动脉造影是采用 Judkins 导管通过常规方法即可完成。
> 右冠状动脉起源于左冠状动脉时，将左 Judkins 导管轻轻后撤后顺时针转动就可以完成造影。

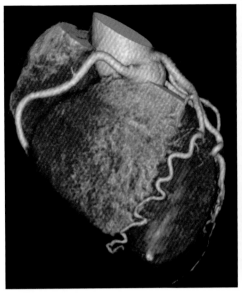
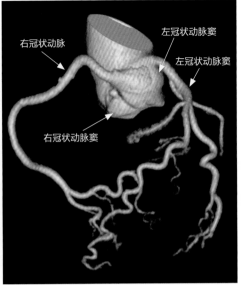

右冠状动脉　左冠状动脉窦　左冠状动脉窦

右冠状动脉窦

a

b

图1　起源异常的冠状动脉 CT 成像

冠脉起源异常的其他类型

● 最多的类型如上所述。除此之外，其他起源异常的类型也较多。也有如果不进行主
动脉造影就无法处理的情况。以下列举在笔者医院发现的其他起源异常的病例（图2），
可以作为参考。

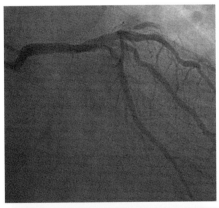

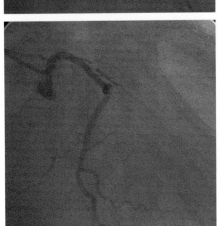

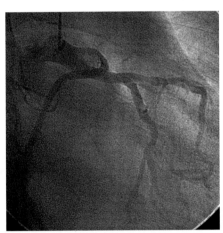

b：RCA（右冠状动脉）直接起源于左主干。

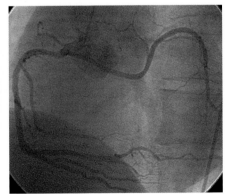

a：没有左主干，LAD 及 LCX 直接起源于主动脉。

图2　冠状动脉起源异常

c：LCX（回旋支）直接起源于右冠脉。

诱发冠状动脉痉挛

冠状动脉痉挛诱发试验包括乙酰胆碱负荷试验和麦角新碱负荷试验。
本节介绍笔者医院实际进行的操作，具体说明各自的特点和终止条件。

首先掌握
此处要点

1 乙酰胆碱负荷试验和麦角新碱负荷试验相比，自然缓解的情况较多，因此对多支血管痉挛的诊断是有用的。

2 在乙酰胆碱负荷试验中，由于会出现一过性的严重心动过缓，因此需要准备临时起搏（40～50次/min）。

3 由于诱发冠状动脉痉挛有出现并发症，如低血压、休克、严重心律失常的风险，因此在迅速缓解痉挛的同时，需要努力稳定血流动力学状态。

4 作为冠脉痉挛药物负荷试验中的阳性所见，是出现"伴随心肌缺血的临床表现（心绞痛及缺血性心电图变化），此时冠状动脉可一过性的完全或次全闭塞（>90% 狭窄）"。

冠状动脉痉挛诱发实验

● 在临床上分为乙酰胆碱负荷试验和麦角新碱（ER）负荷试验，作为冠状动脉痉挛诱发试验。

乙酰胆碱负荷试验（图1）

● 注射用乙酰胆碱（双阴极注射用 0.1g/1A）0.1g 加入到 37℃的生理盐水 499mL 中混合，从中抽取 2mL 与生理盐水 18mL 混合成 20mL，则浓度为 20mg（1mL）。左冠状动脉依次给药量为 20μg（1mL）、50μg（2.5mL）、100μg（5mL），而右冠状动脉依次给药量为 20μg（1mL）、50μg（2.5mL）。如果没有诱发冠状动脉痉挛的话，20s 后加大剂量。

此处注意

原则上，各剂量开始注入 1min 后做冠状动脉造影。但是如果有症状或心电图改变时要立即造影。每个不同剂量的乙酰胆碱给药需要间隔 5min。

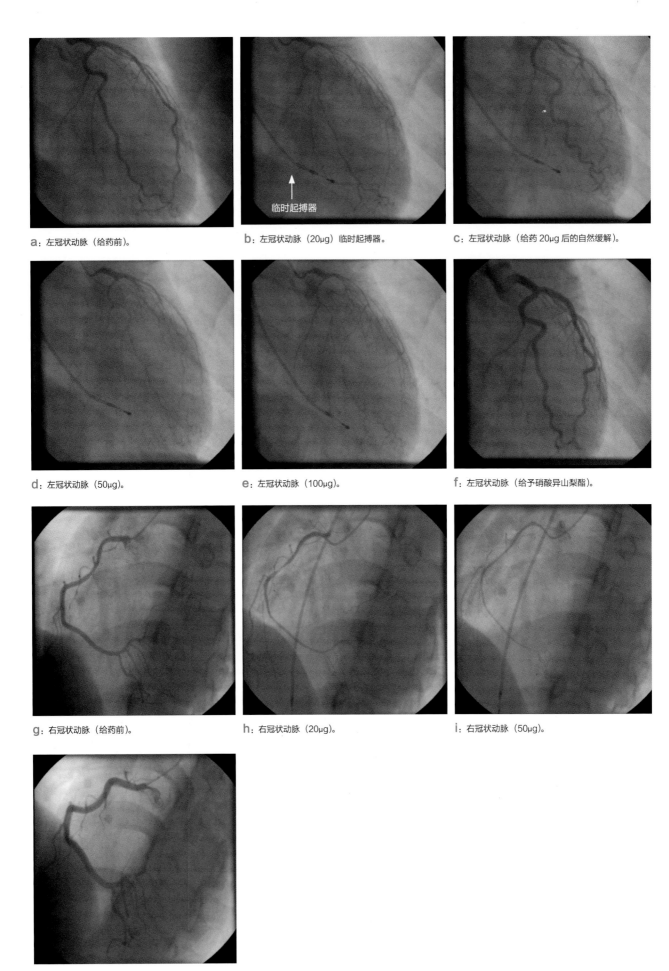

a：左冠状动脉（给药前）。

b：左冠状动脉（20µg）临时起搏器。

c：左冠状动脉（给药 20µg 后的自然缓解）。

d：左冠状动脉（50µg）。

e：左冠状动脉（100µg）。

f：左冠状动脉（给予硝酸异山梨酯）。

g：右冠状动脉（给药前）。

h：右冠状动脉（20µg）。

i：右冠状动脉（50µg）。

j：右冠状动脉（给予硝酸异山梨酯）。

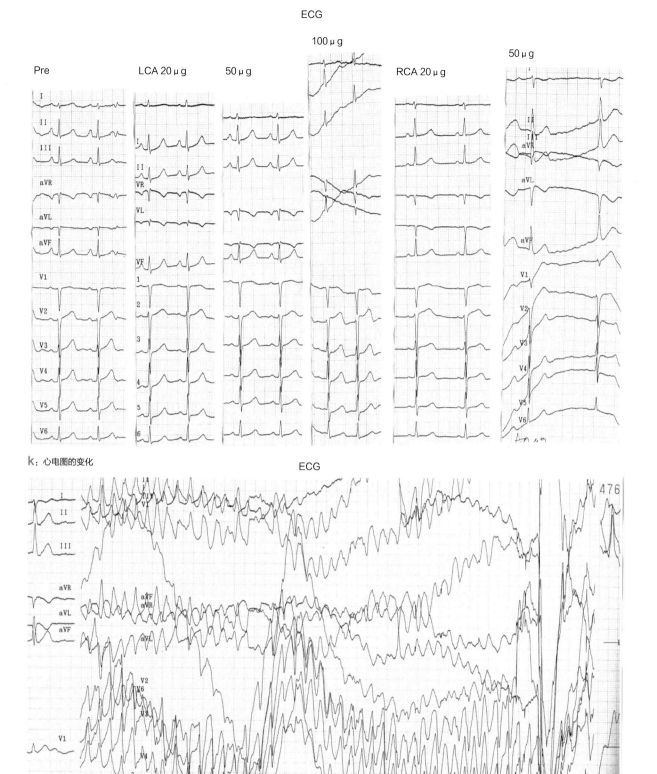

ECG

Pre   LCA 20μg   50μg   100μg   RCA 20μg   50μg

k：心电图的变化

ECG

l：右冠状动脉给药 50μg 后的冠状动脉痉挛伴有心室颤动，需要电除颤。

图 1 乙酰胆碱负荷试验阳性病例

患者为 20 多岁的女性。主诉是从夜间到清晨 10min 左右胸部压迫感。从左冠状动脉开始进行负荷试验，左右冠状动脉均诱发了冠状动脉痉挛。右冠状动脉给药 50μg 后出现室颤并进行了电除颤。

乙酰胆碱的半衰期

● 乙酰胆碱的半衰期极短，与麦角新碱引起的痉挛不同，诱发的冠状动脉痉挛大多会自然缓解。因此，**冠状动脉痉挛即使被诱发也不需要给予硝酸酯类药物的情况，特别是对于多支冠状动脉痉挛的诊断是有用的。**尽管如此，有时冠状动脉痉挛的缓解也会延迟，如果患者的状态和血流动力学稳定可观察等待痉挛自然解除；如果不是那样的话，就必须快速解除痉挛。此时首选是给予短效的硝酸酯类药物，如果选择**给予硝酸异山梨酯**的话可能会对于其他的血管诱发造成影响。

乙酰胆碱的给药

● 通过给予乙酰胆碱（特别是右冠状动脉内使用）可能会一过性出现严重的心动过缓，因此需要备用临时起搏器（40~50 次/min)。

> **建 议**
>
> ● 通过注入乙酰胆碱，有时会发生一过性的房颤。多数情况会在数分钟以内恢复到窦性心律，但是在导管室内也有少数病例没有恢复到窦性心律。在这种情况下，静脉注射西苯唑啉和普罗帕酮等是有效的。

麦角新碱负荷试验（图2~图4)

● 将麦角新碱注射液 0.2mg/mL 注入生理盐水 99mL 中，配成 2µg/mL 的浓度。数分钟（2~5min）冠脉内给药 20~60µg（10~30mL）。给药 1~2min 后，实施冠状动脉造影。如果给药期间有症状或心电图变化可立即造影。如果一侧冠脉试验为阴性，5min 后可做另一侧试验。

> **重点**
>
> ● 麦角新碱诱发的冠状动脉痉挛不容易自然缓解，需要冠脉内应用硝酸甘油来缓解痉挛。

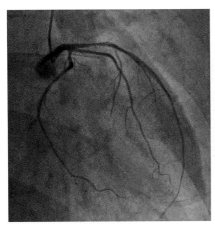 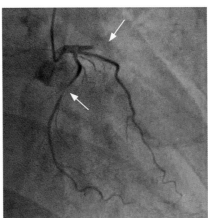 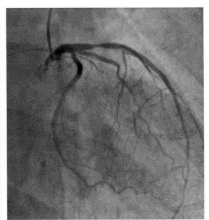

a：给药前。　　b：给药后。　　c：痉挛解除后。

图2　麦角新碱负荷试验阳性病例（左前降支闭塞）

● 在目前临床中，麦角新碱负荷试验存在着各种各样的不同给药剂量。笔者医院原则上只实施乙酰胆碱负荷试验，相关医院实施麦角新碱负荷试验，每分钟进行 2 次每次 25μg（共 50μg）。对于轻度痉挛等情况，适当地追加给药 25～50μg。

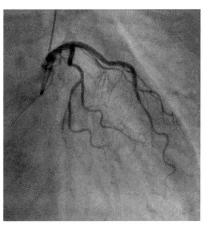 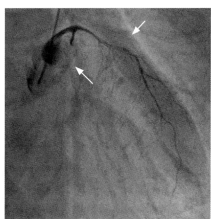 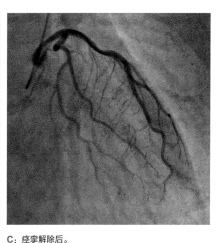

a：给药前。 b：给药后。 c：痉挛解除后。

图 3 麦角新碱负荷试验阳性病例（回旋支闭塞）

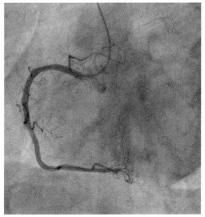 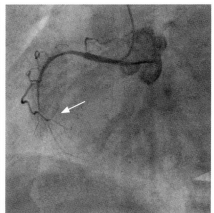 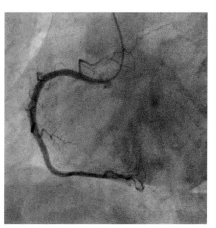

a：给药前。 b：给药后。 c：痉挛解除后。

图 4 麦角新碱负荷试验阳性病例（右冠状动脉闭塞）

关于指南的争议

● 过去在临床上做过经静脉途径的麦角新碱负荷试验，但由于安全问题所以指南并不推荐。根据笔者的经验，虽然没有大的并发症发生，但是与血压升高、冠状动脉痉挛无关的胸部症状让人印象深刻。

● 在冠状动脉痉挛性心绞痛的诊断和治疗指南中，通过乙酰胆碱和麦角新碱负荷试验中，冠脉造影所见的"伴随心肌缺血的表现（心绞痛以及缺血性心电图变化）的冠状动脉一过性完全或次全闭塞（>90% 狭窄）"来作为冠状动脉痉挛的定义。但是根据病例的不同，负荷试验不一定伴随着次全闭塞、心绞痛症状和显著的心电图变化。虽然没有阳性结果，但也不能否定冠状动脉痉挛的诊断。在这种情况下，临床上可以对疑似冠状动脉痉挛进行抗痉挛治疗。

● 冠状动脉痉挛诱发试验虽然只是检查，但是对于容易引起冠状动脉痉挛和多支血管痉挛的病例，有时会诱发严重、持续且广泛的冠脉痉挛而导致血压下降、心源性休克（图5）、心室颤动（图1）、心脏骤停等严重的并发症。因此，必须有应对的措施，例如冠脉内给予硝酸甘油迅速缓解痉挛，给予升压药维持血压，电除颤恢复窦性心律等。

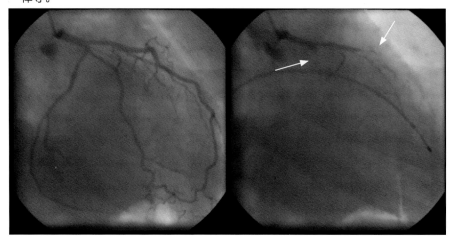

图 5　乙酰胆碱负荷试验阳性病例
左冠状动脉前降支、回旋支闭塞病例。左前降支及回旋支同时闭塞，一过性休克状态。

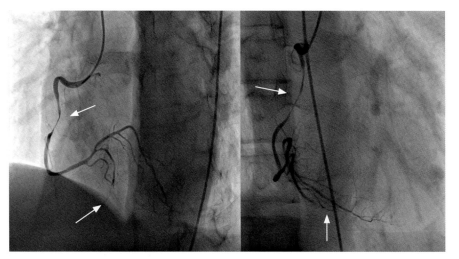

a：右冠状动脉造影。

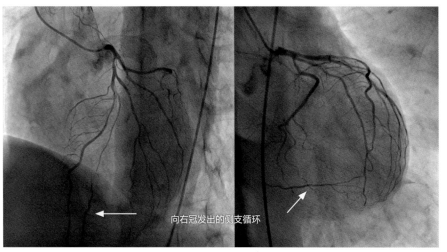

向右冠发出的侧支循环

b：左冠状动脉造影 -1。

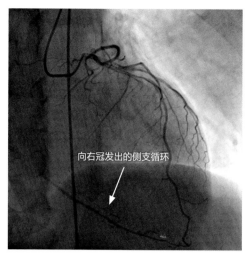

c：左冠状动脉造影 -2

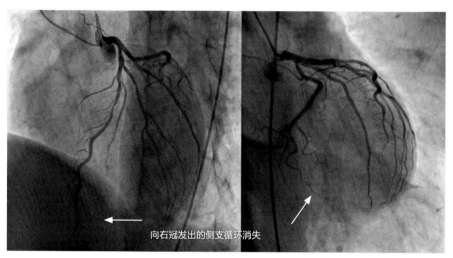

d：左冠状动脉注射硝酸异山梨酯后的造影

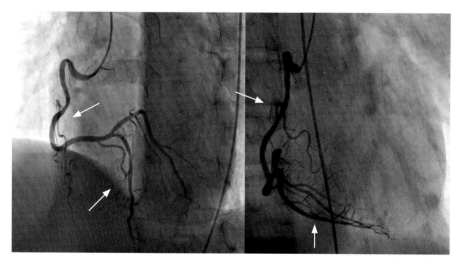

e：右冠状动脉注射硝酸异山梨酯后的造影

图6　因左心功能低下·室性心动过速而实施心脏导管检查

按预定进行乙酰胆碱负荷试验，造影确认到左右冠状动脉都发生了痉挛。右冠状动脉后降支远端闭塞，从左冠状动脉向右冠脉发出了侧支循环。在冠脉内注射硝酸异山梨酯后左右冠脉痉挛都解除了，侧支循环也消失了。

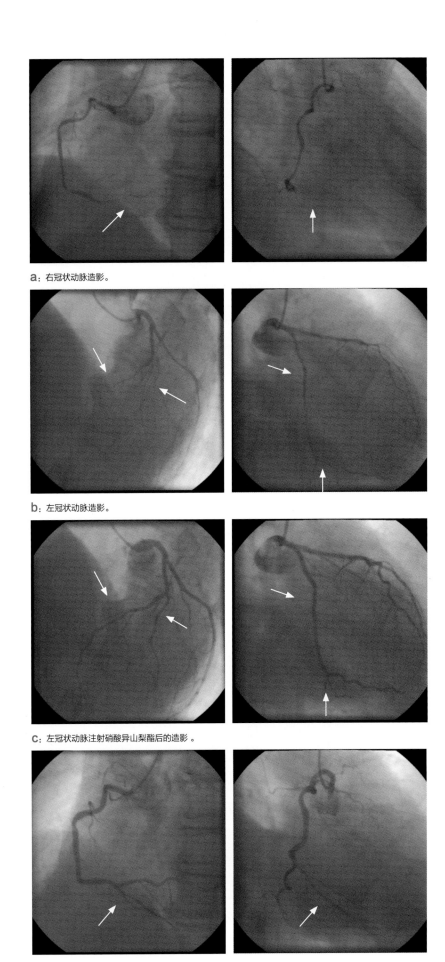

a：右冠状动脉造影。

b：左冠状动脉造影。

c：左冠状动脉注射硝酸异山梨酯后的造影 。

d：右冠状动脉注射硝酸异山梨酯后的造影。

图 7　既往冠状动脉造影病例

既往因为做过冠状动脉造影，没有明显的变化，考虑冠状动脉痉挛，目前还在治疗中。由于未发现明显的狭窄病变，本次因有新的心电图变化（Ⅱ·Ⅲ·aVF 导联的 Q 波）的出现、左心功能低下而再次实施冠状动脉造影。根据过去的观察结果预定进行乙酰胆碱负荷试验，但是通过造影已经发现左右冠状动脉有痉挛改变。在本病例中患者没有明显的症状和心电图变化。在冠脉内给予硝酸异山梨酯后左右冠状动脉痉挛都解除了。

经桡动脉途径

● 经桡动脉途径时，在诱发冠状动脉痉挛之前我们可能会遇到由于桡动脉痉挛引起的导管操作困难。这时候除了需要谨慎的操作之外，**选择 4Fr 的造影导管或更换可以左右共用的多功能造影导管（可以立即进行对侧冠状动脉造影）也是可行的**，或者努力去**缓解患者的紧张**。

● 需要注意的是，**导管操作会诱发冠脉痉挛（特别是右冠状动脉入口附近等）**。只要停止导管操作，就不会刺激冠脉痉挛。所以可以先不给予硝酸酯类药物，观察等待一会儿，痉挛多数会自行缓解。

左右冠状动脉造影

● 在左右冠状动脉造影中，并没有原则框架，选择最能清楚区分各个冠脉分支的角度就可以。当然，在药物负荷试验时也要在同一角度造影，笔者医院原则上用 biplane（医用血管 X 线造影机）从两个方向进行造影。

实施负荷试验时的心电图所见

● 由于药物和造影剂的注入会导致 T 波等的心电图发生变化，所以一边用肝素加生理盐水冲洗，一边记录没有注入药物和造影剂时的心电图。

冠状动脉造影的思想准备

● 冠状动脉造影发现严重的狭窄病变，是进行冠脉介入治疗的一般适应证，如果没有发现明显的狭窄病变，就会不重视这个病例。但是在这样的病例中，必须充分认识到可能是冠状动脉痉挛所导致的。

● 在冠状动脉痉挛引起的缺血性心脏病中，日本人的发病比例是欧美人的 3 倍。因为急性冠脉综合征、猝死、不稳定性心绞痛，危及生命的心律失常、心力衰竭等疾病与冠状动脉痉挛有很大的关系，所以为了明确病因而行冠状动脉痉挛诱发负荷试验是非常有必要的。

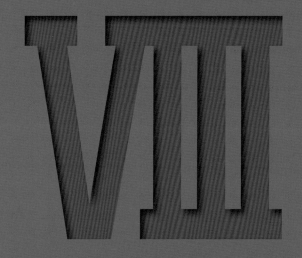

冠状动脉造影的评价方法

冠状动脉的分段法及病变形态的评价

为了评价冠状动脉病变的程度，有必要掌握其基本的分类方法。冠状动脉造影的评价方法有许多，应该掌握目前最流行的 AHA 分类方法。

Point

首先掌握
此处要点

1 AHA 的分类将冠状动脉分成 15 段，按照 0～100% 将狭窄程度分成 7 个等级来评价。

2 ACC/AHA 的形态分类法广泛适用于治疗策略的选择及并发症的评估。

3 根据 ACC/AHA 的形态分类，SCAI 还提出了新的分类。

AHA（American Heart Association）分类

- AHA 分类是根据冠状动脉造影得到的图像来评价狭窄病变的方法，目前在日本临床的应用最普及。**将冠状动脉分割成 15 个区段来表现病变的存在部位；而狭窄的程度则用 7 个等级进行评估，即 0～100%。**

- 右冠状动脉为 #1～ #4，左冠状动脉主干部为 #5，左前降支及其分支为 #6～ #10，左回旋支及其分支为 #11～ #15，共计 15 个分段（图 1，表 1）。

- 实际上，**冠状动脉的走行和分支也有很多变异，也常见按照教科书进行分类不存在的情况**。例如在右冠状动脉优势的情况下 #15 就不存在。相反，在左冠状动脉占优势的情况下，#3 以后也不存在。

- 表 1 的分段不能表现的分支。例如，第三以后的对角支和高位钝缘支（中间支）等在临床上可能存在有意义的狭窄。

- 另外，写着 #1 的情况下，日语中一般读"1 号"或"1 段"。

建 议

- 这些分类方法在国际上也是通用的，但是在欧美不怎么使用 AHA 分类，而是近段（Proximal/Prox.）、中段（Middle/Mid.）、远段（Distal/Dis.）。例如，#1 表示为 Prox.RCA，#7 表示为 Mid.LAD 等。

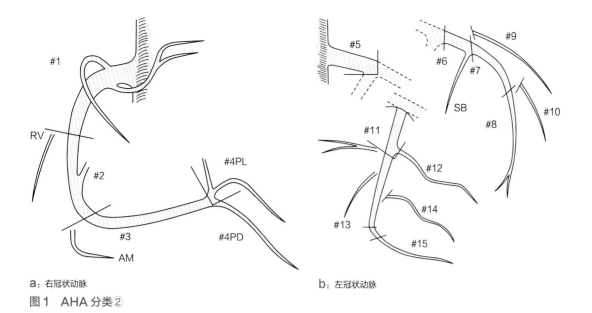

a：右冠状动脉   b：左冠状动脉

图1 AHA 分类②

表1 AHA 分类①

RCA（右冠状动脉）	
# 1	从右冠脉开口到锐缘支（AM）之间分成两部分。通常第二部分的近端有右室支（RV）发出，可以用它作为标记线
# 2	从右冠脉开口到锐缘支（AM）分支之间的两等分的远 1/2 段。即从 RV 到 AM
# 3	从锐缘支（AM）到后降支（PD）和后侧支（PL）的分叉
# 4	从后降支（PD）和后侧支（PL）的分叉部开始到末梢。分别表示为 #4PD、#4PL。 根据 PL 的走行不同，多表现为房室结支（#4AV）
LMT（左主干）	
# 5	从左冠状动脉入口到左前降支（LAD）和左回旋支（LCX）分叉
LAD（前降支）	
# 6	从回旋支分叉后到第一间隔支（1st major SB）分叉
# 7	从第一间隔支（1st SB）分叉到第二对角支（D2）分叉。当第二对角支不明确时，将第一间隔支到末梢之间两等分的近 1/2 段
# 8	从第二对角支（D2）分叉到末梢。当第二对角分支不明确时，将第一间隔支到末梢之间两等分的远 1/2 段
# 9	第一对角支（D1）
# 10	第二对角支（D2）
LCX（左回旋支）	
# 11	从回旋支开口到钝缘支（OM）分叉
# 12	钝缘支（OM）
# 13	从钝缘支分叉（OM）到末梢
# 14	从 #13 开始分出后侧支（PL）
# 15	从 #13 开始 #14 后分出的后降支（PD）

冠状动脉狭窄程度的判断（图2）

● 判断冠状动脉的狭窄程度，是以病变部位近段和远端的健康血管直径为参照根据目测推算的。**从多角度拍摄的影像中，选择狭窄最重的角度，严格地说是在舒张末期的静止图像上进行测量的。**

● 完全没有狭窄的为 0%，完全闭塞为 100%，其间狭窄度为 0~25% 为 25%，

26% ~50% 为 50%，51% ~75% 为 75%，76% ~90% 为 90%，将 91% ~99% 标记为 99%。

此处注意

尽可能地将血管分离出最好的角度，进行选择造影观察。为了能均匀的在冠脉内注入造影剂，可以事先在冠脉内给予适量的硝酸甘油。

- 99% 的狭窄中伴随**末梢部造影延迟的情况，经常被描述为次全闭塞**。
- 传统上 75% 以上的狭窄称为有病理意义狭窄，是介入治疗的对象。但是目前**不推荐只根据 AHA 分类的狭窄程度来制定手术策略**。

AHA 分类的难点

- 作为 AHA 分类的干预临界点，各病变部位的大小和供血范围的个体差异不同；即使是同一段的狭窄，在不同个体之间不能一概而论；而且狭窄程度的评价大多只凭借目测，受到主观因素的左右。
- 其他还有 **CASS(Coronary Artery Surgery Study) 分类**，与 AHA 分类相比，这是一种被分得更细、更容易应对个人差异的命名方法，但在实际临床中应用的很少。

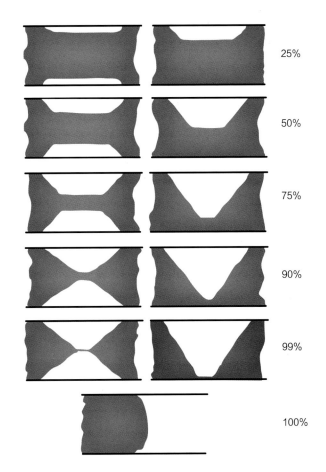

图 2　狭窄程度的分类

病变的形态评价

- 以介入治疗为前提的治疗策略，从成功率及并发症的发生风险来评价病变形态，**目前也普遍使用 ACC/AHA 的形态分类法**（表 2）。
- 按照 type A → type B1 → type B2 → type C 的顺序，**进行干预手术成功率逐步降低，并发症的风险逐步增加**。

● 作为支架治疗标准，为了能够减少急性期的并发症，最接近 SCAI（Society for Cardiovascular Angiography and Intervention）提出了新的分类。基于 ACC/AHA 形态分类法的 type C 病变项目中，按照是否具有除完全闭塞超过 3 个月以外的病变特征、血管是否通畅分成 4 类（表 3）。

表 2 ACC/AHA 的形态分类法

type A 病变（低风险）
满足以下所有项目 ・局限性病变（病变长度 10mm 以下） ・向心性病变 ・简单病变 ・管壁光滑 ・病变部位的成角 45° 以下 ・非钙化或轻微钙化 ・不是完全闭塞 ・非开口病变 ・不累计大的分支 ・非血栓
type B 病变（中风险）
以下项目中只满足一个项目为 type B1，满足两个以上的为 type B2 ・管状病变（病变长度 10~20mm） ・偏心病变 ・病变近段血管中度迂曲 ・管壁不规则 ・病变部位中度成角（45° 以上、90° 以下） ・中至重度钙化 ・完全闭塞少于 3 个月 ・开口病变 ・需要导丝保护的分叉病变 ・有一定程度血栓
type C 病变（高风险）
符合以下项目中的任意一项 ・弥漫性病变（病变长度 20mm 以上） ・病变近端血管高度迂曲 ・重度成角病变（90° 以上） ・完全闭塞超过 3 个月 ・无法保护的主要边支 ・伴有易碎病变的静脉桥血管

表 3 SCAI 的形态分类法

type Ⅰ
不符合 type C 的标准，血管通畅
type Ⅱ
符合 type C 的任意标准（除外完全闭塞），血管通畅
type Ⅲ
不符合 type C 的标准，血管慢性闭塞
type Ⅳ
符合 type C 的任意标准（除外完全闭塞病变的任意一种）

TIMI 分级和 Blush 评分

目前临床广泛使用 TIMI 分级和 Blush 评分作为再灌注治疗后的预后预测因子。因为它们也是评价心肌梗死的重要指标，所以一定要好好掌握。

Point

首先掌握此处要点

1 用临床上较常使用的 TIMI 分级来评价冠状动脉血流情况。

2 TIMI 分级是反映心外膜血管血流的指标。

3 Blush 评分是反映心肌微循环的指标。

4 TIMI 分级和 Blush 评分都是再灌注治疗后的预后预测因子。

5 要充分了解 TIMI 分级和 Blush 评分的实用性和局限性。

TIMI (Thrombolysis in myocardial infarction) 分级

- 1985 年在美国举行的 Thrombolysis in myocardial infarction (TIMI) 试验中使用了再灌注治疗后对梗死血管的血流评价方法。**特别是对心外膜血管血流的评估，仍是目前临床上广泛使用心外膜血管血流的评估方法（表 1）。**
- 除外分叉病变、分支梗死血管以外，能评价冠状动脉整体血管的血流方法。
- 以 TIMI 血流 3 级作为再灌注治疗成功的定义。
- **TIMI 分级用梗塞血管血流延迟来推测冠状动脉血流，不能评价冠状动脉狭窄程度。**

此处注意

在心肌梗死的急性期不仅是梗死靶血管，非梗死血管的血流速度也在下降。因此，如果以此作为基准进行判定，TIMI 评分结果存在被高估的可能性。

表 1 TIMI 分级

grade 0	造影剂无法通过闭塞部位
grade 1	造影剂通过闭塞部位，但停滞，无法充盈末梢血管
grade 2	造影剂通过闭塞部位，可以到达末梢。但造影剂充盈及清除的速度比正常冠脉（对侧冠状动脉或梗死靶血管闭塞的近端）流速缓慢
grade 3	造影剂通过闭塞部位，可以到达末梢。造影剂充盈及清除的速度与非阻塞血管相同

心肌 BLUSH 评分（MBS）

- TIMI 分级是评估心外膜血管血流的指标，而 **MBS 则是根据造影剂的心肌染色浓度而针对心肌微循环的评价方法**（表 2a）。
- 心肌微循环的评价中不仅有心肌染色影（造影剂充盈），也有造影剂的流出（造影剂排空）。TIMI myocardial perfusion（TMP）也有报道（表 2b）。
- 造影剂会造成很强的心肌染色，染色的残留时间长，表示心肌微循环障碍对残存的心肌损伤很强。**与 MBS 一样，TMP 也是再灌注治疗后预后的预测因子。**
- 如果目测判断 4 个阶段困难的话，临床上常使用 MBS 0/1、2、3 的 3 个阶段，及 0/1、2/3 的 2 个阶段的评价方法。

表 2 MBS 与 TMP

grade 0	没有发现造影剂引起的磨玻璃样染色（blush）的情况
grade 1	极少的 blush 染色
grade 2	中度的 blush 染色，但与非闭塞血管支配区域相比较薄
grade 3	正常 blush 染色，与非闭塞血管支配区域相同

a：MBS

grade 0	造影剂不进入心肌微循环。造影剂没有或者极少的引起的磨玻璃样的心肌染色（blush）
grade 1	造影剂缓慢进入心肌微循环，但心肌染色不消失。心肌 blush 染色在下一个序列造影时（间隔 30s）没有清除
grade 2	造影剂进入心肌微循环和清除延迟。有心肌 blush 染色，但清除速度缓慢，3 个心动周期不消失或稍微减弱
grade 3	造影剂进入心肌微循环和清除是正常的。有心肌 blush 染色，3 个心动周期后 blush 染色消失与非梗死部位相同

b：TMP

造影体位的选择

- 根据靶血管的造影方向选择。

  RCA：RAO 或 LAO cranial 体位

  LAD：RAO cranial、LAO cranial 体位或 left lateral 体位

  LCX：RAO caudal 或 left lateral 体位

建 议

在评价 MBS 时，造影时要注意以下几点：

①为了不造成血管的重叠，选择能尽量分离各个血管的体位。

②为了能够观察心脏的整体构架，造影时不要移动床。

③**从造影剂的心肌染色到静脉排空，造影时间要足够长。**

④测量时的条件是导管不要嵌入血管壁，导管内要充满造影剂。

⑤为了**避免主观因素**，必须由两人以上判读。

● 病例（图1）

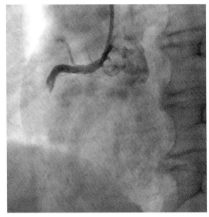

①伴有血栓直径较大的右冠状动脉
急性 ST 段抬高型心肌梗死。为了保护远端的微循环，在术中使用 percu surge 远端血管保护装置（美敦力公司产）。

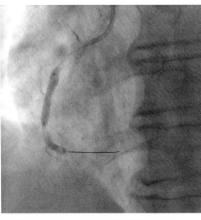

②进行血栓抽吸后，在远端血管保护装置预防下采取直接支架植入术。

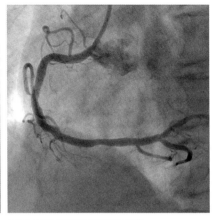

③植入支架后微循环得到良好的灌注。

a：使用血栓保护装置下的支架植入术。

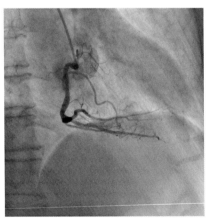

①该病例支架术后的造影。把整个心脏收在一个造影屏幕内，RAO view 体位造影。得到了与非闭塞部位同样的微循环血流结果（判断为 TIMI grade 3）。

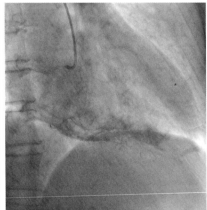

②确认有 Blush 染色，与非闭塞部位浓度相同（判断为 MBS 3）。

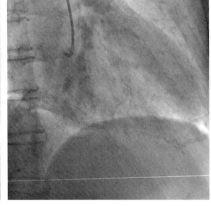

③ 3 个心动周期后 blush 染色几乎消失（判断为 TMP grade 3）。

b：支架植入术后的冠状动脉造影和评价方法。

图 1　TIMI grade 和 Blush score 的病例

（山胁理弘，村松俊哉：TIMI grade と Blush score 病例（图 2「TIMI grade と Blush score 病例」）.（中川義久编）.掌握心导管检查的基本技巧 . 東京：羊土社；2009. p204-209 より改变引用）

重点

● 与 LAD 相比，如果血管闭塞，RCA 或 LCX 时 MBS 更具有被保护的必要。MBS 的局限性就是即使采用同样的评价法，由于设施和临床试验的原因也会出现很大的差异。例如，急性心肌梗死中获得 blush3 的比例为 17%～54% 不等

3

侧支循环的评价

对于冠状动脉完全闭塞的 CTO 病变，在日本一般采用经皮冠状动脉介入治疗的方法。该治疗方法需要长时间的知识积累和高超的操作技术。其中，必须掌握侧支循环的评价方法，本节详细说明具有代表性的 Rentrop 分类法。

> 首先掌握
> 此处要点

1 侧支循环常常是在冠状动脉闭塞（急性心肌梗死或 CTO 病变）时产生的。
为了预测治疗后预后，治疗前需要正确评价侧支循环。

2 具有代表性的侧支循环评估方法是 Rentrop score Collateral Connection grade。

3 Collateral Connection grade 是专门针对 CTO 病变评估侧支循环的方法。

慢性完全性闭塞（chronic total occlusion：CTO）病变

- CTO 病变是冠状动脉完全闭塞的病变，多数情况下是**由于其完全闭塞病变导致供血不足，而通过侧支循环得到了部分补充**。虽然根据侧支循环的血流量不同，也存在没有心绞痛症状而不需要治疗的情况，但是如果能开通 CTO 病变，**可以减轻将来发生心肌梗死导致死亡的风险**。为了改善心功能及心绞痛症状，有时也需要积极进行治疗。

治疗方法

- 在欧美选择冠状动脉搭桥术的情况很多。日本与动脉搭桥术相比多选择微创治疗，开胸搭桥手术患者顾虑多，所以在日本对于 CTO 病变大多会选择**经皮冠状动脉治疗**。但是，由于治疗手术需要很长时间，并发症发生率高、手术成功率低、再狭窄发生率高等情况，所以**导管治疗是目前难度最高的治疗方法**。

血管造影的评价法

冠状动脉侧支循环 Rentrop 分级

- 代表性冠状动脉侧支循环的评价法是 Rentrop score Collateral Connection grade。Rentrop score 如表 1 所示。

- 急性心肌梗死病例中，Rentrop score grade 0 级考虑是血管突然闭塞后侧支循环还未出现的超急性期；分级越高则表示侧支循环越发达，考虑是由于狭窄慢慢地进展而最终导致急性闭塞或急性闭塞时间过长所致（表1）。

此处注意

这种方法是评价侧支循环血流量的方法。

表1　Rentrop 分级

grade 0	无侧支循环
grade 1	心外膜闭塞靶血管旁有侧支循环灌注，但闭塞靶血管无灌注
grade 2	心外膜闭塞靶血管部分被侧支循环灌注
grade 3	心外膜闭塞靶血管完全被侧支循环灌注

Collateral Connection grade（CC 分级）

- **Collateral Connection grade 是专门针对 CTO 病变侧支循环的评价方法**（图1）。CTO 病变中，血管造影上对于这些侧支循环的评价**与其长期预后有着密切的关系**，所以非常重要。另外，因为这些侧支循环还可以作为治疗时的通路使用，所以需要更加详细地评价。

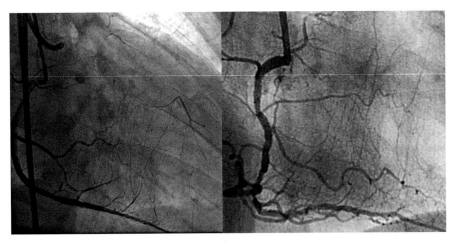

a：cc1　　　　　　　　　　　　b：cc2

图1　Collateral Connection grade 病例

逆向治疗（逆向导丝技术）

- 作为CTO病变的治疗，一般在完全闭塞处采用导丝正向通过CTO病变的治疗策略。近年来，采用逆向开通 CTO 病变的经皮冠状动脉成形术极大地提高了手术的成功率。所谓**逆向治疗，就是利用向 CTO 病变远段冠状动脉输送血液的侧支循环而从对侧开通血管的方法**。因为要让导丝或微导管通过侧支循环去开通对侧血管，所以**对侧支循环是否适合逆向治疗的评估是非常重要的**。

侧支循环的种类

> **重点**
>
> ● 作为治疗 CTO 病变时使用的侧支循环，大致分为**间隔支通路**和**心外膜通路**两种。

间隔支通路

● 首选作为逆行性接近的途径被使用的就是间隔支通路。由于室间隔周围被心肌包围，所以即使间隔支破裂了，可能造成左室或右室一侧穿孔，但不会造成心包填塞。作为最常被选择的通路在 LAD、RCA 的 CTO 病变的逆向治疗中，有 70%～80% 的使用率。

心外膜通路

● 而心外膜通路则由于 ASAHI Corsair（朝日公司生产的微导管）的导入，近年来使用的频率有所增高。但是仍然存在穿孔高发的可能性，如果一旦穿孔就会引起心包填塞，不可避免地需要使用弹簧圈等来封堵。另外，与间隔支不同，造影心外膜通路完全的连接是导丝通过的必要条件。即使造影上心外膜通路是完全的连接，但很多情况下心外膜侧支血管迂曲较重，导丝也难以通过。

治疗时侧支循环的评价方法

间隔支通路

● 在解剖学上间隔支通路从前降支呈直角分出后在进入后降支前会形成约 90° 迂曲成角（图 2）。从图中的红色箭头的角度观察心脏（RAO cranial），间隔支的近端部位到中间部位可明显见到；间隔支进入 PD 的部分在这个体位缩短了，看得不十分清楚。如果从蓝色箭头（RAO caudal）观察，在 cranial 体位看起来是缩短的部分被完全展开了。在被完全展开的状态下选择一个连续性好的间隔支通路是必要的。如果连续性好的通路有明显迂曲，可以预料导丝通过会很困难，尽量不要选择。**在使用间隔支通路逆向开通右冠状动脉 CTO 病变的时候，一定要在术前的冠状动脉造影中选择好要使用的间隔支通路。**

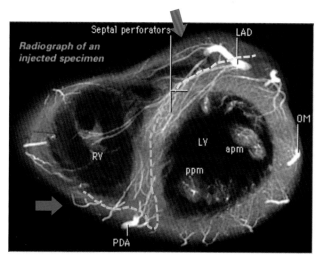

图 2　间隔支通路的图解

- 术前血管造影图像 RAO cranial 和 caudal 体位中选择最好的间隔支通路，软导丝进入后跟进微导管做超选择性的头端造影。此时就会对这个通路是否可以作为逆向通路有一个大致的判断。然后交换 ASAHI SION（朝日公司制造）或 Fielder XT-R（朝日公司制造）等导丝来继续寻找通道比较好。

建 议

- 在间隔支通路的选择上，大的通路并不一定好。尽量避免选择螺旋状迂曲的通路，选择虽然细但尽可能直的通路较好（图 3）。

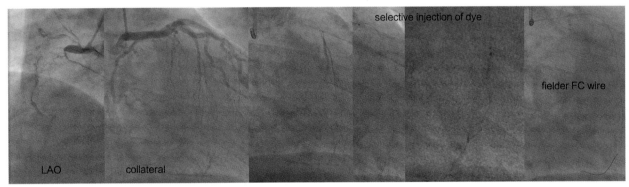

图 3　右冠状动脉 CTO 病变的侧支循环（间隔支）
RCA 或 LAD CTO 最高侧支连接（CC）等级。
RCA 与 LAD CTO 的 CC 分级差异有统计学意义（$P = 0.000\ 3$）。
CC：collateral connection；RCA：right coronary artery；LAD：left anterior descending；
CTO：chronic total occlusion.

心外膜通路

- 即使造影上心外膜通路是完全的连接，但很多情况下心外膜侧支血管迂曲较重，导丝难以通过。一方面，心外膜通路螺旋状的迂曲也很常见，导丝通过困难的病例很多。但是，有时在 RCA-CTO 病变中间隔支通路没有很好的连续性，而 LCX 却有一个很好的心外膜侧支通路（图 4）。
- 如何通过造影选取从 LCX 到 RCA 的通路？方法如①～③所示：
① 在 RAO caudal 体位确认从 LCX 到 RCA 的连接通路。作为常见的通路有 PL 支到 PL 支、LA 支到 RA 支等。由于在 RAO caudal 体位中的螺旋状迂曲部分会重叠，所以在 **AP cranial 或 RAO cranial 体位**上观察会变得清楚。
② 从 DX 向 LCX 发出侧支循环（图 5），这个时候采用 LAO caudal 体位可以观察到具体的侧支循环走行。
③ 从 RCA 连接到 LAD 的侧支可以采用 RAO 体位确认 PD 支的前端，其详细情况可以用 AP cranial 或 RAO cranial 体位来分离。根据情况，也可以采用 LAO caudal 体位。

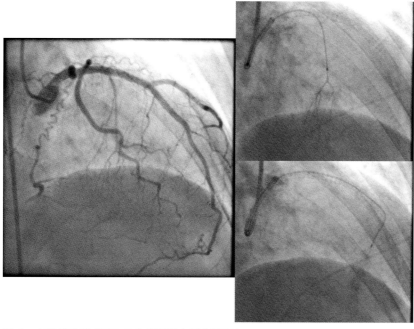

图 4　右冠状动脉 CTO 病变从间隔支侧支循环少

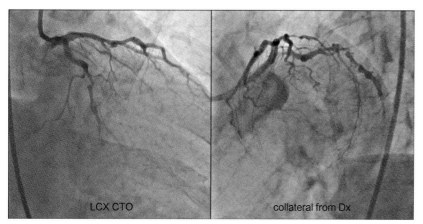

a

此处注意

无论什么样的通路，在手术前认真地观察造影的结果是非常重要的，即使是连续的心外膜通路连接也可能会有类似螺旋状的迂曲。与间隔支通路相比，需将导丝送入更远，导丝更难以通过。

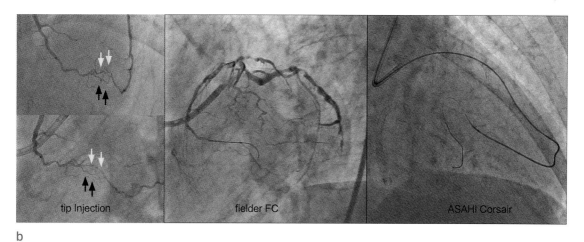

b

图 5　回旋支 CTO 病变

参考文献

- Rentrop 分级一般是评价侧支循环的方法，有很多关于分级和临床预后的研究。在急性心肌梗死发病时是否存在侧支循环，与梗死范围和心肌重塑是相关的。Meier[1]等侧支循环对远期预后终点产生的影响进行分析。对 12 个研究的 6,529 名患者进行了分析，有侧支循环组与侧支循环少的组相比降低了死亡率 [RR 0.64（95% 置信区间 0.45~0.91）；$P = 0.012$]。

- 另一方面，在 CTO 病变中（Werner[2]等 111 名 CTO 患者的侧支循环中测定冠状动脉血流储备分数（fractional flow reserve：FFR），慢性期（5 个月）调查了 106 名进行随访造影患者的预后，发现 17% 的患者再闭塞，FFR 低值与再狭窄无关，与再闭塞有关（0.81 + / − 07 vs. 0.86 + / − 08, $P < 0.05$）。总之，在侧支循环缺乏的病例中即使开通 CTO 病变，再闭塞的概率也很高。

- 关于 CTO 病变患者的梗死面积的比例、心肌收缩力和侧支循环的关系也有调查研究。Choi[3] 对 170 名 CTO 病变患者进行 MRI 检查，证明 86% 的病例有心肌收缩力减低，CC grade 越高，CTO 区域的心肌损伤度越低，再开通成功的概率也越高。

1) Meier P, Hemingway H, Lansky AJ, et al: The impact of the coronary collateral circulation on mortality: a meta-a あ nalysis. Eur Heart J 33: 614-621, 2012.

2) Werner GS, Bahrmann P, Mutschke O, et al: Determinants of target vessel failure in chronic total coronary occlusions after stent implantation. The influence of collateral function and coronary hemodynamics. J Am Coll Cardiol 42: 219-225, 2003.

3) Choi JH, Chang SA, Choi JO, et al: Frequency of myocardial infarction and its relationship to angiographic collateral flow in territories supplied by chronically occluded coronary arteries. Circulation 127: 703-709, 2012.

建 议

- 从文献上看，急性心肌梗死病例侧支循环的程度与慢性期的预后相关，CTO 病变的侧支循环会影响心肌损伤程度及 CTO 病变开通的成功率。

评价侧支循环的注意事项

- 能产生侧支循环的疾病是冠状动脉闭塞疾病，例如急性心肌梗死和 CTO 病变。在急性心肌梗死病例中，侧支循环多的组与少的组相比有降低死亡率的证据，所以应**该在治疗前对侧支循环进行评价**，对患者的预后进行正确的评估。在评价方法上，**推荐使用 Rentrop 分级**。

- CTO 病变治疗时，对于开通成功率的推测建议使用 CC 分级。采用逆向技术造影时最重要的是，充分关注侧支循环。关于侧支循环通路的选择需要在术前长时间认真阅读造影结果，建立优先选择什么样的通路并开始尝试的计划。这不但可以减少造影剂用量，缩短手术时间，还会大大提高手术的成功率。

4

Syntax 评分的评价

到目前为止，一直尝试着对冠状动脉的病变进行评价，其中 Syntax 评分是评价冠状动脉病变的重要评分，临床中需要掌握。

> 首先掌握
> 此处要点

1 评价 Syntax 评分之前需要了解冠状动脉病变的形态。

2 掌握分叉病变的分类方法（Medina 分类）。

3 计算Syntax分数后，根据证据来判断治疗是 "PCI" 还是 "冠状动脉搭桥（coronary artery bypass grafting：CABG）"。

4 SYNTAX 试验的长期数据也将在今后持续跟进。

Syntax 评分

- 到目前为止，一直尝试着评价冠状动脉的病变。在球囊治疗时代，冠状动脉病变形态上评价有 ACC/AHA 分类。但在目前支架治疗时代，这种分类是否还适用？
- Syntax 评分是对左主干病变或三支血管病变患者进行 PCI 治疗和 CABG 治疗中随机比较的试验。SYNTAX 试验以冠状动脉病变形态为基础进行客观评价的系统是由荷兰 Thoraxcenter 的 Patrick Serruys 教授团队开发的。Syntax 评分系统依托互联网，操作简便易行，目前广泛应用于临床研究中。

Syntax 评分的计算

① 直接登录 http：//www.Syntax score.com。
② 可以用 "TUTORIAL" 学习定义、做例题和测试。
③ 可以用 "CALCULATOR" 计算实际的 Syntax 评分。

"TUTORIAL"学习定义，做例题和测试

- "TUTORIAL"中"Defi nitions"（定义），"Examples"（例题），可以选择"Tests"（考试）。

实际病例中计算 Syntax 评分

- 点击"CALCULATOR"。 检查"Yes, I have fully read the Important Information above."，点击"Proceed。"

Syntax 评分的计算步骤

①选择左冠状动脉优势或右冠状动脉优势

- 后降支如果由右冠状动脉发出为右冠脉优势，由左冠状动脉发出为左冠脉优势（图1）。

②选择病变节段

- 血管直径 1.5mm 以上且狭窄 50% 以上的病变全部登记（图2）。血管节段的定义如表1（p.279）所示。

> **此处注意**
>
> 如果病变之间的距离小于血管直径的3倍，作为同一病变登记。

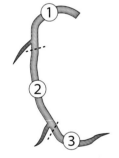

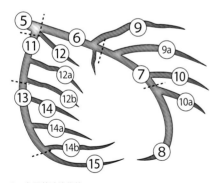

a：左冠状动脉优势

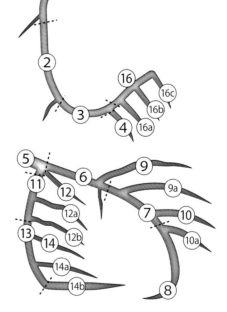

b：右冠状动脉优势

图1　Syntax score 主页画面：冠状动脉的优势选择

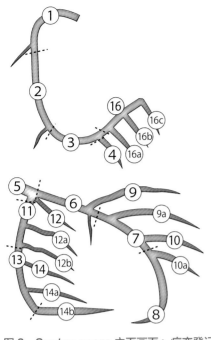

3. Specify which segments are diseased for <u>lesion 1</u>. ⓘ
Click on the coronary tree image to select or unselect segments.

	Segments:	Lesion:	1
RCA	RCA proximal	1	☐
	RCA mid	2	☐
	RCA distal	3	☐
	Posterior descending	4	☐
	Posterolateral from RCA	16	☐
	Posterolateral from RCA	16a	☐
	Posterolateral from RCA	16b	☐
	Posterolateral from RCA	16c	☐
LM	Left main	5	☐
LAD	LAD proximal	6	☐
	LAD mid	7	☐
	LAD apical	8	☐
	First diagonal	9	☐
	Add. first diagonal	9a	☐
	Second diagonal	10	☐
	Add. second diagonal	10a	☐
LCX	Proximal circumflex	11	☐
	Intermediate/anterolateral	12	☐
	Obtuse marginal	12a	☐
	Obtuse marginal	12b	☐
	Distal circumflex	13	☐
	Left posterolateral	14	☐
	Left posterolateral	14a	☐
	Left posterolateral	14b	☐

next

Click here for segment definitions

图 2　Syntax score 主页画面：病变登记的选择

重点 !

● 关于分叉病变的评估要全面（图 2）。例如，如果在 #5、#6 有病变，既要评估 #5、#6 的病变，也要评估后述的分叉病变的 Medina 分型（1.1.0）（图 5）。

---

③关于各种病变的登记

● 有无 total occlusion（完全闭塞病变），trifurcation（三分叉病变），bifurcation（分叉病变），aorto ostial lesion（开口病变），severe tortuosity（严重迂曲病变），length > 20mm（病变长度 > 20mm），heavy calcifification（严重钙化），thrombus（血栓）。

● 检查有无 aorto ostial lesion（开口病变），severe tortuosity（严重迂曲病变），length>20mm（病变长度 > 20mm），heavy calcifi cation（严重钙化），thrombus（血栓）。total occlusion（完全闭塞病变）、trifurcation（三分叉病变），bifurcation（分叉病变）需要追加输入。

total occlusion（完全闭塞病变）

● 这里的 total occlusion 是 TIMI0 级（完全闭塞，没有前向血流）。需要确认是否闭塞 3 个月以上？尖端形态是否呈鼠尾状？是否有桥侧支？顺行性或逆行性的造影剂可以到达哪个阶段？闭塞部位是否有侧支循环？

建 议

● 光标点击，就会出现相应的提示

建 议

● 闭塞时间、钝形残端、是否存在桥侧支，闭塞距离长短、闭塞部位是否有侧支循环都是手术能否成功的预测因子（图 3，4）。

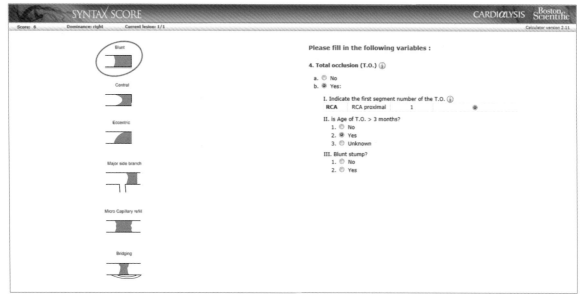

图 3　Syntax score 主页画面：完全闭塞①（病变形态的选择）

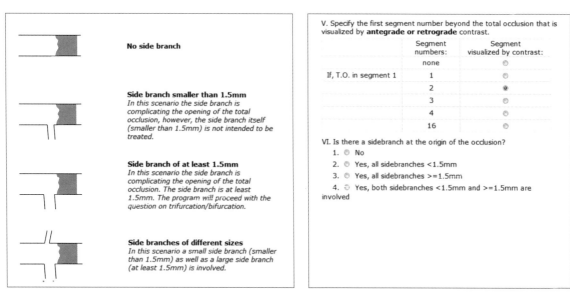

图 4　Syntax score 主页画面：完全闭塞②（侧支的选择）

trifurcation（三分叉病变）

● 血管直径 1.5mm 以上，且狭窄至少 50% 以上的病变全部登记。

● 包括下述分支 3/4/16/16a、5/6/11/12、11/12a/12b/13、6/7/9/9a、7/8/10/10a 登记为三分叉病变。

bifurcation（分叉病变）（图 5）

● 血管直径 1.5mm 以上，且狭窄至少 50% 以上的病变全部登记。

● 包括下述分支 3/4/16、5/6/11、6/7/9、7/8/10、11/12a/13、13/14/14a 登记为分叉病变。

● 分叉病变选择 Medina 分型。

● 主支和分支夹角小于 70° 时，选择"Yes"。

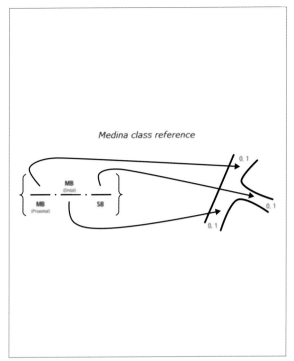

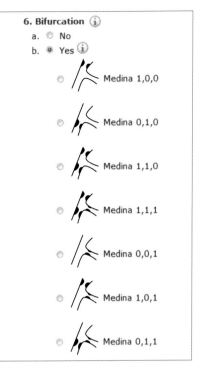

图 5　Syntax score 主页画面：分叉病变（Medina 分型）

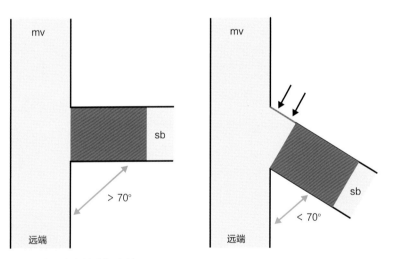

图 6　分叉病变的支架定位

（Sianos G, Morel MA, Kappetein AP, et al：The SYNTAX Score：an angiographic　tool grading the complexity of coronary artery disease. EuroIntervention 1：219- 227, 2005 引用）

> **此处注意**
>
> 当主支血管与分支血管的夹角小于 70° 需要放置支架时（图 6），如果支架定位分叉开口的远端边缘，那么近端边缘就会有病变不能被支架覆盖；如果定位分叉开口近端边缘，那么远端支架就会向主干突出一部分，所以角度小的分叉病变植入合适的支架是很困难的，Syntax 评分会升高。

aorto ostial lesion（开口病变）

● 在主动脉开口部位存在病变时，选择"Yes"。

● 主动脉开口部病变是指第 1 或第 5 节段，但如果左冠状动脉是双开口的情况时还包括第 6 和第 11 段。

severe tortuosity（严重迂曲病变）

● 病变近端血管有一处 90° 以上迂曲或有 3 个以上 45° ~90° 迂曲时，选择"Yes"。

length > 20mm（病变长度> 20mm）

● 狭窄至少在 50% 以上，病变长度 >20mm 时，选择"Yes"。

● 分叉病变的情况下，至少有 1 个病变的长度 >20mm 时，选择"Yes"。

heavy calcifification（严重钙化）

● 至少一个投照体位可见环绕整个管腔的钙化病变时，选择"Yes"。

thrombus（血栓）

① 存在冠状动脉内的球形、卵形或不规则的造影剂缺损，或明显的远端栓塞时，则判断为有血栓，选择"Yes"。

② 单击"continue"，追加病变时单击"Add lesion"，从片段的选择开始再次输入。

③ 所有的病变都登记好后，点击"Proceed"。

④ 如果有 Diffuse disease/small vessels，则选择"Yes"，选择 Diffuse disease/small vessels。**Diffuse disease/small vessels 是指冠状动脉末梢的血管动脉粥样硬化，75% 以上的血管直径＜ 2mm。Diffuse disease/small vessels 只登记在近段病变，应该做血运重建治疗。**

⑤ Syntax score 的计算：最后点击"Calculate score"，显示 Summary 和 Score。

此处注意

Intermediate Syntax score、High Syntax score 的时候显示 MACCE 风险也高。

血运重建的治疗 PCI 或 CABG

● 在SYNTAX试验中有0 ~ 22分的"Low syntax score"，22 ~ 32分的"intermediate syntax score"，以及33分以上的"high syntax score"3个分类、4年的随访数据。4年的MACCE在Low syntax score分类中PCI治疗组和CABG治疗组为28.6% vs 26.1%（$P = 0.57$），无统计学差异；在Intermediate syntax score分类中为32.0%vs21.5%（$p = 0.006$）；在High Syntax score 分类中为40.1% vs23.6%（$P < 0.001$）。如果Syntax score达到23分以上，PCI治疗组（TAXUS stent）的MACCE是增加的。

● 但在 CABG 治疗组中，虽然 Syntax score 增加但 MACCE 发生没有变化；在 Intermediate Syntax score 及 High Syntax score 分类中，CABG 治疗组优于 PCI 治疗组，具有统计学意义（图 7）。

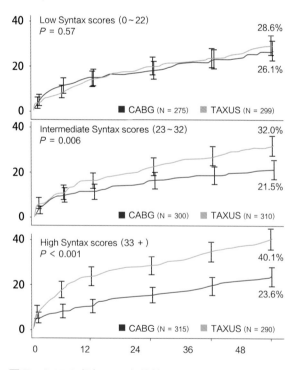

图 7　CABG 组与 PCI 组比较

（Holmes DR, Serruys PW：Four-year Follow-up of the SYNTAX Trial：Optimal Revascularization Strategy in Patients with Three-vessel Disease and/or Left Main Disease. TCT2011 引用）。

建议 —— 关于 Clinical Syntax score

● Syntax 评分的缺点是只对冠状动脉进行解剖学的评价，没有患者背景（年龄，心功能，肾功能）等的考虑。文献报道：能完善 Syntax 评分不足的 Clinical Syntax score。

表 1　节段的定义

1	RCA 近段	从开口到心脏锐缘支距离的 1 半
2	RCA 中段	从第 1 节段远端到心脏锐缘支
3	RCA 远段	从心脏锐缘支到后降支和后侧支分叉开口
4	RCA- 后降支	行走于后室间沟内
16	RCA- 后侧支	起源于 RCA 远端十字交叉处的后侧支
16a	RCA- 后侧支第 1 分支	来自于第 16 段的第 1 后侧支
16b	RCA- 后侧支第 2 分支	来自于第 16 段的第 2 后侧支
16c	RCA- 后侧支第 3 分支	来自于第 16 段的第 3 后侧支
5	左主干	从左冠脉开口到 LAD 和 LCX 分叉处
6	LAD 近段	从 LAD 开口到第 1 根主要的间隔支且包括第 1 间隔支
7	LAD 中段	从 LAD 分出第 1 间隔支后开始一直到 LAD 形成角度（RAO 体位）的部位。如果该角度难以分辨，则第 1 间隔支至心尖部的一半距离为止
8	LAD 心尖段	LAD 的终末部分，从前 1 节段的远端一直到达或超过心尖部
9	第 1 对角支	起源于第 6 段或第 7 段的第 1 对角支
9a	第 1 对角支 a	起源于第 6 段或第 7 段的另一根第 1 对角支
10	第 2 对角支	起源于第 8 段或第 7、第 8 段交界处的对角支
10a	第 2 对角支 a	起源于第 8 段的另一根第 2 对角支
11	LCX 近段	主干从开口到第 1 钝缘支的开口
12	中间支	从左主干三分叉处分出的除 LAD 和 LCX 以外的分支，属于 LCX 系统
12a	钝缘支 a	行走于心脏钝缘 LCX 的第 1 分支
12b	钝缘支 b	与第 12 段行走方向相同的 LCX 的第 2 根分支
13	LCX 远段	最远端钝缘支开口之后的 LCX 主干，沿着后侧左房室沟行走，口径可能很小或缺失
14	左后侧支	行走于左心室的后侧方的表面，可能缺失或者是钝缘支的一根分支
14a	左后侧支 a	起源于第 14 段的远端，与其走行方向相同
14b	左后侧支 b	起源于第 14 段和 14a 段远端，与其走行方向相同
15	LCX- 后降支	如果存在，则是 LCX 最远端的部分，可以成为间隔支的起源，如果存在此节段则第 4 段往往缺失

上妻 谦

定量冠状动脉造影

为了评价冠状动脉的狭窄程度、对照血管直径、病变长度和评估 PCI 的疗效，必须掌握定量冠状动脉造影法（quantitative coronary angiography：QCA）的解析。使用 QCA 方法评价冠状动脉作为论文数据可在学会发表。

> 首先掌握
> 此处要点

1 QCA 是用计算机对注入了造影剂的血管造影影像的轮廓进行分析，计算狭窄部位和支架植入部位的血管直径和狭窄率、病变长度等的一种计算方法。

2 为了得到正确的测量数据，校准很重要。

3 由于构成画面的 1 个像素是 0.2mm 左右（校准因子），所以如果有大的偏差，要找到原因。

4 除了校准之外，最重要的是符合标准的冠状动脉造影。

5 为了确定 QCA 上支架的位置，可以在指定位置上进行造影。

造影的解析

● 首先，用 QCA 软件建立分析的造影图像，先把造影的图像和 PCI 的方法粗略地整体检查一遍（图 1）。**选择适合分析的画面对 QCA 来说是很重要的。**

解析图像帧数选择的要点

① 首先，一定要选择造影剂完全充满的帧数画面。

② 为了避免心脏搏动引起画面模糊，尽量选择舒张期，特别是舒张末期的图像。

③ 选择测量的病变部位与其他血管不重叠的角度和时机。

④ 尽量选择病变较长、狭窄率（术前的情况）较重的画面。

● 没有合适的高质量的造影图像是不能进行 QCA 分析的，所以合适的高质量的造影是非常必要的，因为**适合 QCA 的造影图像必定同时也是 PCI 的最佳造影图像**（图 2）。

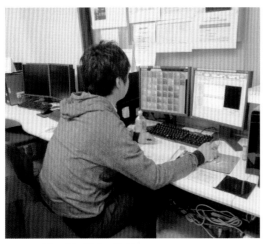

图1 分析对象的造影资料

可以先不使用 QCA 软件，而是利用平时使用的浏览器先把整个影像资料浏览一遍，进行分析图像的选择。

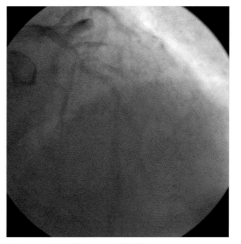

图2 不适合做 QCA 的图像

没有导管影像不能校准、造影不清晰、肺野过多、对比度差等原因，都不能进行 QCA 分析。

校准

- 所谓 QCA 分析，即在造影图像中选择与血管同时拍摄的其他参照物体，例如像导管末端那样**预先知道尺寸的参照物**，来计算出造影图像上每个像素的大小（calibration factor：CF）。
- 标准分析软件中推荐 CF 为 0.20 ± 0.02mm/ 像素。但是，这是在造影图像画质良好、使用 6Fr 以上导管的前提下。**4Fr 等细的导管相对于其直径的像素较少，因此误差容易变大。**

> **重点**
>
> - 通常为了使用导管校准时，Valsalva 窦内的导管直线部分要充分进入造影图像中，造影时要特别注意。

建 议

- 近年来，由于开发出包含事先加入 DICOM 信息的 flat panel detector，所以可能不需要导管就可以进行精度更高的校准，使用前可以先确认设备。

- 由于导管头端部分直径不同，所以**去掉头端部分，选择尽量直的地方描绘**（图 3）。

边界的描绘（边缘测量）

- 对造影血管边缘要进行自动边缘检测（edge detection algorithm）。具体来说，首先在血管图像内描绘测量的起点和终点的路径线（图 4）。根据造影浓度对该路径线的区域进行计算机成像，自动绘制边界（图 5a）。

边界的修正

● 用鼠标手动校正边界，以纠正由于分支或重叠而导致的轨迹错误（图5b）。

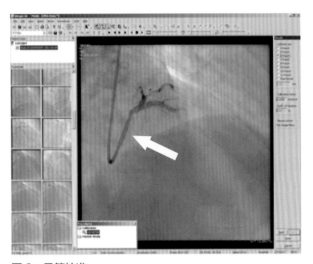

图3　导管校准

软件对箭头部分的轮廓进行描边。

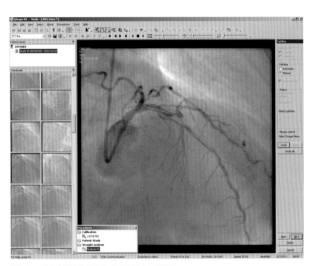

图4　指定要分析病变的轨迹范围

在屏幕上点击鼠标，指定进行此次分析的范围起点和终点。由于血管重叠等原因，有时也不能顺利进行。在这种情况下，可以手动点击血管的正中央，画一条线。

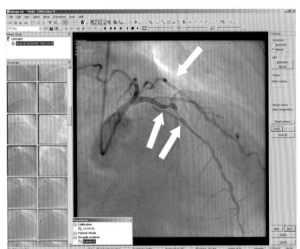

a：计算机指定的血管轮廓

狭窄部位、分支部位和图像不清晰部位的轮廓，通过自动操作不一定能够正确地追踪（箭头所指部位）。

图5　血管的轮廓

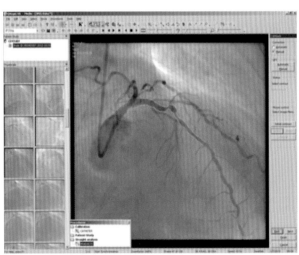

b：分析人员描绘的血管轮廓

通过一帧帧反复对比图像来识别正确的轮廓。

QCA 程序的执行

● PCI 前的造影中，将图6的狭窄部位前后的边界线（黄线）作为正常血管，如红线那样描绘假定没有狭窄时的虚拟血管直径（图6a，b）。

- 在病变狭窄呈多个连续的情况下（tandem 病变），一般只将狭窄最严重的部分视为病变，所以有必要将病变的范围手动扩大（图 6b）。
- 最小管腔直径（minimum lumen diameter：MLD）部位的红线所代表的值为对照血管直径（reference diameter），两者比较由此求出狭窄率（diameter stenosis）。另外，在与虚拟血管直径进行比较的基础上，确定狭窄的起点和终点，求出病变长度（obstruction length）（图 6c）。更详细的报告还显示了平均血管直径等。

此处注意

人类的冠状动脉随着向末梢不断延伸，一边发出分支一边逐渐变细，因此虚拟血管也应该是呈下降趋势的直线，这个虚拟血管如何恰当地描绘成为 QCA 的重要组成部分。

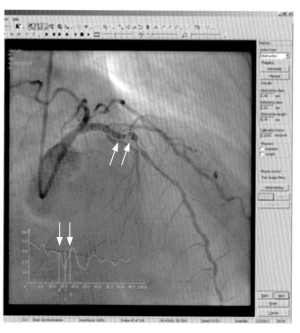

a：软件自动计算出的 QCA
两个白色箭头之间是 QCA 软件指定的病变部分。计算机根据绘制的血管直径图自动地绘制虚拟血管（红箭头）。

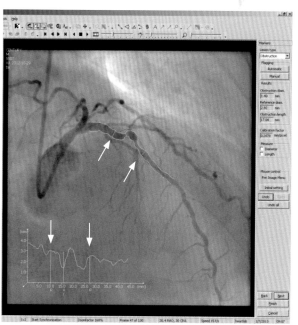

b：手动指定病变部位计算 QCA
以虚拟血管和实际血管交叉的部位为重点，指定可以认为是病变的范围（白箭头）。

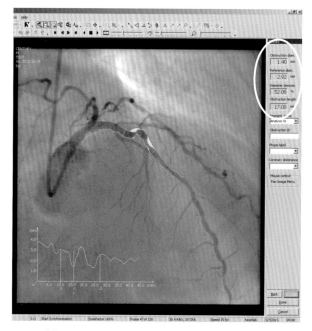

c：PCI 前的 QCA 解析
最终的结果。

图 6　QCA 程序

支架位置的确定

- 进入药物洗脱支架（drug eluting stent：DES）时代，串联植入多个支架，治疗复杂病变，对治疗部位的评价也变得困难。
- 一般将支架留置部位及其 5mm 的边缘数据作为治疗部位的评价。
- 近年来，QCA 的软件通过选择 DES 分析算法，**只要选择支架的范围，两端 5mm 的支架边界就会自动选择出来**（图7，8）。

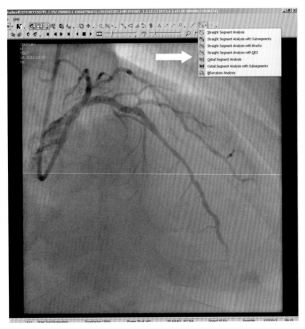

图 7　QAngio XA Ver.7 中的 DES 程序

选择箭头所示的 Straight segment analysis with DES，就会弹出指定支架位置的 DES 程序（根据软件及版本的不同，叫法也不同）。

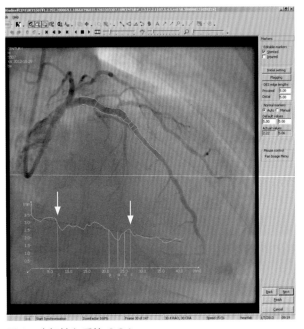

图 8　支架植入后的 QCA

支架植入后，利用 DES 程序进行支架放置部位的指定（箭头）。根据软件不同，通过图像上指定表示支架的 S 线，可自动计算出 In-stent、In-segment、proximal edge 和 distal edge。指定支架位置的 QCA 流程，与前面描述的过程是一样的。

不植入支架时的 QCA

- 不植入支架的情况下，**分析区域以近端的分支、迂曲、钙化等作为标志设定。**
- 对于使用药物球囊（drug eluting balloon：DEB）干预病变时的分析非常重要。

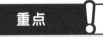

重点

- 治疗部位的选择应避开远端细小血管。

QCA 得到的数据

- QCA 中一般计算出的数据如图 9 所示。虽然出现了很多数据，但使用哪些数据需要阅读使用指南或咨询厂家。
- 除了最小管腔直径、对照血管直径、狭窄率、病变长度等数据以外，还可以得出斑块偏心指数（symmetry）和斑块区域等数据。但是 QCA 只是二维的评价，仅靠一个方向的数值无法正确、全面表现出病变的实际情况。**在显示病变最长和最重的投照角度得到的 QCA 数据才是最可靠有效的数据。**
- 在各种临床试验中使用的晚期管腔丢失（late loss）是从 PCI 之后的即刻 MLD 减去随访造影时 MLD 的值，是**表示 PCI 术后即刻得到的最小管腔直径随访时减少到什么程度的指标**（图10）。由于 MLD 的部位在 PCI 术后的位置和随访时的位置不同，所以要进行包含病变部位内的最小血管病变直径的比较。

此处注意

QCA 的报告中可出现很多的数据，注意避免误差大的数据。

	Minimal Diameter (mm)	Position MLD (mm)	Obstruction Length (mm)	Reference Diameter (mm)	Diameter Stenosis (%)	Area Stenosis (%)	Mean Diameter (mm)	Segment Start (mm)	Segment Length (mm)	Plaque Area (mm²)
Obstruction	1.80	23.46	4.25	2.38	24.22	42.58	2.09	21.03	4.25	1.21
Stented	1.80	23.46	4.25	2.38	24.22	42.58	2.56	7.28	19.61	1.21
Injured										
Total Segment	1.80	23.46	4.25	2.38	24.22	42.58	2.45	0.00	41.25	1.21
DES Prox	2.87	7.28	0.40	3.04	5.51	10.72	3.22	2.22	5.06	0.02
DES Dist	1.95	30.53	2.02	2.09	6.62	12.81	2.07	26.89	5.06	0.19
Analyzed	1.80	23.46	4.25	2.38	24.22	42.58	2.59	2.22	29.72	1.21
Prox. Normal	3.07	2.22	1.82	3.24	5.27	10.27	3.24	0.00	2.22	0.14
Dist. Normal	1.62	36.19	2.63	1.86	12.68	23.76	1.84	31.95	5.06	0.38
InS Prox										
InS Dist										

图 9　进行 DES 分析的 QCA 报告

在使用的 QAngio XA Ver.7（Medis 公司）中，Stented 表示 In-stent，Analyzed 表示 In-segment，Proximal edge 表示 DES prox，Distal edge 表示 DES dist。由于软件表现的用语不同，需要分别确认。

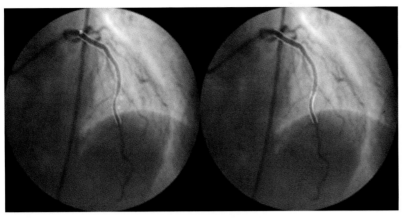

a：术后即刻。　　　　　　　b：8个月后。

图10　晚期管腔丢失的计算方法

MLD 2.06mm-1.96mm = 0.10mm (in-stent)

> **建　议**
>
> ● 请务必注意 QCA 报告结果的分析数据是否合适。例如，当晚期管腔丢失结果出现负值时，就表示随访时血管直径扩大；有必要研究是否是真的扩大，大多数情况可能都是校准的错误。如果以同样的角度进行造影，支架的长度在手术即刻和随访时基本不会发生变化。

QCA 产生误差的原因

● 血管造影如前所述有画面分辨率的问题，QCA 也不得不接受 1 个像素的误差。因此，在各个病例中 0.2mm 左右的分析数值经常存在差异，所以没有必要拘泥于太小的差异。其中**最容易产生误差的部分是校准**，特别是导管尺寸的误差，由小直径的导管（4Fr 等）产生的影响很大。除此之外，画像失真也会对其产生影响。

数据存在很大差异的主要原因

● 冠脉造影时造影剂灌注不充分，不合适的帧速率，病变分离不充分，造影角度不合适导致病变缩短，不恰当范围节段的选择，侧支的重叠干扰，没有撤除指引导丝，没有进行充分的冠脉扩张（没有使用硝酸甘油）等。

> **此处注意**
>
> 为了进行随访造影得出正确的晚期管腔丢失数值，需要选择与 PCI 时的造影角度相同的体位造影。

特殊的 QCA

● 在迄今为止的 QCA 中，由于在分叉部位前后虚拟血管直径有很大的变化，因此很难正确表示分支入口部的虚拟血管。近年来，很多 QCA 分析软件都具备了对分叉病变的分析算法；不过由于多为选配，根据价格可能没有安装。

● 通过点击主干的近端部位、远端部位和分支的远端部位的 3 个点来指定部位，可以得到分叉病变各个部位的数据（图 11）。

● 现在也开发了主动脉开口部位病变的专用程序，通过对 Valsalva 窦进行评估，能够正确地描绘开口部位病变的虚拟血管。

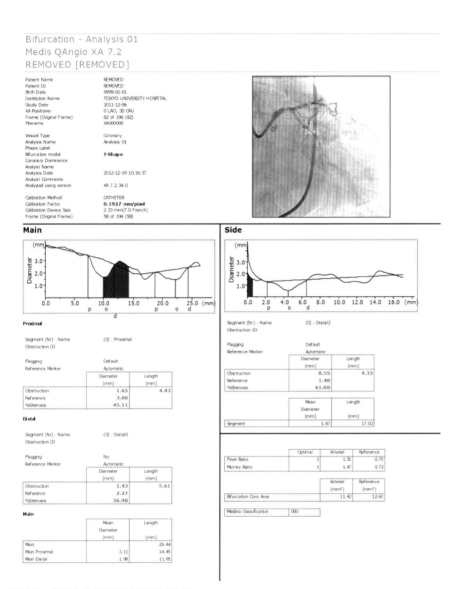

图 11　分叉病变解析程序的解析结果

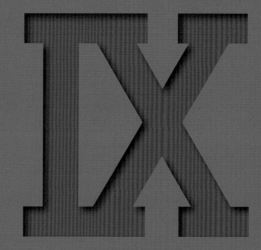

冠状动脉功能评价: FFR

冠状动脉血流储备分数（FFR）器材安装

FFR 测量是通过病变血管功能评估来判断 PCI 指征的重要方法。
本章就 FFR 测量专用导丝及其方法进行解说。

Point

首先掌握
此处要点

1 现在使用的压力导丝有 PHILIPS Volcano 公司的 Primewire Prestige®，St. Jude Medical 公司的 PressureWire™Certus 和 PressureWire™Aeris™。

2 FFR 测量的操作环境非常重要。

3 操作中不要将导丝打折。

4 注意不要弄湿导丝和电缆上的连接部分。

5 当导管尖端压力与导丝传感器压力匹配时，请确保充分冲洗导管内部，并注意观察患者血流动力学。

导管室机器的配置（1）

- 在笔者医院，该设备固定在一个带轮子的固定操作台上，使用中，如图所示操作台位于显示器下方，便于术者观察（图1○）。此位置易于同电缆连接，且在检查过程中电缆能够保持无菌状态。主机较小，也可直接置于导管台上。

- 使用 PressureWire™Aeris™（St. Jude Medical 公司制造）时，因其具有专用接收系统，无须将设备接口和导丝连接，设备可远离导管台。

此处注意

FFR 设备的连接和设置最重要的，是利于手术过程中可随时进行操作。

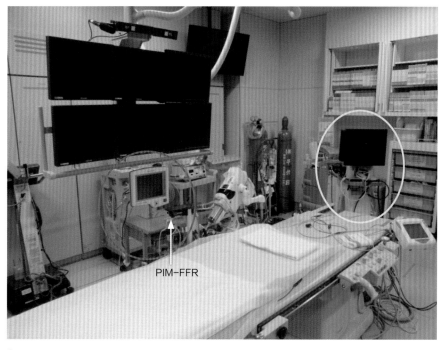
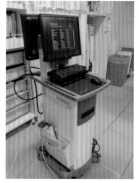

b

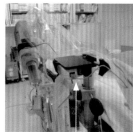

c

PIM-FFR

图1 笔者医院设备的配置

○将 St. Jude Medical 公司的 RADL Analyze 设备置于导管床一侧，术者的正对面（来自 St. Jude Medical 公司）。○与 OCT 兼容的操控台（图 1b）。PHILIPS Volcano 公司的设备已与血管造影系统连接，→所示为连接器接头部分（PIM- FFR）（图 1c）。

PressureWire™ Certus 和 Primewire Prestige® 组装（图2）

- 首先，打开包装并将其取出到无菌区域。
- 将 PressureWire®Certus 从包装塑料盒中取出，打开盒盖（图 2a）。
- 如图（图 2b）所示，可见 Primewire Prestige® 装在导丝中间的护套中，扭矩装置、连接器和电缆依次排列。由于护套和连接器可能会松动，应握持住塑料护套和连接器，在取出护套和连接器时，注意勿将导丝打折。

此处注意

取出扭矩装置和连接部分时，保持导丝呈弯曲状态，请勿弄湿电缆和接头连接部分（黑色箭头）。

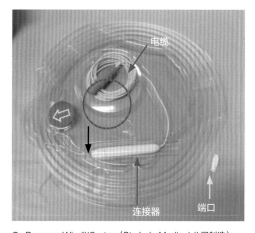
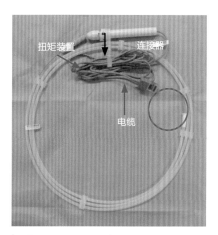

a：PressureWire™Certus（St. Jude Medical 公司制造）。

b：PrimewirePrestige®（PHILIPS Volcano 公司制造）。

图2 PressureWire™Certus和PrimewirePrestige®

电缆连接部分（○）

校准（图3，4）

- 勿将电缆的连接部分弄湿，将其从包装中取出后，立即交与助手连接到接口（图3，4）。勿将电缆置于有菌区。连接后，进行校准。
- 对于 PressureWire™Certus，用约 25mL 生理盐水通过护套冲洗导丝（图2a ➡️ ）。然后将其置于导管台上进行校准。
- 将 Primewire Prestige® 插入用于冠状动脉血流储备分数（fractional flow reserve：FFR）测定用的 PIM-FFR（图1c）中，开始自动校准，画面显示"Wait for Zeroing ……"。在此期间，将其置于导管台上，避免移动。

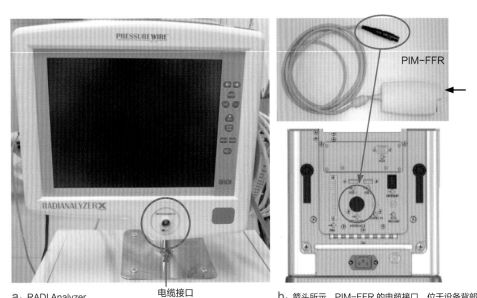

a：RADI Analyzer。 电缆接口

b：箭头所示，PIM-FFR 的电缆接口，位于设备背部。

图3　设备的电缆接口

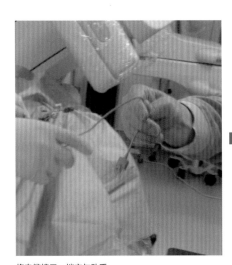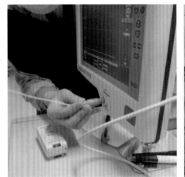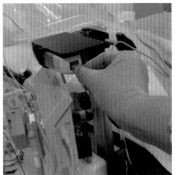

将电缆接口一端交与助手。

与 RADI Analyzer 连接。

与 PIM-FFR 连接。
与设备主机连接

图4　电缆和设备的连接

PressureWire™Aeris™ (St. Jude Medical 公司) 组装 (图5, 6)

- 取出整套 PressureWire™Aeris™ 包装，按照设置步骤进行组装（图5，6）。
- 拆开包装，取出推送器（位于图5所示箭头位置）和导丝（图6步骤3）。
- 滑动推送器开关接入电源，再接入接收器电源（图6，步骤⑤和⑥）。

推送器 →

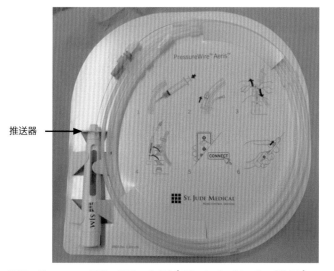

此处注意

取出推送器和导丝时，勿将导丝打折。

图5　PressureWire™Aeris™（St. Jude Medical公司）

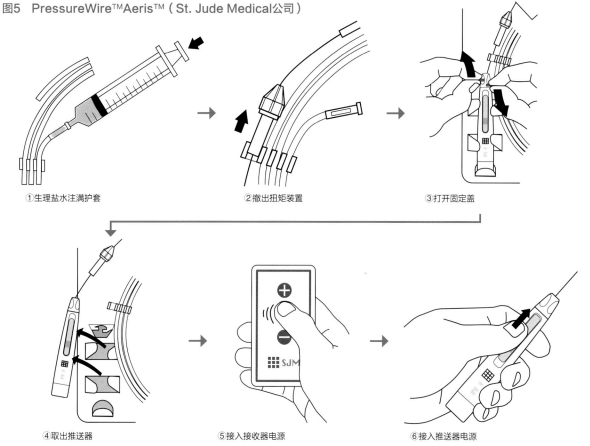

①生理盐水注满护套　　②撤出扭矩装置　　③打开固定盖

④取出推送器　　⑤接入接收器电源　　⑥接入推送器电源

图6　PressureWire™Aeris™组装顺序　　　　（由圣犹达医疗公司提供）

校正导管尖端压力和导丝传感器压力（图7）

- 通过Y阀将导丝送入导管内。

- 距尖端3cm处是不透X线部分，在不透X线部分的近端有压力传感器。导丝的尖端是软的，其形状像工作导丝一样（图7a）。

- 推送导丝，使压力传感器恰好位于导管尖端，用生理盐水冲洗（图7b）。若导管内残留有空气或造影剂，则无法准确测量压力。

- 此时，若使用PHILIPS Volcano设备，则按"Normalize"；若使用St. Jude Medical设备，则按"EQUALIZING"，用以校正导管尖端压力和导线传感器压力。同时，检查患者血压是否一致，可重复多次压力校正以获得稳定状态。若经多次校正仍无法获得稳定状态，须采取措施，如更换导丝等。

- 至此，导丝已准备就绪。将进行病变血管的FFR测量。

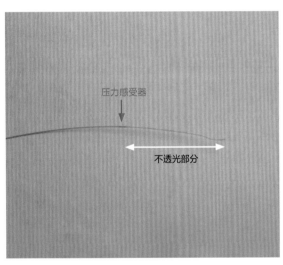
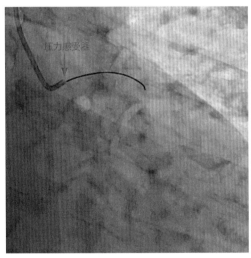

a：距尖端3cm是不透X线部位，为压力传感器，导丝尖端像普通工作导丝一样，可以塑形。

b：导管尖端和压力传感器位置匹配时进行校正。

图7 压力导丝传感器的位置和压力校正时导管的位置

2

松尾仁司　岐阜心脏中心心血管内科

FFR 测量方法及评估

冠状动脉血流储备比（FFR）是一种可以在导管室内进行判断心肌有无缺血的方法，并且是指导是否进行血运重建的有效指标，在制订治疗策略（例如支架植入部位的确定）方面也很有用。

※ 本书中 FFRmyo 全部用 FFR 表示。

1 了解冠状动脉血流储备比（FFR）的概念。　〔首先掌握此处要点〕

2 掌握如何诱发最大程度的冠状动脉扩张及其注意事项。

3 掌握测量 FFR 时的注意事项。

4 了解压力导丝回撤时压力变化的意义。

冠状动脉血流的调节

● 冠状动脉血流储备比（FFR）是表示随心肌耗氧量增加冠状动脉血流增加能力的指标，为心肌最大充血状态下到静息时冠状动脉血流的比率。图1 显示了冠状动脉血流量和冠状动脉灌注压力之间的关系。静息时冠状动脉血流如图1 中的曲线 A 所示（冠状动脉血流在 70 ~ 130mmHg 的冠状动脉灌注压力之间几乎保持恒定，称为自动调节）。在药物负荷引起的最大冠状动脉舒张状态下，冠状动脉血流量与冠状动脉灌注压力成正比（图1，直线 B）。

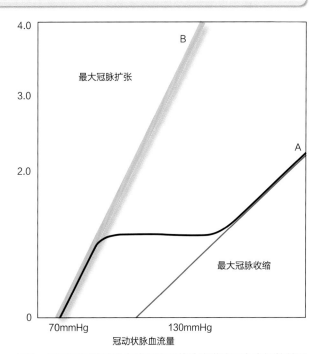

图1　显示了冠状动脉血流量和冠状动脉灌注压力之间的关系

（Gould KL：Coronary flow reserve. In coronary artery stenosis, Elsevier Science Publishing, New York, Amsterdam, London, 1991, p79-91 より改变引用）

冠状动脉血流储备分数（FFR）

- 根据压力曲线计算得出的血流储备比（FFR）是最常使用的生理学狭窄程度指标。当使用血管扩张剂（例如罂粟碱，腺苷和三磷酸腺苷（adenosine triphosphate：ATP））达到最大冠状动脉扩张时，测量压力。

- 也就是说，使用导管尖端压力（P_a）和压力传感器压力来测量狭窄远端的血压（P_d）。随着狭窄程度的增加，狭窄前后的压力差增加，并且心肌灌注压力（P_d）变低。如果血管正常，心外膜血管就没有血管阻力，并且心肌的灌注压力与 P_a 相同。

- 由于在最大舒张期时灌注压力与冠状动脉血流成比例，因此灌注压力之比（P_d / P_a）是'狭窄冠状动脉所达到的最大值'与'无血管阻力的正常血管所达到最大值'之比。它显示了与血流的比率，定义为 FFR（图2）。

- 所有患者血管 FFR 均为 1.0，小于 0.75 时认为存在可诱发心肌缺血的狭窄，而大于等于 0.8 时是无诱发心肌缺血的狭窄。

- FFR 在 0.75～0.80 之间为灰色区域。目前，0.8 也被视为冠状动脉介入治疗的治疗阈值（图3）。

1）Pijls NH, De Bruyne B, Peels K, et al：Measurement of fractional flow reserve to assess the functional severity of coronary-artery stenoses. N Engl J Med 334：1703-1808, 1996.

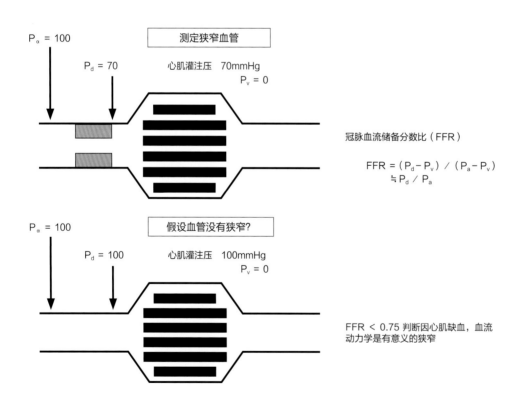

$P_\alpha = 100$

测定狭窄血管

$P_d = 70$ 心肌灌注压　70mmHg
$P_v = 0$

冠脉血流储备分数比（FFR）

$$FFR = (P_d - P_v) / (P_a - P_v)$$
$$\fallingdotseq P_d / P_a$$

$P_\alpha = 100$

假设血管没有狭窄?

$P_d = 100$ 心肌灌注压　100mmHg
$P_v = 0$

FFR ＜ 0.75 判断因心肌缺血，血流动力学是有意义的狭窄

图2　使用压力导丝进行冠状动脉血流储备分数（FFR）的测量

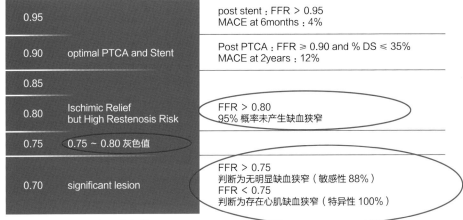

图3　FFRmyo的主要截断值

实际测量

● 为了安全准确地进行 FFR 测量，请记住以下几点。

导管的选择

● 建议选择 5Fr 或 6Fr 导管用于 FFR 测量。如图 4 所示，在入口处插入导管可能会引起假性狭窄。当使用大口径的导管时，在撤出导管时需要注意。

● 不建议使用 4Fr 导管，因为导管和压力导丝之间的阻力很大，因此导丝操作困难。若使用 4Fr 进行测量时，建议使用指引导管而不是诊断导管。

● 不建议使用带有侧孔的导管，因为难以确定嵌顿波形，并且无法注射罂粟碱等药物。

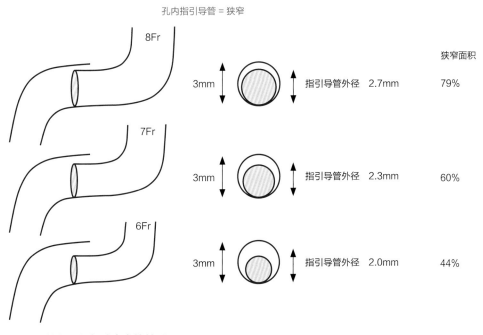

图4　导管的口径与狭窄率的关系

插入指引导丝

- 压力导丝校零后，将导丝送入冠状动脉。为了消除导管尖端与压力导丝之间的压力差，将导丝传感器置于导管尖端，并进行 normalization 或 equalization，以确保后续测量操作的可靠性。
- 必须用生理盐水冲洗导管内部，并稍回撤压力导丝传感器（图5）。
- 将压力导丝送至冠状动脉远端。此时应谨慎操控导丝，避免损伤冠状动脉。
- 将导丝传感器插入右冠状动脉的 4AV 或 4PD，左前降支的 seg7 远端部位以及要测量回旋支的血管远端部位。但若预期血管迂曲严重，可引起手风琴现象，此时将导丝置于影响最小的血管部位。

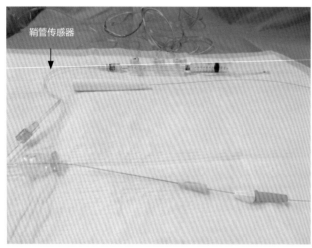

图5 校正导管尖端压力和导丝传感器压力（图7）

将延长管回撤到Y阀外，用生理盐水冲洗导管后进行操作。

如何诱发最大程度的冠状动脉扩张

- FFR 是仅在冠状动脉内压力与冠状动脉血流成比例关系时才能确立的概念，准确诱导最大程度冠状动脉扩张非常重要。表1 所示为用于获得最大冠状动脉扩张的药物和给药方法，表2~表4 所示为引起最大冠状动脉扩张的各种药物特性。
- 目前，最常用的方法是冠状动脉内给予罂粟碱，以及 ATP 持续静脉滴注。

表1 最大诱发冠状动脉扩张的药物及给药方法

药物	给药方法	左冠状动脉给药量	右冠状动脉给药量
罂粟碱	冠状动脉内	15mg	10mg
ATP/腺苷	冠状动脉内	30~50μg	20~30μg
ATP/腺苷	静脉持续滴注	140~180μg（kg·min）	

表2　盐酸罂粟碱的特征

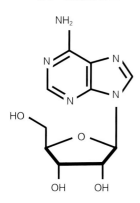

· 最大冠状动脉扩张药物金标准
· 非特异性平滑肌松弛药 ①cyclic nucleotide phosphodiesterase阻断剂 ②介导增加cAMP 和β–adrenergic relaxation的血管扩张药 ③血管平滑肌松弛药
· 使用量：右冠状动脉；10mg；左冠状动脉：15mg
· 给药后30~60s达到最大充血状态
· QT间期延长　T波改变非常少见

表3　腺苷的特征

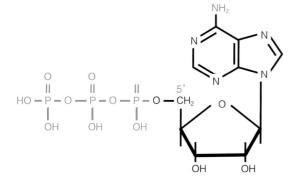

· 具有NO的生理性扩张物质
· 由于心脏负荷的增加及缺血导致ATP生成增加
· 从心肌细胞向心肌间质扩散，扩张微循环
· 冠状动脉内给药：左冠状动脉：20~40μg，右冠状动脉：15~30μg · 5~10s后能迅速产生一过性最大充血
· 持续静脉给药，140~180μg（kg·分） 一般状态约2min，笔者医院是持续3min给药
· 在日本，心脏负荷试验有相应的保险制度

表4　ATP的特征

· ATP是腺苷的前体，具有与腺苷同等血管扩张效应
· 冠状动脉内给药：左冠状动脉：20~40μg；右冠状动脉：15~30μg
· 持续静脉给药：140~160μg（kg·分）
· 给药1~2min后，药效消失
· 持续静脉给药，能够达到持续充血状态，pullback curve（回撤曲线）清晰。

罂粟碱的冠状动脉注射

● 将罂粟碱注入冠状动脉时应注意以下几点：罂粟碱的剂量，右冠状动脉为 10 mg，左冠状动脉为 15mg，应在 15s 内注入冠状动脉。此时，请使用没有侧孔的导管，并将其准确地注射到冠状动脉内（图 6a）。注射罂粟碱后，从入口处撤出导管并观察压力变化（图 6b）。

● 反应性充血的持续时间为 30s 至 1min，因此必须在此区间内注意曲线变化。

重点

● 由于使用罂粟碱时偶尔会出现 QT 间期延长和尖端扭转型室速，因此必须做好电除颤准备。

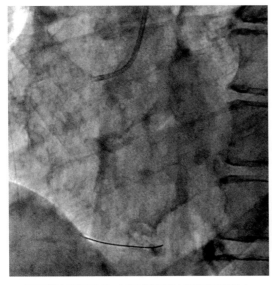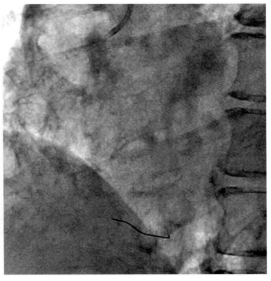

a：罂粟碱注入冠状动脉时一定确认指引导管尖端位于冠状动脉内。　　**b**：得到压力数据后，把导管尖端从冠状动脉内撤出。

图6　罂粟碱的冠状动脉注入

ATP 的持续静脉注入

● 在欧美，腺苷的中心静脉持续给药是常见的。在日本，保险规定腺苷只作为心肌缺血负荷试验的用药，所以用 ATP 代替。

● ATP 和腺苷的持续时间很短，很难通过冠状动脉内给药来确定最大的冠状动脉扩张，而且很难获得满意的回撤曲线，因此建议持续静脉内给药。经由中心静脉或肘静脉给予 ATP 的剂量为 140～180μg(kg·min) 或更高。在持续静脉输注的情况下，完全打开并通过注射泵通过生理盐水输注的侧管进行静脉注射（图 7）。生理盐水的全速滴注可帮助提供稳定的最大冠状动脉扩张效果。

● 如图 8 所示，若未能达到稳定的最大冠状动脉扩张，P_d / P_a 增大或减小，需增加剂量（140μg (kg·min) → 180μg (kg·min)）则可获得稳定的最大冠脉扩张效果。如图 9 所示，若达到稳定的 P_d / P_a，则可获得准确的压力曲线。

● 在连续静脉内给药期间，若短时间内增加 ATP 剂量，可发生一过性房室传导阻滞。但 ATP 的药效持续时间非常短，停止给药即可迅速恢复。

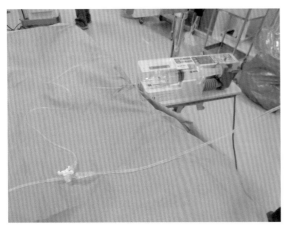

图7　ATP静脉给药
生理盐水泵全速打开以 140～180μg (kg·min) 持续静脉给药。

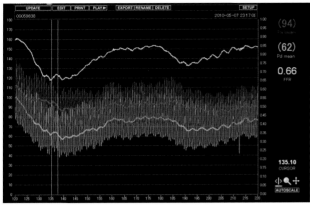
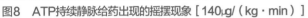

图8　ATP持续静脉给药出现的摇摆现象［140μg/（kg·min）］

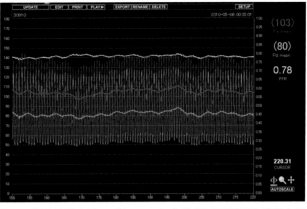

图9　从肘静脉140μg（kg·min）给药可见冠状动脉最大扩张状态

绘制压力曲线图

- 达到稳定的最大冠状动脉扩张，建立绘制回撤曲线。缓慢拉出压力导丝以显示狭窄处前后的压力变化。
- 回撤曲线的意义在于，它可以明确最大冠状动脉血流降低的靶病变部位，并最终确定在测量过程中是否发生了压力跳跃现象。另外，在测量血管的末梢、狭窄远端部位、近端部位以及解剖标记点上进行标记，易于后续操作观察。
- FFR测量中有3种导管压力曲线。在局限性病变中，可见狭窄前后压力迅速回落（狭窄前后压力差明显）（图10），植入支架后，该狭窄前后压力差可恢复如常。在串联病变中，可见存在两处压力回落（即两处压力差）（图11）。此时须在压力差较大的一处病变植入支架，若FFR为0.8或更高，则另一处病变无须治疗。在弥漫性病变中，压力从远端部位逐渐增加，不会出现局部压力升高（图12），心肌血流供应是从心尖部至心脏基底部逐渐增加，这种情况下，无法通过支架治疗达到明显改善心肌灌注的效果。综上所述，通过使用压力回撤曲线，可评价心肌灌注状态（图

2) Pijls NHJ: Optimum guidance of complex PCI by coronary pressure measurement. Heart 90: 1085-1093, 2004.

此处注意

回撤导丝时要注意的一点是，由于导丝的回拉，指引导管被拉入冠状动脉内，便无法获得准确的曲线。
退出导丝时，有必要通过透视来确认导管和导丝尖端位置，并注意不要使导管尖端压力成坎顿波形。

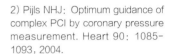

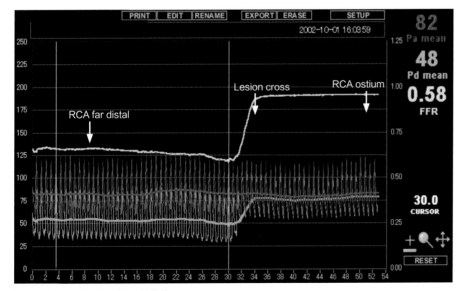

图10　可见压力跳跃的压力曲线

狭窄前后明显的压力阶差通过PCI治疗可明显改善冠状动脉缺血。

13)，指导血运重建，以及在进行 PCI 操作时指导支架植入部位。回撤压力曲线是指导 PCI 的最佳指标，它可辅助确定哪种是最有效的治疗方法。

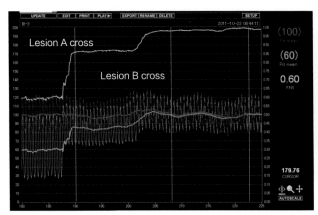

图11　多处病变
在两个部位可见压力差。

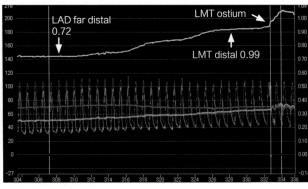

图1　弥漫性病变
可见压力阶差呈逐渐恢复状态。

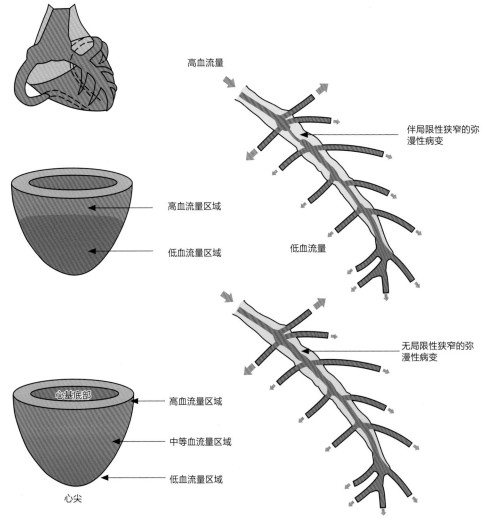

图13　局限性病变和弥漫性病变的心肌灌注不同状态

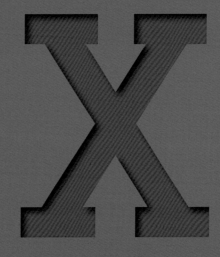

X

血管内超声

1－①

松野俊介

血管内超声（IVUS）不同设备的组装使用方法：Revolution®、Eagle Eye Platinum®

了解两种 IVUS 导管（Revolution 和 Eagle Eye Platinum）的特征，
以及在实际临床中的运用。另外，掌握其正确的组装和使用方法。

首先掌握
此处要点

1 Revolution 空间分辨率高，自动回拉可在长轴上获得准确的距离信息。

2 Eagle Eye Platinum 从导管尖端到超声波探测仪的距离短，特别可用于慢性完全闭塞病变的 PCI 操作。

3 在理解各导管特征的基础上，根据患者病变特征选择使用。

Revolution®

Revolution® 的结构、规格（图1）

● Revolution®（PHILIPS Volcano 公司制造），是机械式扫描具有 45mHz 高频超声波探头的 IVUS 导管。在具有保护作用的压缩导管内加入了成像核心元件，远端管径为 3.2Fr，近端管径为 3.5Fr。导管尖端到超声波探头中央的距离是 29mm。

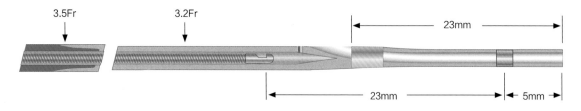

图1 Revolution®的导管尖端放大图

- 超声波探头为45MHz，与20MHz的eagle eye platinum®（PHILIPS Volcano公司生产）相比，空间分辨率更好。
- 关于回撤，由于是在保护鞘内牵引成像核心元件，在长轴上可获得更加准确的信息。
- 由于是机械式扫描，当冠状动脉成角、迂曲时，超声波探测仪的旋转可能不均匀，从而导致图像失真NURD(non-uniform rotational distortion)（图2）。

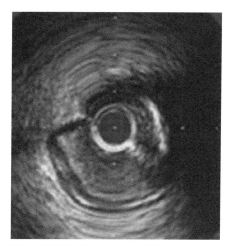

图2　NURD的实际IVUS图像

Revolution® 的组装方法

① 打开专用无菌袋，送入回撤装置，回撤装置尖端和导管泵之间的连接部位于袋子的标识处。

② 将灭菌袋的中心连接器插入回撤装置后，后拉无菌袋，继续准备IVUS导管（图4）。

③ 将3mL和10mL的注射器用肝素盐水充满，连接到三通上，再连接延长管，为避免设备内留有气泡，应充分排气（图5）。

④ 将注射器装置连接到IVUS导管，在完全从套管中抽出成像芯的状态下，用3mL注射器进行最少2次冲洗。冲洗时不要施加过大的压力。若冲洗不充分，成像芯和套管之间，或者成像芯表面会残留气泡，导致成像不良。在充分冲洗后，将成像芯完全插入套管中，此时为避免损坏成像芯，需用双手缓慢插入（图6）。

此处注意

导管插入后，不能从回撤装置的套管轴中撤出成像芯，避免导管尖端进入空气。

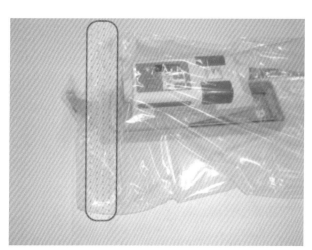

图3　无菌袋设置

无菌标签

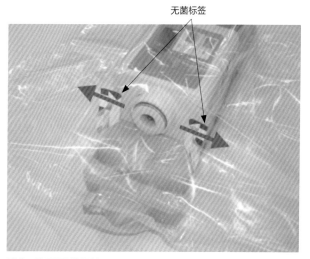

图4　取下无菌标签

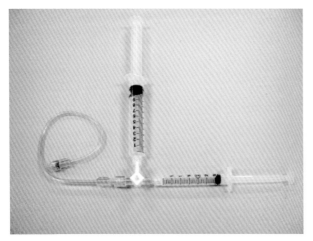

图5 排气

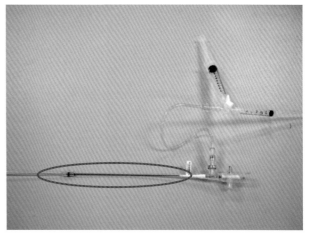

图6 送入成像芯

⑤ 将回撤装置的黑色箭头部分与导管连接部的黑点吻合，通过无菌袋连接部将
　IVUS 导管插入到深处，按箭头方向旋转约 30°，固定导管（图 7）。

⑥ 将回撤装置的驱动单元送到回撤开始位置，将套管端部推至套管轴前端并固定
　（图 8）。

导管连接部　　　　回撤装置旋钮

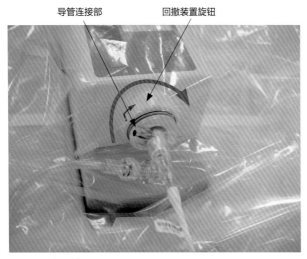

图7 固定导管

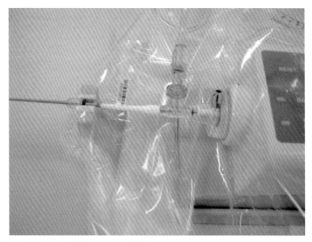

图8 固定回撤装置的套管轴

⑦ 通过以上步骤完成组装。实际记录图像时，术者将导丝送入 IVUS 导管后，助手
　在体外再次进行充分冲洗后，再送入指引导管内。

操作注意事项

● IVUS 导管近端较硬，因此握持回撤装置的助手在术者推送导管的同时进行推送，
　若配合不佳，可导致术者一侧 IVUS 导管过度牵拉（图 9），因此在推送 IVUS 导管
　时，术者和助手的配合非常重要（图 10）。

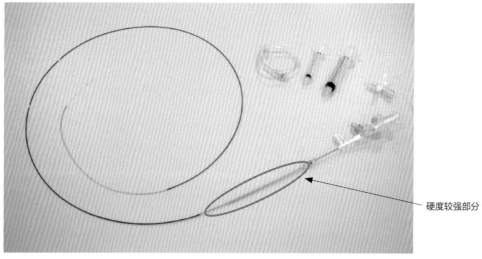

硬度较强部分

图9　导管的全部图像

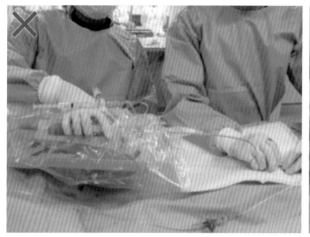

a：回撤装置过于靠近术者。

b：回撤装置距离过远，导致 IVUS 过度牵拉。

图10　回撤装置操作不正确的病例

Eagle Eye Platinum®

Eagle Eye Platinum® 的结构、规格（图 11）

- Eagle Eye Platinum® 为电子扫描型、具有 20MHz 超声波探测仪的 IVUS 导管。与 Revolution® 不同，没有保护鞘管。导管远端直径 2.9Fr，近端探测部分是 3.3Fr。
- 突出的结构特征是，从导管尖端到超声波探头距离非常短，仅为 10mm。因此，在慢性完全闭塞病变（CTO）介入治疗中，把 IVUS 导管推进假腔、用 IVUS 指导导丝操作，或闭塞端存在分支的情况下把 IVUS 推进分支，寻找 CTO 入口部位是非常有用的。

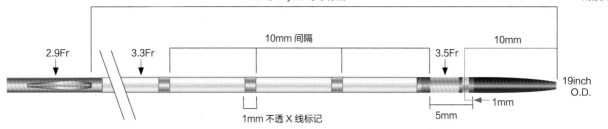

图11　Eagle Eye Platinum®导管尖端放大图像

- 超声波探头的频率为 20MHz，虽然空间分辨率不佳，但深度较深，有利于观察移植静脉桥等直径较大的血管。
- 回撤时，由于牵引 IVUS 导管自身系统，当遇到病变阻力时会阻碍回拉，无法获取长轴上完整距离信息。当在 IVUS 上的测量值和造影观察结果之间存在较大差别时，应注意其原因。

Eagle Eye Platinum® 的安装

- 由于不存在保护系统，安装时仅使用连接 IVUS 导管尖端的附带配件的注射器来冲洗导管导丝腔，操作非常简单（图 12）。

重点

- 关于安装后如何使用导管，有一些注意事项。Eagle Eye Platinum® 中，连接导管的回撤装置，把导管推进冠脉内后，在体外没有支持 IVUS 导管的东西。因此，若导管存在某种张力，导管会掉落到有菌区（不好意思笔者也有过这样的经历）。
- 因此，将导管尖端卷曲成环状，用湿纱布按压，同时在能够确保无菌区域足够长的地方，用钳子将 IVUS 导管固定在手术单上（图 13）。

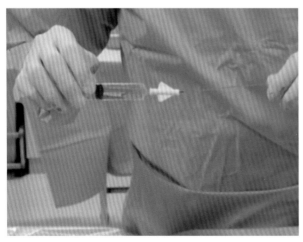

图12　指引导丝的冲洗

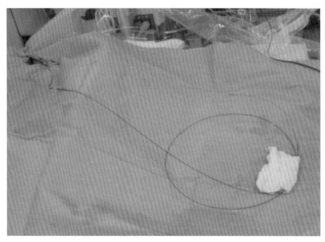

图13　IVUS导管术野的划分

实际操作时的注意事项

- 由于回撤装置牵引导管本身，所以在回撤时，若体外 IVUS 导管有弯曲，不但回撤需要时间，距离的测量也不正确。所以 IVUS 导管连接到回撤装置时，应确保导管没有弯曲。

- 回撤中，由于病变阻力，指引导管有时会被牵拉到冠状动脉内（图 14）。对于高度狭窄和严重钙化病变，需要特别注意回撤的 IVUS 图像（如果被卡住，图像就没有变化），以及指引导管尖端压力。

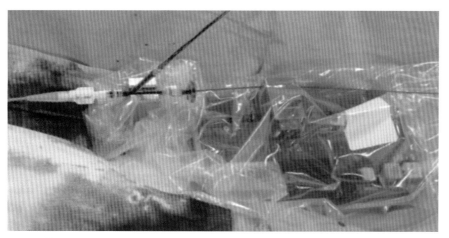

图14　装有回撤装置的指引导管与IVUS导管的连接

不同设备的组装和使用方法：iLab™、View IT

在机械式 IVUS 中，IVUS 导管的设置对于取得良好图像非常重要。

首先掌握
此处要点

1 IVUS 导管是单轨式的。

2 IVUS 导管的排气操作很重要。需注意观察时可能引起空气栓塞。

3 通过导丝，在进入指引导管前，再一次用生理盐水冲洗。

Atlantis® SR Pro 2（iLab™，Boston Scientific 公司制造）

- iLab™Ultrasound Imaging System（以下简称 iLab™），本身是 Window 系统，因此从启动到就绪需要时间。启动计算机，输入患者信息即可记录。iLab™ 从开始就能够以数字信号记录保存图像。

- 采用 19 英寸的 LED 显示屏，并具有可移动式，以及与导管室造影系统连接的一体式 2 种装置。在一体式中，术者可进行无菌操作和测量。虽然开始不支持 RF 信号输出，但从 2.2 版本开始支持。

安装

- 首先，准备在马达驱动器上安装无菌袋的一次性回撤装置。这是一种塑料制品，所以最好是在齿轮部分涂上润滑油，但在临床实践中很难实现。回撤时会发出"咔嗒咔嗒"的声音，但不是异常声音。

- 然后准备导管。首先打开包装（图 1）。将装有肝素盐水的 2mL 和 10mL 注射器连接到三通上。使用 2mL 注射器用肝素盐水低压填充管腔，注意将驱动轴拉到最前面，加压使肝素盐水从尖端流出。

- 最后把驱动轴推进到最里面即可。注意不要卷进塑料罩，同时将导管连接到马达驱动器，旋转驱动器传动轴，测试图像

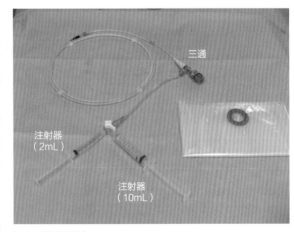

图1　准备器材

（图 2）。

- 冲洗结束后，将步进马达（motor drive unit）安装到消毒滑板上。安装后，在进行马达驱动测试时需要再次冲洗，然后将驱动轴向前推进。如果不注意的话，空气可能会残留在 IVUS 导管内。
- 由于在体内冲洗会引起空气栓塞，在安装过程中，务必小心谨慎（图 3）。

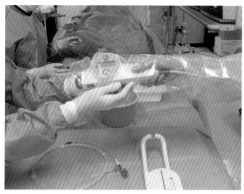

图2　将IVUS导管连接到马达驱动器

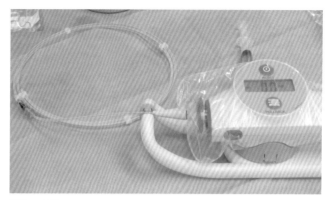

图3　安装

View IT（泰尔茂公司制造）

- 首先，打开包装。导管的构造与 Atlantis 相同，是单轨构造（图 4）。在固定器内充满生理盐水，装满肝素盐水的 5mL 和 10mL 注射器连接到三通上。使用 5mL 注射器，低压下用 3mL 以上的肝素盐水冲洗管腔。

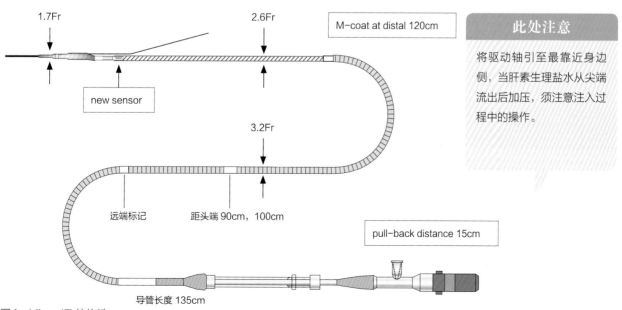

1.7Fr　　　　　　　　2.6Fr　　　M-coat at distal 120cm

new sensor

3.2Fr

远端标记　　距头端 90cm，100cm

pull-back distance 15cm

导管长度 135cm

图4　View IT 的构造

此处注意

将驱动轴引至最靠近身边侧，当肝素生理盐水从尖端流出后加压，须注意注入过程中的操作。

- 最后，将驱动轴推送到最里面，安装完成（图5）。注意不要把塑料罩卷进来，同时将导管连接到步进马达，旋转驱动器轴，测试图像。
- 冲洗结束后，将导管连接到扫描仪，插入端口。与马达连接，熄灭"HOLD"按钮，扫描仪前进，确保前进过程缓慢平稳，按下"HOLD"按钮，此时灯亮。
- 再次按下"Catheter Check"键（灯亮），确认显示器上同心圆状的图像，同时缓慢注射。为确保同心圆状图像不会改变，注水停止后关闭三通（图6）。

取出导管

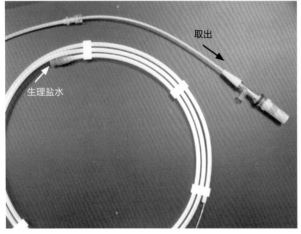

①在容器内注入生理盐水。
②完全取出导管。

图5　准备～注射

冲洗

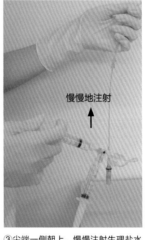

③尖端一侧朝上，慢慢注射生理盐水
（3mL以上）。

注意

将驱动轴引至最靠近身侧，当肝素生理盐水从尖端流出后加压，须注意注入过程中的操作。注入时，确认注射器内无空气残留。为避免超声导管弯曲，注射后与连接装置连接。

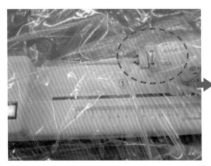

①连接扫描仪。

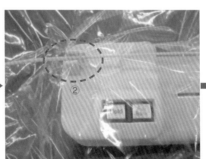

②插入端口。

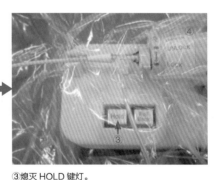

③熄灭HOLD键灯。
④推送扫描仪。
⑤确保扫描过程缓慢平稳，按下"HOLD"键，灯亮
⑥再度按下"Catheter Check"按键，灯亮，确认显示器上同心圆状图像的同时缓慢注射。

图6　与设备的连接
为确保同心圆状图像不变，停止注水后关闭三通。

使用方法

将 IVUS 导管送入冠状动脉

- 若使用带阀门的 Y 阀，进入导管时可不必过于在意血液逆流的问题。

- 若使用普通的 Y 阀，关闭 Y 阀至血液不会逆流的程度。再将 IVUS 导管推进到冠状动脉内，在透视下确认导管尖端位置，如果可能的话，推进至远与目标病变 10mm 以上的远端部位。从指引导管到回撤装置,IVUS 导管必须保持笔直，以免中途弯曲。

> **注意点** !
>
> - 注意过度关闭 Y 阀和导管弯曲，可导致图像失真。

PCI 前 IVUS 的观察注意事项

- 在病变部位存在高度钙化或者由于纤维斑块引起的高度狭窄而无法通过病变部位的情况下，可以通过增强指引导管的支撑性，再次尝试通过 IVUS 导管。使用 IVUS 导管时，尽量缓慢平稳推进，避免抖动。抖动可导致导管尖端弯曲。

- 旋转显像核心，同时向前推进，导管本身硬度会加强，易于通过病变。须注意，若过于强力旋转推进，可造成断线。对于无法通过的钙化病变，通过旋磨或球囊扩张后再进行观察。

高度迂曲病变

- 例如，当病变存在左主干到回旋支的分支角度较大，或右冠状动脉近端存在高度迂曲时。若使用 Atlantis pro，其保护鞘可追随血管，鞘内硬的显像核心能够向前推进，但鞘的部分比显像核心软，所以容易弯曲，因此会出现无法向前推进的情况。若出现上述情况，可将显像核心稍向近心端回撤，推进导管整体，待导管尖端通过病变后，再推进显像核心，如此操作即可通过迂曲病变。

- 需注意应缓慢进行操作，若旋转 IVUS 时用力过度，可导致显像核芯弯曲断线。

PCI 后 IVUS 导管不能通过的情况

- 可见于因病变扩张不充分致支架膨胀不良、于高度迂曲病变处植入支架的情况、旋磨后钙化出现夹层的情况，以上通过球囊后扩张，可改善大部分情况。

撤除 IVUS 导管时的注意事项

- 在显像核心穿过病变的状态下将 IVUS 导管整体撤出时，若尖端部位存在损伤，则可能出现指引导丝出口部分卡在支架梁上或者导丝缠在指引导管尖端的情况。为了预防上述情况，回撤结束后，将显像核心送回 IVUS 导管尖端，然后在旋转状态下拔出。另外，若在无透视的情况下快速拔出，容易发生相同状况，务必注意。

- 在病变回旋支和右冠状动脉近端高度迂曲时，容易出现 IVUS 导管和导丝在指引导管尖端相互缠绕的情况。若导丝处于松弛状态，在此状态下拔出，导丝会缠绕在一起，因此需要先稍稍拉直导丝以避免弯曲。若操作不慎，导丝会折断而无法使用。

对比度超声法

● 一般的回撤影像上，内腔和内膜的边界不清楚，疑似夹层时无法完全判断，此时合用对比度法比较好。对比度法是把造影剂通过指引导管注入冠状动脉内或把生理盐水通过指引导管注入冠状动脉内，两种方法的优势在于可以观察内膜面，另一方面能够确认是否存在夹层。注入造影剂的对比度法比注入生理盐水的对比度法更有效，因为注入造影剂对冠状动脉压力影响小，可安全观察夹层情况。

一点建议

● 目前,IVUS 已经成为 PCI 的常规使用的辅助装置。但是，在临床开始使用时，要有"使用 IVUS 是有风险的"认识，推荐慎重使用。为了使用安全，正确的安装和使用方法，无论是过去还是现在都没有改变。由于 IVUS 是最基本的 PCI 辅助装置，希望大家掌握正确的使用方法，并与其他腔内影像配合使用。

2 图像评估和测量方法

伊藤良明

本章概述 IVUS 代表性图像的评价方法和定量分析的测量法。

> 首先掌握
> 此处要点

1 血管内超声波检查可以正确测量血管直径和病变长度，也可以诊断动脉硬化斑块的性质。

2 尽可能在治疗前、治疗中、治疗后使用自动回撤进行观察，必要时也可以进行手动记录。

3 在 PCI 中，经常采用 IVUS 来决定治疗策略和治疗终点。

4 治疗前从病变部位的识别、斑块的性状、有无重塑等方面决定治疗策略，治疗后从支架的远端到近端进行观察，判定治疗效果。

5 在今后实施 PCI 时，需熟练掌握血管内超声波检查的图像评价和测量方法。

图像评价

● IVUS 的代表性图像评价，有以下 3 点：
① 病变部位的识别和通过自动回撤进行记录（图 1）。
② 斑块性质的诊断（图 2、3）。
  a. 血栓影像（图 4）。
  b. 钙化斑块的分类（图 5 ~ 图 7）。
  c. 不稳定性斑块（图 8）。
③ 血管重塑（图 9、10）。

> **一点建议**
>
> ● 长时间于 IVUS 的检查会在不知不觉中造成心肌缺血，注意患者随时会出现胸痛或慢血流显像。IVUS 检查时，注意观察心电图变化和症状的同时进行操作。
> ● 使用机械扫描式 IVUS 的情况下，若生理盐水冲洗不充分，图像在中途会因空气的伪像而无法识别。若为去除上述情况，用生理盐水冲洗时会产生小的空气栓塞，有时会引起明显的 ST 段上升。应在准备阶段预先进行充分冲洗。

①病变部位的识别和通过自动回撤进行记录（图1）

● 用 IVUS 观察冠状动脉病变时重要的是，将 IVUS 的导管从末梢侧到近侧进行自动回撤，同时观察和记录。

● 回撤时发现感兴趣的病变，可切换到手动记录进行再次确认。

● IVUS 从末梢回撤时，首先应确认是否存在病变部位斑块的开始和结束（斑块的远端和近端）（b、d）与血管造影显示的病变部位是否一致。如果能确认斑块，需要进一步确认斑块近端（a：近端对照血管部位）和远端（e：远端对照血管部位）的内腔是不是最大。

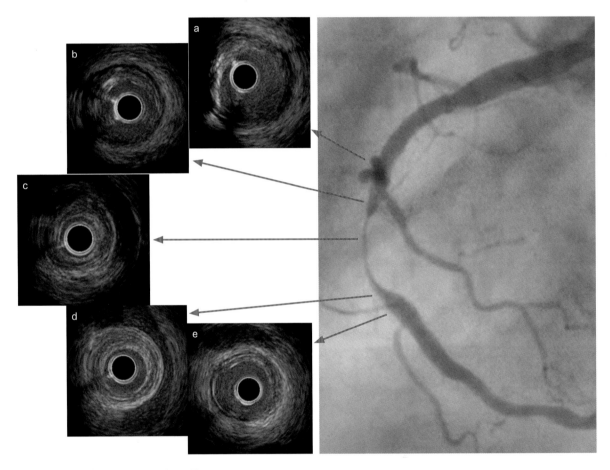

图1　病变部位的测定和自动回撤系统

②斑块的性质诊断（图2、3）

● 通过目测来判定斑块的性质、外弹力膜（elastic membrane：EEM）外侧的回声亮度和斑块的相对关系。

● 血管外膜超声（→）做参考，分为低亮度的软斑块、同等亮度的纤维斑块和高亮度的伴有回声衰减的钙化斑块。

● 同时判定斑块的分布是同心性还是偏心性。

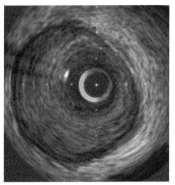 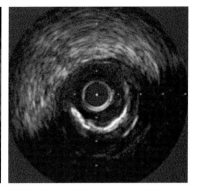

a：软斑块（echolucent）。　　　　　　　b：纤维斑块。　　　　　　　　　　　　c：钙化斑块。

图2　斑块的性质

- 斑块的性质除了软斑块、纤维斑块、钙化斑块以外，还有这些斑块组成的混合斑块。
- 这些所谓的混合斑块（mixed plaque）包括软斑块和纤维斑块混合而成的纤维脂质斑块、纤维斑块和钙化斑块混合而成的纤维钙化斑块等。

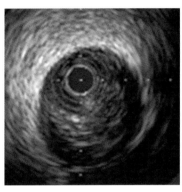

a：纤维脂质斑块。　　　　　　　b：纤维钙化斑块。

图3　斑块的性状

② –a 血栓影像（图4）

- 如图4所示，初看类似斑块，但显示的是存在于冠状动脉内的血栓影像。血栓影像在 IVUS 中呈多样性表现，可表现为分层（layer）、分叶（lobulate）、带蒂（pedunculate）及微通道（microchannel）等。
- 患者的病情表现为急性心肌梗死和不稳定心绞痛等急性冠脉综合征发病时，常见到血栓影像。
- 有许多情况是不能判断到底是壁内血肿还是斑块。

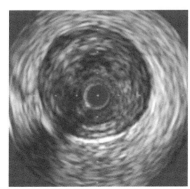 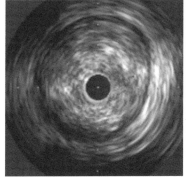 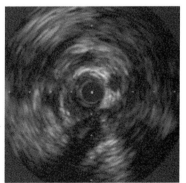

a：低亮度血栓。　　　　　　　b：高亮度血栓。　　　　　　　c：微通道形成。

图4　血栓影像

② −b 钙化斑块的分类

钙化斑块的分类 −1（图 5）

● 钙化斑块大致分为位于血管内腔侧的表浅钙化（superficial calcification）和位于斑块厚度一半以上外侧的深层钙化（deep calcification）两种。

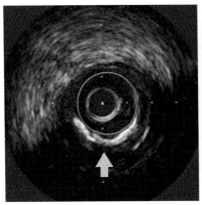 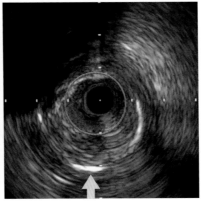

a：表浅钙化　　　　　　　　b：深层钙化

图5　钙化斑块的分类−1

钙化斑块的分类 −2（图 6）

● 由于钙化斑块不能定量分析，所以钙化程度通过目视或机器测量钙化角度，并进行分类。

● 大概每 90°一直到 360°的 4 个分类。

● IVUS 很少能通过环形 360°表浅钙化病变，但若能确诊此类斑块，被比喻称为餐巾环现象。

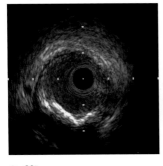 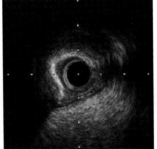 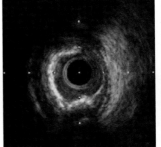 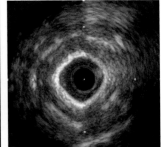

a：90°。　　　　　　b：180°。　　　　　　c：270°。　　　　　　d：360°。

图6　钙化斑块的分类−2

有冠状动脉穿孔危险的钙化斑块（图 7）

● 确认钙化斑块时，遇到 180°以上的偏心性表浅钙化，其对侧几乎没有斑块的病例。需注意，若对这样的病例轻易地扩张球囊和植入支架，可能会造成正常一侧的穿孔。

● 在处理这种病变时，须注意斑块向长轴扩散的方向和血管的直径以及斑块或钙化的分布方向是心肌侧还是心外膜侧等，慎重制订治疗方案。

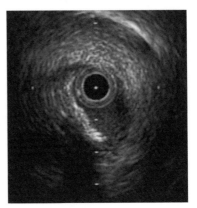

图7　冠状动脉穿孔风险大的钙化斑块

② -c 不稳定性斑块（图8）

- 即使斑块中不存在钙化，也能看到超声波衰减（attenuation）现象。究其原因，可能为钙化以外的能使回声衰减的脂质、泡沫细胞或胆固醇结晶等，可认为是可疑不稳定斑块的表现之一。

- 另外，如果看到明显的月牙状低亮度斑块影像，则诊断为脂质池（lipid pool 像）。并在脂质池和血管内腔之间能发现纤维帽（fibrous cap）。当然，纤维帽越薄越容易破裂。确定这些斑块为不稳定时，一般认为 PCI 实施中并发末梢栓塞的风险很高。

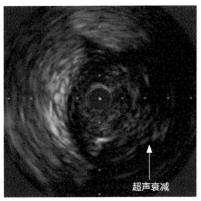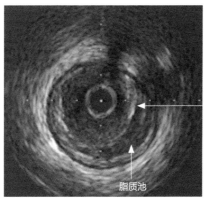

纤维帽

超声衰减　　脂质池

图8　显示不稳定斑块的图像

血管重构

①正性重构（图9）

- 在长轴方向上回拉 IVUS 的情况下，如果是正常血管，血管直径随着末梢方向逐渐减小。

- 但是，有时病变部位和远端的血管直径比近端大。这种现象称为血管重构，直径变大的情况被称为正性重构（positive remodeling）。

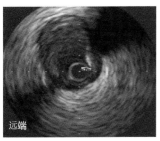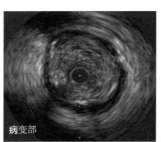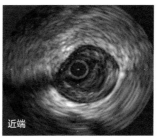

远端　　　　病变部　　　　近端

短轴像

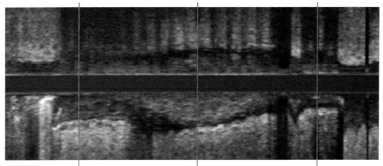

长轴像

图9　血管的重构①：正性重构。

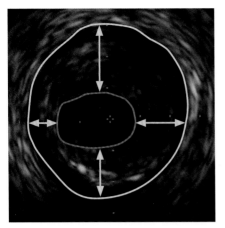

图14　病变部位③

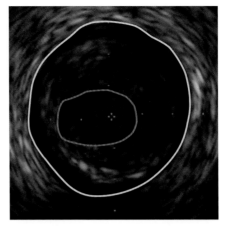

图15　病变部位④

远位部对照血管部位　　　　　　　　近位部对照血管部位

血管内腔面积／直径

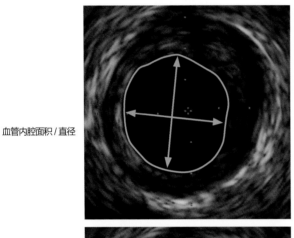

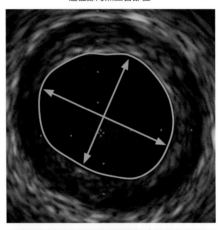

全血管面积／直径

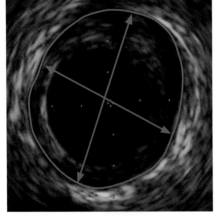

图16　血管内腔面积/直径 、全血管面积/直径

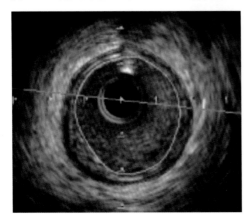

图17　实际测量值

	管腔面积（mm²）	直径（mm） mean min max min/max
内腔（lumen）	7.27	3.06 2.87 3.31 0.87
血管（vessel）	10.95	3.75 3.62 3.89 0.93
支架（stent）		
斑块（plaque）	3.68	
NIH （新生内膜增厚）	（% PA 33.6%）	
Malapp		

② -c 不稳定性斑块（图8）

- 即使斑块中不存在钙化，也能看到超声波衰减（attenuation）现象。究其原因，可能为钙化以外的能使回声衰减的脂质、泡沫细胞或胆固醇结晶等，可认为是可疑不稳定斑块的表现之一。

- 另外，如果看到明显的月牙状低亮度斑块影像，则诊断为脂质池（lipid pool 像）。并在脂质池和血管内腔之间能发现纤维帽（fibrous cap）。当然，纤维帽越薄越容易破裂。确定这些斑块为不稳定时，一般认为 PCI 实施中并发末梢栓塞的风险很高。

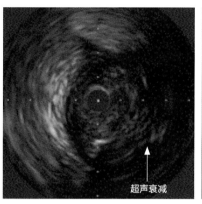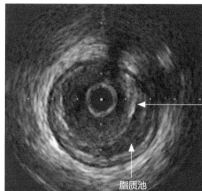

纤维帽

超声衰减

脂质池

图8　显示不稳定斑块的图像

血管重构

①正性重构（图9）

- 在长轴方向上回拉 IVUS 的情况下，如果是正常血管，血管直径随着末梢方向逐渐减小。

- 但是，有时病变部位和远端的血管直径比近端大。这种现象称为血管重构，直径变大的情况被称为正性重构（positive remodeling）。

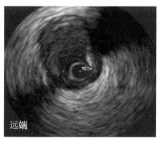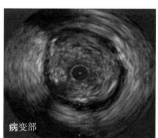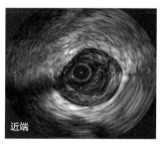

远端

病变部

近端

短轴像

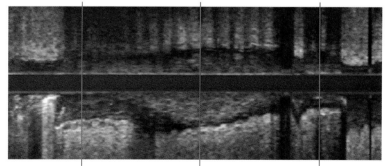

长轴像

图9　血管的重构①：正性重构。

②**负性重构**（图10）

- 与图9相反，在病变部位和近端的血管直径比远端小的情况，称为负性重构（negative remodeling）。重构有所谓的计算重构的数字，即重构指数，其计算方法各种各样，并未统一。举例：

> 重构指数 = 病变部位（EEM-CSA）/ 平均对照血管部位（EEM-CSA）。
> 平均对照血管部位（EEM-CSA）=［近端对照血管部位（EEM-CSA）+远端对照血管部位（EEM-CSA）］÷ 2。

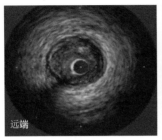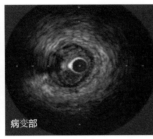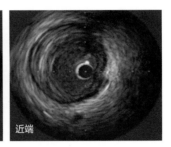

短轴像

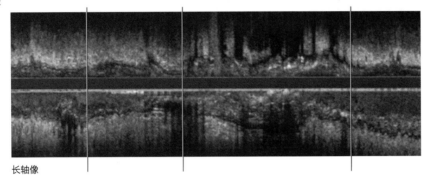

长轴像

图10　血管重构②：负性重构

定量分析

①根据治疗前的 IVUS 图像判断测量哪个部位（图11）

- IVUS 中测量部位和测量法，首先必须确定应该在哪个部位进行测量。作为最低限度应该测量的部位，是血管内径最小的病变部位以及其近端（proximal）和远端（distal）的对照血管部位（reference）这 3 处。

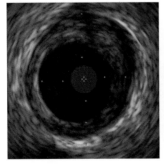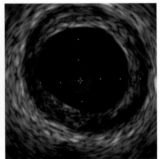

a：远端对照血管部位。　　b：病变部位。　　c：近端对照血管部位。

图11　在哪里测量

① -a 在短轴图像上测量血管直径（图12～图17）

计算血管内腔面积（图12）

- 在病变部位，确定血管内腔和斑块边界，并对其进行计算，是病变部位的血管内腔面积。
- 进一步测量其面积内的最大直径和最小直径，作为内腔直径。如果该部位是病变部最小的内腔，则称为最小血管内腔面积（minimal lumen CSA），最小血管内腔直径（minimal lumen diameter）。另外，严格来说，要求在心动周期的舒张期进行测量。

判断中膜低亮度区域的外侧（图13）

- 接着判断中膜低亮度区域的外侧。该部称为外弹力膜面积（external elastic membrane：EEM）CSA、IVUS 中这是血管面积（也称为全血管面积）。与血管内径一样，也在这个地方测量最大直径和最小直径，作为血管直径 EEM diameter（EEM diameter）。

斑块厚度的测量（图14）

- 虽然不怎么测量，但是测量位于血管内腔和血管之间的斑块（也有可能是斑块＋中膜）的厚度，叫作斑块厚度。

斑块面积（图15）

- 从 EEM CSA 减去血管内腔面积（lumen CSA），即为斑块（或斑块＋中膜）面积（plaque CSA，或 plaque plus media CSA）。

血管内腔面积 / 直径 / 全血管面积 / 直径的测量（图16）

- 在近端（proximal）和远端（distal）的对照血管部位（reference）中，测量血管内腔面积和直径以及全血管面积 / 直径。

实际的测量值（图17）

- 在大部分控制台和分析机中，对血管内腔面积和全血管面积进行测量，就会自动计算并显示各直径和斑块面积。在本项中不涉及，但也有在长轴上实施对这些短轴图像的分析，通过对其进行积分，可以实施血管容量分析。

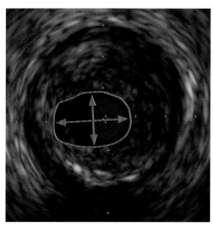

图12　病变部位①

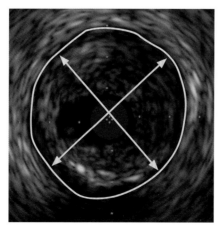

图13　病变部位②

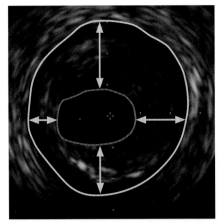 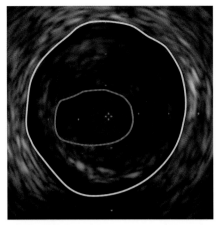

图14 病变部位③　　　　　　图15 病变部位④

远位部对照血管部位　　　　　　　近位部对照血管部位

血管内腔面积 / 直径

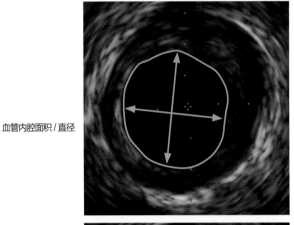

全血管面积/直径

图16 血管内腔面积/直径 、全血管面积/直径

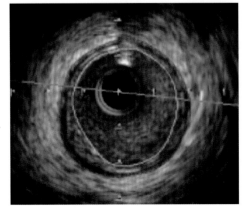

图17 实际测量值

	管腔面积(mm²)	直径（mm） mean min max min/max
内腔（lumen）	7.27	3.06 2.87 3.31 0.87
血管（vessel）	10.95	3.75 3.62 3.89 0.93
支架（stent）		
斑块（plaque）	3.68	
NIH （新生内膜增厚）	（% PA 33.6%）	
Malapp		

① −b 根据长轴图像测量病变长度（图18）

● 采用自动回撤记录图像后，首先必须识别病变部位。如果确定斑块的远端和近端，则其之间的距离为病变长度（黄色箭头）。因为不管什么样的机器都有测量长轴距离的校准器，所以利用其进行测量。

● 确定了病变部位之后，接下来必须对植入支架部位进行确定。支架植入部位，如果能在病变部位 10mm 以内的远端或近端，识别血管内腔大且斑块少的部位，则将其作为支架植入部位。测量这些之间的距离作为支架长度（蓝色箭头）。也有在这个部位插入 IVUS 导管进行血管造影，用 IVUS 确认的部位（换能器的位置）与血管造影相比较，这就是俗称的"标记技巧"，是对入口或分支病变或弥漫性病变等植入支架时的实用方法。

● 作为距离的测量方法，由于在自动回撤时 IVUS 的回撤速度记录为 0.5mm/s 或 1.0mm/s，所以也可以根据从远端到近端的时间来测量距离。

● 根据设备的不同，有些 IVUS 导管和马达驱动单元上附有距离刻度，可以直接测量距离。

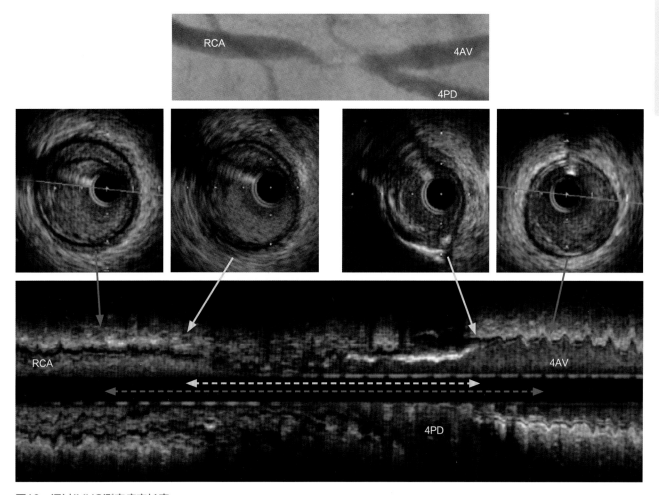

图18　通过IVUS测定病变长度

IVUS检查中，有时也会发现除靶病变以外的其他病变。特别是当病变存在弥漫性斑块，难以找到正常血管部位，因此影响在血管造影上的病变判断。此时，寻找相对内腔较大的部位或者斑块较少的部位尤为重要。根据治疗后的IVUS结果判定治疗效果，反复回顾治疗前的图像，虽是弥漫性病变，也可找到病变部位。

PCI 操作中的 IVUS 观察项目

治疗后 IVUS 图像中应该观察的项目（图19）

● 将支架植入后的 IVUS 观察项目总结起来（图19）。在裸支架（bare metal stent：BMS）植入时代，获得多大的支架面积是重要的评价项目。而在药物洗脱支架时代，如何完全覆盖病变、植入尺寸合适的支架是重要的。

1）支架内的观察项目（图20、21）

如果仔细观察支架内，会发现与血细胞回声不同的亮度回声（图21）。这些大多是斑块脱垂，也有可能是急性血栓。从血管中心有90°以上的脱垂，要思考是否进一步治疗。如果怀疑存在血栓，则应检查活化凝血时间（activated coagulation time：ACT），以及思考是否存在肝素诱导的血小板减少症（heparin-induced），并确认病情是否随时间而恶化。

2）支架植入部位前后的观察项目（图22、23）

治疗后在支架的近端或远端确认是否存在地理丢失。
造影上看是正常的，通过 IVUS 上观察发现夹层，此种情况也不少见。

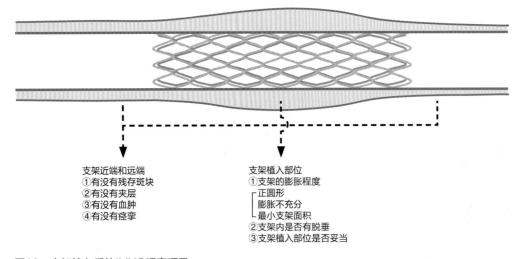

支架近端和远端
①有没有残存斑块
②有没有夹层
③有没有血肿
④有没有痉挛

支架植入部位
①支架的膨胀程度
　┌正圆形
　├膨胀不充分
　└最小支架面积
②支架内是否有脱垂
③支架植入部位是否妥当

图19 支架植入后的IVUS观察项目

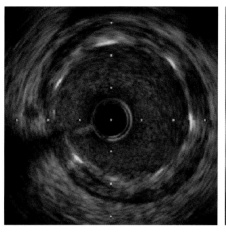

a：扩张良好。

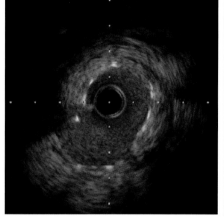

c：扩张不充分，非正圆形。

图20　支架植入部位

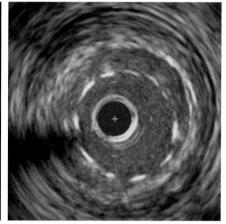

b：扩张不充分。

d：扩张不充分支架未贴壁。

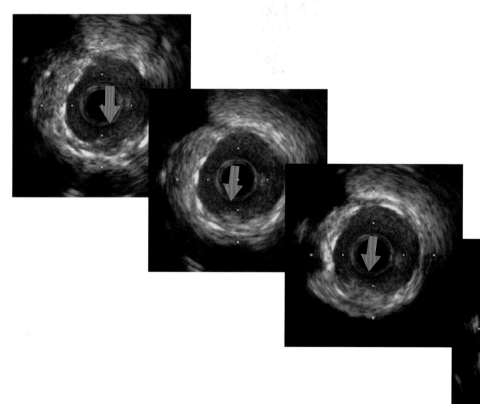

图21　支架内斑块脱垂

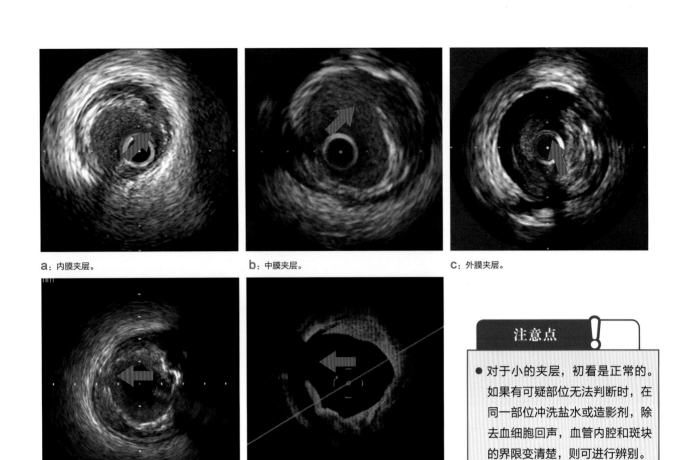

a：内膜夹层。　　　　　　　　　b：中膜夹层。　　　　　　　　　c：外膜夹层。

注意点 ❗

● 对于小的夹层，初看是正常的。如果有可疑部位无法判断时，在同一部位冲洗盐水或造影剂，除去血细胞回声，血管内腔和斑块的界限变清楚，则可进行辨别。

d：支架近端指引导管所致夹层（右侧为同部位 OCT 所见）。

图22　支架的近端、远端①

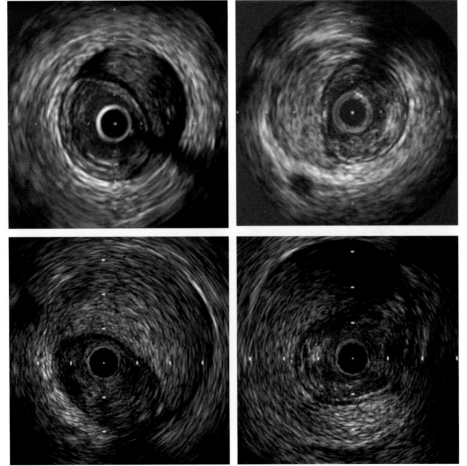

注意点

确认为血肿时，尽量避免进行冠状动脉造影，应采取紧急处理措施。若治疗不及时，血肿会随着时间的推移向远端或近端，甚至向边支或主动脉扩展，务必小心谨慎。

图23　支架近端，远端部分②
显示各种血肿。在发现血肿的情况下，可通过 IVUS 确认血肿位于何处、是否向远端或近端扩大。

XI

血管内镜

血流阻断型的安装和使用方法

本章讲解观察血管内壁的血流阻断型血管内镜的使用方法。

首先掌握
此处要点

Point

1 血流阻断型内视镜导管的构造比较复杂。术者必须在充分把握结构的基础上进行操作。

2 冲洗回路及连接内镜导管时，注意不要混入空气。

3 白平衡和焦点调整是很重要的。

4 使用乳酸林格液等细胞外液电解质输液制剂，作为冲洗液。

5 用二氧化碳给球囊充气，这是因为，万一球囊破裂，二氧化碳会迅速被心肌吸收，很少引起空气栓塞。

血流阻断型内镜

● 血流阻断型内视镜是用位于血管内镜导管头端附近的球囊，阻断血流，经开口于导管头端的冲洗端口注入乳酸林格液，冲洗掉血液，观察血管的工具（图1）。

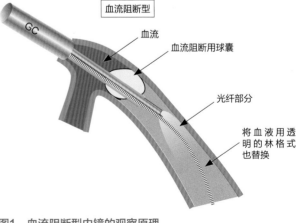

GC

血流阻断型

血流

血流阻断用球囊

光纤部分

将血液用透明的林格式也替换

图1　血流阻断型内镜的观察原理
GC：指引导管。

（Ineartmed 公司）

血流阻断型导管的结构：全程图（图 2）

- 血流阻断型导管全程图含有：光纤和成像纤维，位于导管头端的血流阻断球囊相交通的球囊腔，排除血液的冲洗腔。

- 导管的近端配备有球囊扩张端口及 Y 连接器，Y 连接器有冲洗端口和光纤可动操作部，是通过滑动光纤可动操作部而使位于光纤镜前端的导丝滑动器滑动的结构（图 2 ←→)。

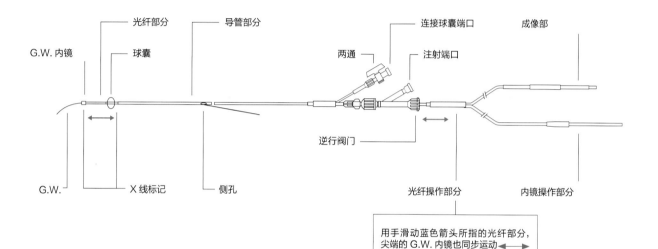

用手滑动蓝色箭头所指的光纤部分，尖端的 G.W. 内镜也同步运动 ←→

此处注意

当我们移动光纤部分时，指引导丝（红色箭头所示）容易堵塞冲洗端口造成损坏，所以冲洗时要小心，不要堵塞冲洗端口。

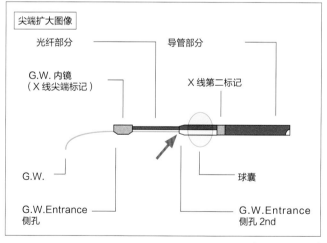

（Ineartmed 公司）

图2 血流阻断型导管的结构：全程图

（G.W.：指引导丝；红色箭头：注射腔）

- 贝克姆巴 NEO® 的结构较复杂，制约成像纤维粗细的像素是 3000 像素，冠脉内可以彩色观察。
- 最大外径为 5.3Fr，较粗，但如果使用内径为 0.073in（1.85mm）的 6F 导管（尼普洛公司 outbon，telmo 公司 radeguide II）或无鞘导管，也可以从桡动脉进入。

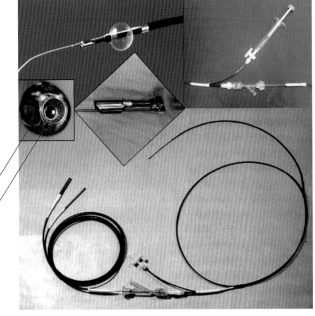

导丝腔

成像系统的构造

图3　血流阻断型内镜的外观

血管内镜的连接设备和方法（图 4）

① 在冲洗端口上使用耐压管连接自动注射器。
② 将图像引导连接器和光导连接器连接到光源处理器（图 5～图 7）。

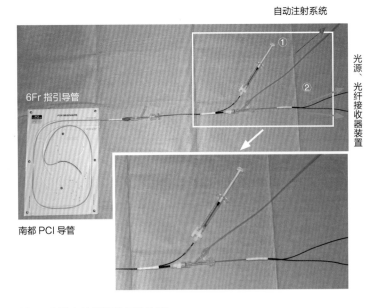

自动注射系统

6Fr 指引导管

光源、光纤接收器装置

南都 PCI 导管

图4　血管内镜导管的各种连接

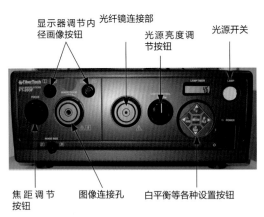

显示器调节内径画像按钮

光纤镜连接部

光源亮度调节按钮

光源开关

焦距调节按钮

图像连接孔

白平衡等各种设置按钮

图5　光源处理器装置的外观

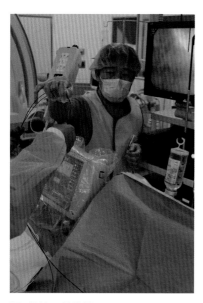

图6连接器的连接
将光导连接器和图像引导连接器传递给助手。

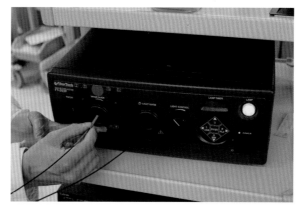

图7　各种连接器与光源处理器装置的连接
将图像引导连接器插入连接部，使旋钮在锁定方向上旋转并固定。另外，
光导连接器连接到光源。

白平衡，焦点调整

- 将厚纱布放在光纤镜前端，同时进行白平衡，调整焦点（图8）。
- 贝克姆巴 NEO® 的焦点大约是 5mm，将导管头端与纱布离开约 5mm，在纱布网眼
  清晰可见的状态下调整光量，之后按下自动白平衡按钮。

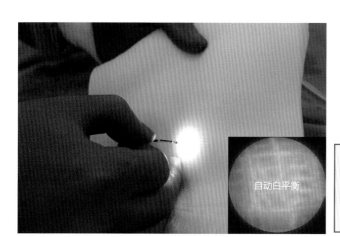

自动白平衡

图8　白平衡，焦点的调整

注意 ！

- 按自动白平衡按钮时，为了不使内镜图像发生模糊，使轮廓变得最清晰，对聚焦是很重要的。

与自动喷腔的连接（图 9）

● 把耐压管交给助手，连接到自动注射器。

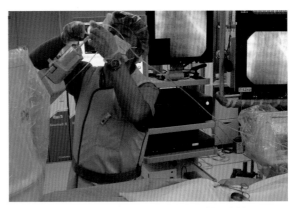

图9　使用耐压管作为冲洗管路与自动注射器连接

排气

● 要注意不让空气残留在注射器及相连的耐压管中（图 10）。笔者医院有术者、护士、临床技师 3 人核查是否有残余空气。

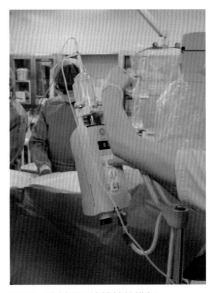

图10　注射器及连接管的排气

冲洗端口和冲洗耐压管的连接（图 11）

● 使用自动注射器以 0.7 mL/s 的速度从耐压管头端滴下输液制剂，同时与冲洗端口连接。

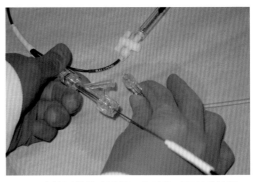

图11　内镜导管的冲洗端口和冲洗耐压管的连接

Y 接头和冲洗管腔及排气

● 以 0.7mL/s 持续注入进行 Y 接头及内镜导管的冲洗及排气。然后用自动注射器以相同的速度注入 10mL 进行冲洗。通过冲洗排除位于冲洗管腔和纤维导管之间的空气（图12 箭头）。

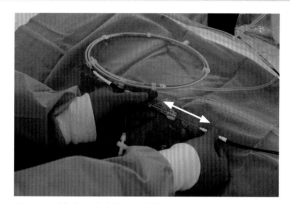

图12　Y接头和冲洗管腔及排气

扩张球囊的安装（图 13）

● 球囊管腔用 CO_2 或造影剂和生理盐水的混合液进行置换。
● 前者球囊的扩张、收缩顺畅，但透视下无法看见球囊。后者由于造影剂浓度高和黏稠，球囊的扩张和收缩需要时间。混合液中造影剂和生理盐水的比例为 1：5。
● CO_2 置换时，从便携式 CO_2 气体钢瓶中，对球囊扩张用注射器（①）及 10 mL 的注射器（②）进行 CO_2 注入。

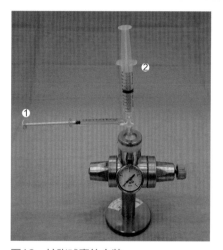

图13　扩张球囊的安装

二氧化碳注入球囊管腔的方法

● 在球囊端口连接 10mL 的注射器，施加负压，关闭两通活栓（图14）。之后，装上填充了 CO_2 的 10mL 注射器（图13 ①），开放两通活栓。由此可以用 CO_2 置换管腔空气。

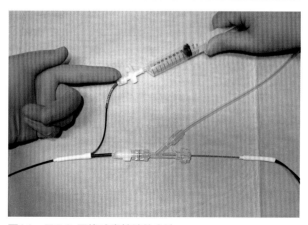

图14　用CO_2置换球囊管腔的方法

确认球囊扩张

● 在冠状动脉内扩张内镜导管之前，先在体外扩张球囊，确认没有异常（图15）。

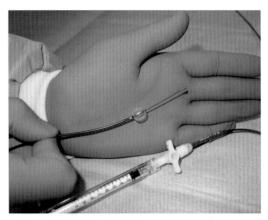

图15 在体外确认球囊扩张

血管内镜系统

● 笔者医院引进了将血管内镜动态图像和透视图像进行叠印成像的系统（图16）。由此，在记录内镜动画时，可以记录透视图像中内镜导管头端的位置关系。

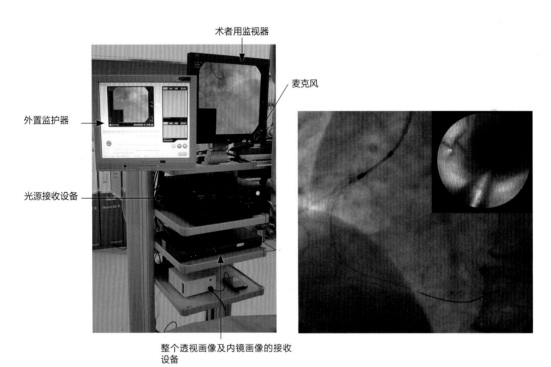

术者用监视器

麦克风

外置监护器

光源接收设备

整个透视画像及内镜画像的接收设备

图16 笔者医院血管内镜系统

一点建议

● 我们记录内镜动态图像时，同时记录术者的声音。"正在观察支架近端"和"正在观察血栓附着部位"等，通过声音记录，可以通过内镜更明确地记录观察部位。

血流非阻断型的安装和使用方法

为了更好地观察血管腔内结构，一定理解和掌握血流非阻断型内镜的使用方法及要点。

首先掌握此处要点

1 血流非阻断型血管内镜是不用阻断冠状动脉内血流，不易引起心肌缺血，通过目测的方法就能观察血管腔内结构的一种检查方法。

2 一定要正确安装内导引导管，注意充分地排气。

3 内导引导管及血管内镜要缓慢地一起送入冠状动脉内。

4 为了避免损伤冠状动脉，送入血管内镜的纤维镜时不可超过内导引导管。

5 为了获取良好的图像，充分排空冠状动脉内血液，推入黏度较高的低分子右旋糖酐时应匀速用力，掌握其操作技巧。

这里的重点 ❗ **何为血流阻断型血管内镜？血流阻断型血管内镜与血流非阻断型血管内镜的区别**（图 1）

● 通过内镜观察血管腔内结构时，用透明液体替换冠状动脉血管内血液是非常必要的。在观察的靶病变血管近端使用球囊阻断血流，用生理盐水等替换血管内血液，这种方法为血流阻断法。内导引导管与血管内视镜之间使用低分子右旋糖酐，并冲散局部冠状动脉内的红细胞（图 2），这种方法为血流非阻断法（图 3）。这两种方法各有优缺点，本章重点阐述血流非阻断型方法。

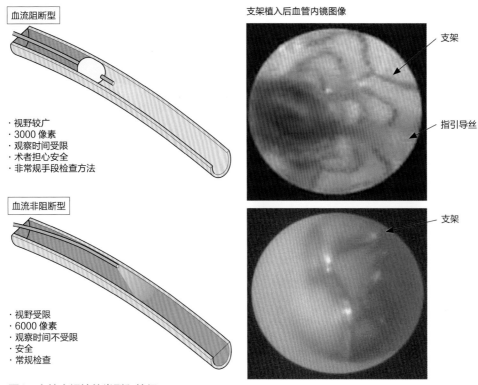

血流阻断型
・视野较广
・3000 像素
・观察时间受限
・术者担心安全
・非常规手段检查方法

血流非阻断型
・视野受限
・6000 像素
・观察时间不受限
・安全
・常规检查

支架植入后血管内镜图像

支架

指引导丝

支架

图1　血管内视镜的类型和特征

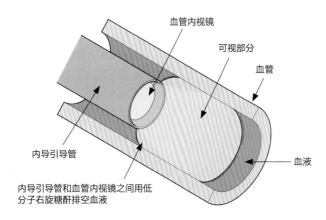

血管内视镜

可视部分

血管

血液

内导引导管

内导引导管和血管内视镜之间用低
分子右旋糖酐排空血液

图2　血流非阻断型血管内镜原理

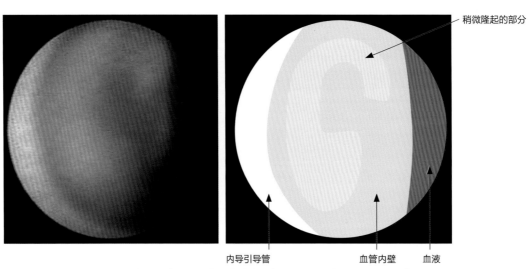

稍微隆起的部分

内导引导管　　　血管内壁　　血液

图3　血流非阻断型血管内镜图像（几乎没有冠状动脉粥样硬化的冠状动脉腔内结构）

安装方法

准备

① PCI 用的指引导管（6Fr 以上），0.014inch 的指引导丝，内导引导管（4Fr，图 4）。

② 血管内镜（图 5）。

③ 低分子右旋糖酐 500mL，注射系统，三通，Y 接着。

④ 纱布，科赫尔钳（使用方法参照 p.342～343）。

⑤ 注射器（2mL、10mL、锁扣注射器 5mL），肝素生理盐水。

⑥ 血管内镜套装（相机、光源、显示器）（图 6）。

● 血流非阻断型血管内镜必备物品（图 7）。

● 内导引导管可用抽吸导管代替。

● 以下组装过程注意无菌操作。

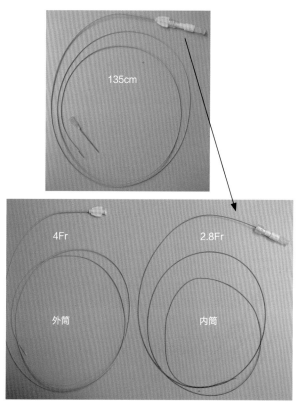

图4　内导引导管（Probing导管）

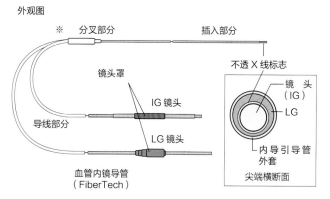

图5　血管内镜构造

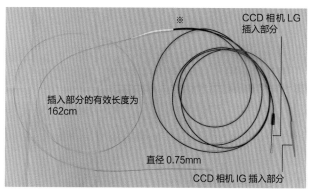

IG：image guide，LG：light guide。　※：纱布固定位置。

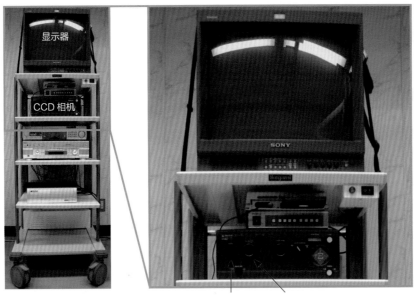

图6　血管内镜系统

IG image guide　LG light guide

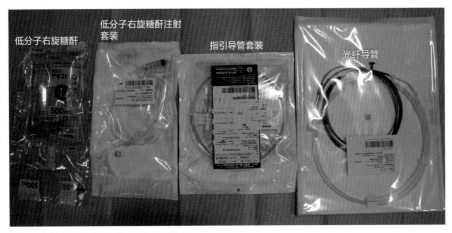

图7　血流非阻断型血管内镜所需物品

低分子右旋糖酐系统组装（图8）

① 将低分子右旋糖酐连于三通。

② 连接三通及Y接头。

③ 系统内充满低分子右旋糖酐，排净空气。

一点建议

● 三通、Y接头及低分子右旋糖酐系统可在市面预购，可以省去组装麻烦。

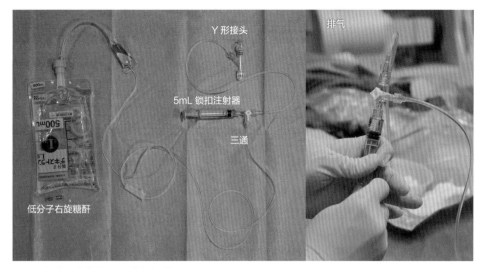

图8 低分子右旋糖酐系统的组装

内导引导管的组装（图 9）

① 把内导引导管从包装中取出，浸入生理盐水中（图 9a）。

② 将内导引导管与方向调节旋钮连接并固定，取出内管（图 9b）。

③ 内导引导管外管及内管用生理盐水冲洗。

④ 排气后，在生理盐水中将内管复位（图 9e），顺时针方向旋转，锁定（图 9f）。

> **注意**
>
> 如果残留空气，易引起空气栓塞，血管内镜画像也会失真。

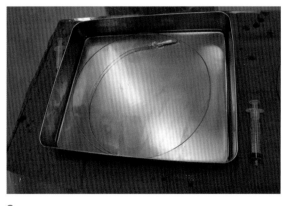

a

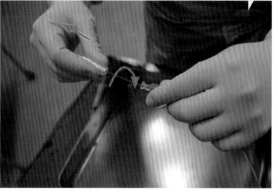

b

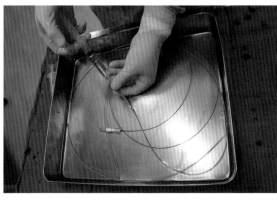

c

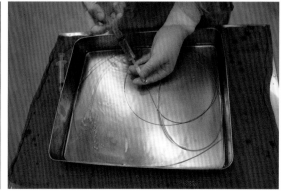

d

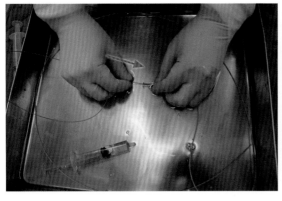
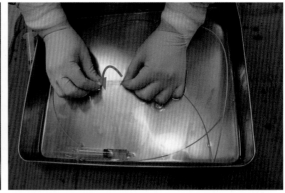

e   f

图9　内导引导管的安装

血管内镜的组装（图10）

① 血管内镜尾端导线分为两根。一根用纱布盖上，一根用钳子固定。全程严格无菌操
　作（图10a），把导线另一根交给技师（图10b）。

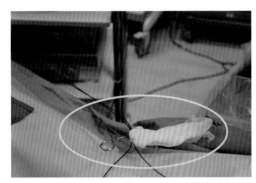

a

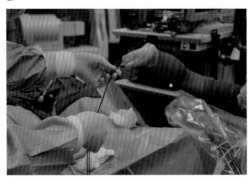

b

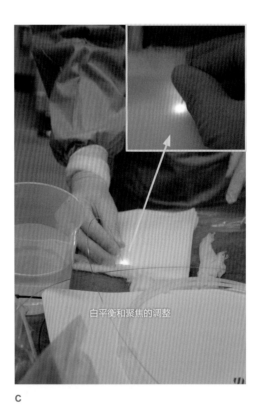

c

白平衡和聚焦的调整

图10　血管内镜的安装

一点建议

● 血管内视镜的分叉部分较大，分叉末端用纱布固定容易脱落应注意，应避免污染。

② 技师将血管内镜末端导线接入光源及照相机部分，一同接入 CCD。

③ 纤维光缆部分，浸入生理盐水中。

④ 无菌区内放上白色纱布，在纤维光缆靠近纱布上 2~3mm 调整白平衡及聚焦（图 10c）。

一点建议

● 如果是支架图像出现伪影，可用酒精棉擦拭镜头，直至伪影消失。

● 调整聚焦及白平衡时，调整镜头与纱布距离，可见屏幕上出现清晰的"田"字，此时调整完毕。

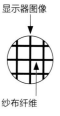

显示器图像

纱布纤维

● 以上就是全部准备工作。

检查及使用方法

内导引导管的送入（图 11）

● 使用送入 over-the-wire 导管方法，送入内导引导管。

① 将导丝送入内导引导管的内管中。

② 将指引导管末端与 Y 接头连接，将导丝、内导引导管的内管外管一同送入指引导管内（图 11a）。

注意

向 Y 接头插入时，导丝切勿超过内导引导管。

注意

导丝尖端与做 PCI 一样，尽可能送到冠状动脉远端。

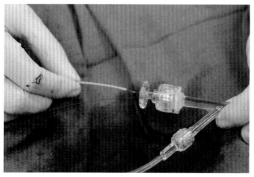

a

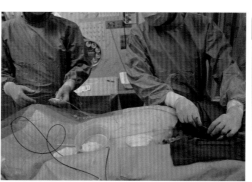

b

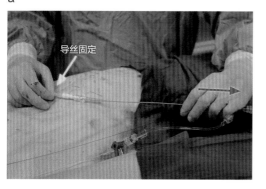

导丝固定

c

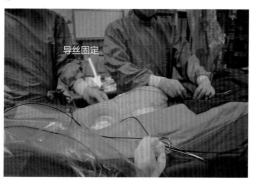

导丝固定

d

图11　内导引导管的送入

③ 一边透视，一边将三者送到指引导管前端（图11b），关闭Y接头。操作内导引导管时不要回血。

④ 只推进指引导丝，通过靶病变。

一点建议

● 检查中要养成习惯，助手固定导丝，术者送入内导引导管（图11d）。

血流排除系统的操作（图12）

⑤ 将指引导丝末端用手固定，慢慢送入内导引导管（图11c）。

⑥ 内导引导管通过靶病变以后，将内管的末端部分逆时针旋转并稍外拉（图12a）将内管及指引导丝一同拔除（图12b）。将内导引导管外管留在原位置。

⑦ 用注射器抽吸内导引导管外管内残留的空气，连接低分子右旋糖酐系统及Y接头。

⑧ 以Y接头为中心，注射低分子右旋糖酐进行排气（图12d）。

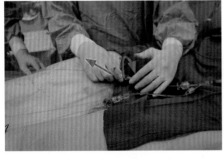
a

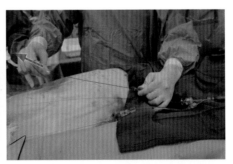
b

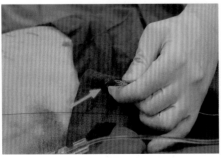
c

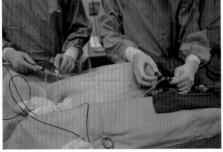
d

图12 血液排除系统的组装
血液排除系统内导引导管的操作。

血管内镜光纤的送入（图 13）

⑨ 打开 Y 接头，将血管内镜光纤送入（图 13a，b）。

⑩ 一边透视一边采像一边送入内导引导管。注意光纤尖端不要超过内导引导管（图 13c）。

⑪ 将光纤送入内导引导管内，并距离尖端 4～5cm。注射低分子右旋糖酐，关闭 Y 接头，避免流出。

⑫ 确认低分子右旋糖酐是否流出，注射速度易缓（图 13d）。

⑬ 注入低分子右旋糖酐时，排出内导引导管内的血液，画面上可见图像由红色逐步变为清晰画面。

⑭ 确认监视器的内镜画面以后，一边看图像，一边将光纤送入内指引导管的出口处，注意控制速度。

> **注意**
>
> 切勿将光纤送入过强过快，避免超出内导引导管。

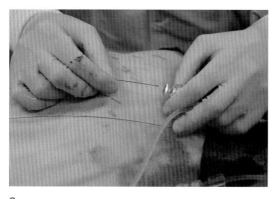
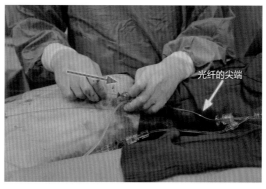

a

b

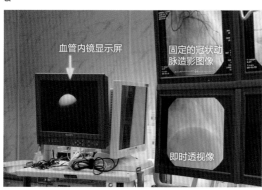
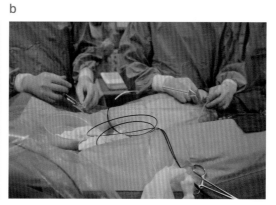

c

d

图13　血管内镜光纤的送入

⑮ 能观察血管腔内结构时，将 Y 接头稍稍关闭，将内导引导管、光纤及 Y 接头固定。

血流非阻断型血管壁内结构的观察（图14）

⑯ 在上述组件固定位置处，调整白平衡及聚焦，调整聚焦时也会影响光线强弱。

⑰ 调整光源及聚焦以后，慢慢操作将内导引导管及光纤观察血管壁内经结构（图 14c）。

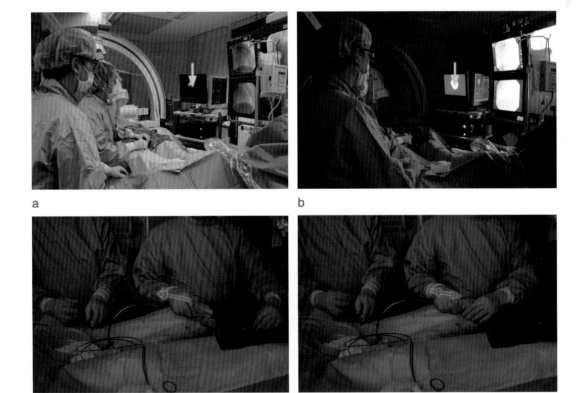

a

b

c

d

图14　观察血流非阻断型血管壁内结构

⑱ 全程一边观察血管内镜，一边看透视影像，确认光纤尖端位置。不要忘记记录你感 兴趣的血管壁内结构位置。

一点建议

● 取与冠脉造影相同的角度，更利于获取良好的图像
（图 13c）。

⑲ 内导引导管及光纤的位置可在血管内前后移动，也可以进行微调（图 14d）。光纤绝
对不可超过内导引导管。

注意点

① 注入低分子右旋糖酐排出血液，是得到良好画像的
关键。注入方法有技巧，要不断地学习方可掌握。
一边观察画像，一边慢慢地均匀用力，不可暴力操
作。内指引导管若不稳定，会引起血流湍流，影响
视野。注入时，最好使用 5mL 的锁扣注射器。

② 检查中，要不断地观察心电图改变及患者状态，如
果引起缺血反应，不要勉强操作，也不要匆忙终止
操作。

③ 如果患者出现病情变化，可能需要其他导丝。
病情严重时，其中需要紧急处置时，也可以送
入另一根导丝。

④ 内导引导管不能通过迂曲和植入支架部位时，
绝对不能暴力操作，可以尝试如下方法：

　a. 确认指引导管的同轴性。

　b. 再送入一根加硬导丝。

　c. 将内指引导管更换为血栓抽吸导管。

后记

通过血管内镜第一次见到冠状动脉壁内结构，笔者非常激动，至今仍历历在目。血
管内镜并不是像 IVUS 及 OCT 那样的图像，它更真实。血管内镜的操作是有技巧的，
需反复多次的练习、多积累病例才能进一步提高。

另外，关于操作技巧、装置及专业医生等，请参考并向血管内镜的日本心脏血管
内镜学会（http://jacscopy.org./ja/）和 NPO 法人日本影像研究机构（TEL 06-
6344-4888）咨询。

上田恭敬

评价方法

为了正确地评价血管内镜的图像，理解典型的血栓、黄色斑块和支架覆盖如何是非常重要的。

正常冠状动脉腔内结构（图1）

● 呈现白色平滑的图像。在白色平滑的表面上发现血栓附着的情况非常罕见。图1中可以看到侧支血管的入口（图1箭头）。

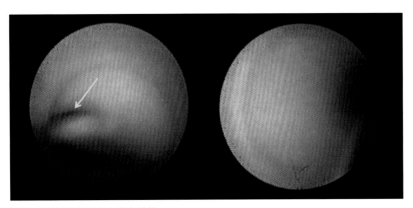

图1　正常的冠状动脉腔内结构

白色平滑正常血管壁和黄色斑块（图2箭头）

● 相对于正常血管壁的白色，动脉粥样硬化病变呈现为黄色斑块，容易诊断。黄色斑块的黄色色调分为 Grade 1（淡黄色）、Grade 2（黄色）、Grade 3（深黄色），图2的黄色斑点可以判断为 Grade 2。

● 斑块的黄色色调级别越高，该斑块就越容易破裂，被认为是不稳定的斑块（vulnerable plaque）。

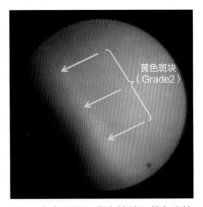

黄色斑块
（Grade2）

图2　白色平滑正常血管壁和黄色斑块

急性心肌梗死罪犯病变的内镜图像（图3）

● 能确认出破溃的黄色斑块和白色血栓为主的红白色混合血栓。一般来说，90% 以上急性心肌梗死罪犯病变会发现黄色斑块，但很多未满 50 岁的年轻病例没有发现黄色斑块，这种病例的吸烟率非常高。

- 斑块破溃可以分为破裂（rupture）和糜烂（erosion），但在图3中发现了斑块破裂，黄色斑块的内容物向血管内腔突出，与白色血栓混在一起，呈"黄色血栓"图像。

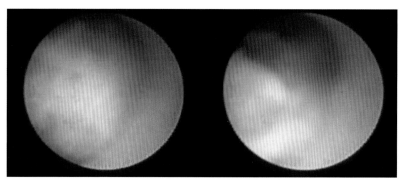

图3　急性心肌梗死罪犯病变的内镜图像

血栓溶栓治疗后观察到的急性心肌梗死的罪犯病变（图 4）

- 直接附着在血管壁上的是白色血栓，可以认为是纤维蛋白、血小板血栓。能看到白色血栓剥离、碎片化飘动的图像。

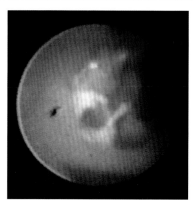

图4　血栓溶栓治疗后观察到的急性心肌梗死的罪犯病变

不稳定心绞痛的罪犯病变（图 5）

- 能看到黄色斑块和大量的白色血栓，但看不到红色血栓。白色血栓呈部分黄色色调，可以认为是与随着斑块破裂而向血管内腔突出的斑块内容物混合而成。
- 进一步能阻碍血流的话，红细胞被捕捉到白色血栓的纤维网内，白色血栓变成红色为主的混合血栓，甚至在闭塞的部位形成红色血栓，因此，在急性心肌梗死的罪犯病变看到的是红色为主的混合血栓～红色血栓（图3）。

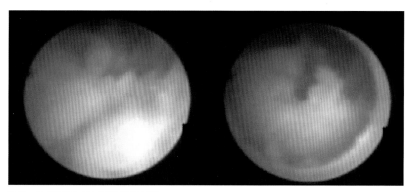

图5　不稳定心绞痛的罪犯病变

无症状性斑块破裂（图 6）

- 完全无症状的病例中，冠状动脉造影 50% 左右的中等程度狭窄病变存在破溃。可以看到破溃后向血管内腔突出的黄色斑块内容物和白色血栓。
- 内镜的影像与急性冠状动脉综合征的罪犯病变相同，但血栓比较少。常常能见到无症状性斑块破裂，据报道称约占冠状动脉内发现的破裂斑块的一半。

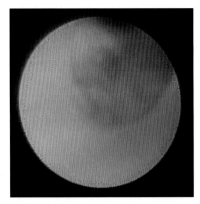

图6 无症状性斑块破裂

Endeavor 佐他莫司药物洗脱支架植入 1 年后（图 7）

- 支架被白色平滑的新生内膜完全覆盖，在新生内膜下隐约可见（箭头）。金属裸支架（BMS）植入后的大部分病例都能看到这样的影像。这种白色平滑的新生内膜完全覆盖了支架的部位，几乎没有发现血栓附着。

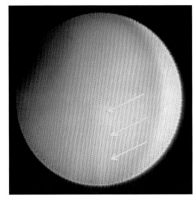

图7 Endeavor 佐他莫司药物i洗脱支架植入1年后

Taxus 紫杉醇药物洗脱支架植入 1 年后（图 8）

- 支架没有被新生内膜覆盖，裸露在外，红色血栓呈层状附在上面。这种层状的红色血栓，多见于 Taxus 紫杉醇药物涂层支架植入后。

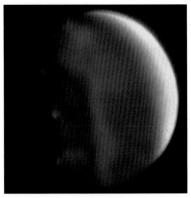

图8 Taxus 紫杉醇药物洗脱支架植入1年后

Cypher 雷帕霉素药物洗脱支架植入 1 年后（图 9）

● 支架未被新生内膜覆盖而露出，支架下可见破裂的黄色斑块和白色血栓。像这样在支架下伴有血栓形成的破裂黄色斑块时，一般认为支架血栓的风险较高，但需要通过大规模临床试验验证。BMS 的情况下，即使在像急性心肌梗死罪犯病变的这种破裂的黄色斑块部位植入支架，大部分的病例被新生内膜完全覆盖，因此大部分的病例像图 9 那样内皮化不完全情况完全不同。

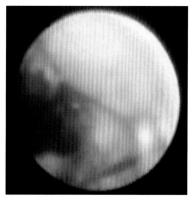

图9　Cypher雷帕霉素药物洗脱支架植入1年后

Cypher 雷帕霉素药物洗脱支架植入 5 年后（图 10）

● 在本病例中，支架完全由新生内膜覆盖，但其表面已经存在黄色色调 2 级的黄色斑块，一部分附着白色血栓，因此可以认为斑块已经破裂。黄色的斑块内容物向血管内腔突出的斑块破裂，可以通过血管内镜进行判定，但是小的斑块破裂和斑块糜烂很难通过血管内镜进行判定。如果附着了血栓，就可以判断出那个斑块已经破裂了。

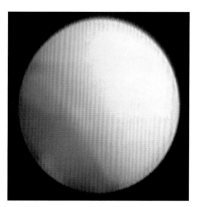

图10　Cypher雷帕霉素药物洗脱支架植入5年后

BMS 植入 8 年后出现不稳定心绞痛的罪犯病变（图 11）

● 破裂后可见附着白色血栓，红色血栓的黄色斑块。BMS 在大部分的病例中，一旦被白色平滑的新生内膜完全覆盖，经过 5 ~ 10 年，就会形成动脉硬化性的黄色斑块，因其破裂而引发急性冠状动脉综合征。这被称为新生动脉粥样硬化，但是在药物洗脱支架（drug eluting stent：DES）中，从植入后的早期就开始进展，这被认为是迟发性支架血栓和迟发性再狭窄的原因。

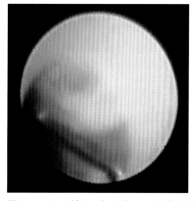

图11　BMS植入8年后出现不稳定心绞痛的罪犯病变

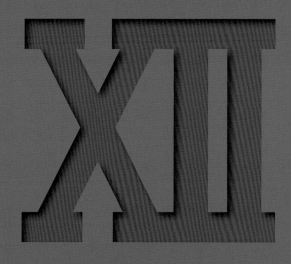

OCT

名越良治，志手淳也　大阪府济生会中津医院心血管内科

安装和使用方法

OCT 能够识别出 IVUS 无法识别的冠状动脉内的微小结构等，人们对其实用价值寄予了厚望。以 FD-OCT 为中心讲解 OCT 的安装和使用方法，解说 OCT 指导的 PCI 治疗策略。

> 首先掌握
> 此处要点

1 光学相干断层成像技术（optical coherence tomography，OCT）分为时域 OCT（time domain OCT，TD-OCT）和频域 OCT（frequency domain OCT，FD-OCT）。由于 TD-OCT 技术复杂，扫描速度慢，所以目前主要是应用 FD-OCT。

2 FD-OCT 不需要通过扩张球囊阻断冠状动脉血流，只通过导管进行造影剂（造影剂或低分子右旋糖酐）冲洗就能摄像。

3 目前在日本可以使用的 FD-OCT 有圣尤达医疗公司生产的 C7-ILUMIEN™ 和 C8-ILMIEN™ OPTIS™ 以及泰尔茂公司生产的 OFDI（optical frequency domain imaging）的 LUNAWAVE™。

4 FD-OCT 指导的 PCI，造影剂使用量虽然有增加的趋势，但随着技术水平的熟练，可以减少造影剂使用量。与 IVUS 一样，可以说 OCT 指导 PCI 是一种非常有用的血管腔内影像工具。

5 FD-OCT 可以获得高分辨率的图像，可以清晰显示冠状动脉斑块性质、冠状动脉夹层、血栓和支架植入位置等且可以非常准确地测量冠状动脉内径、病变长度，因此期待今后临床使用越来越多。

ILUMIEN/ILUMIEN OPTIS

- 与 TD-OCT 相比，FD-OCT 操作更容易，扫描速度也更快，目前常用。在日本可使用的 FD-OCT，是由圣尤达公司生产的 C7-ILUMIEN™（以下 ILUMIEN）和 C8-ILMIEN™OPTIS™（以下 ILUMIEN OPTIS）和泰尔茂公司生产的 OFDI 的 LUNAWAVE™（以下 LUNAWAVE），在临床使用中各有自己的特点。

成像导管的结构

dragonfly™ 成像导管

- 导管的头端构造见图 1，离头端 5mm（distalmarker）和 25mm（proximal marker）处有不透 X 线标记，导丝的近端出口为近端标记的稍远处。成像用镜头位于近端标记约 5mm（因导管不同有差异）近端处。
- 虽然镜头在透视下看不见，但由于镜头前轴可以看见，所以可以**通过透视来确认镜头的位置。**

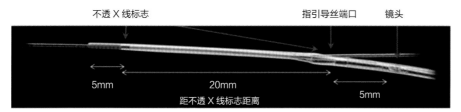

图1　dragonfly™成像导管尖端构造

离头端 5mm（distalmarker）和 25mm（proximal marker）处有不透 X 线标记（由圣尤达公司提供）

Dragonfly™jp 成像导管

- 导管尖端结构如图 2 所示，与 dragonfly™ 成像导管有不同：

① 近端导管外径从 3.4Fr 到 3.2Fr 逐渐变细，头端开始 4mm、30mm 及 80mm，分别有远端标记、镜头标记及近端标记。

② 因为有镜头标记（镜头标记约 2mm 远有镜头），将想要开始回拉部分与镜头标志对上就可以了。另外，在距离镜头标记 50mm 的部分有近端标记，用作冠状动脉扫描区域的大致基准（ILUMIEN OPTIS 可进行 54mm 和 75mm 两种长度扫描）。

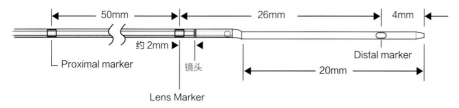

图2　Dragonfly®JP成像导管头端结构

与 Dragonfly™ 成像导管不同，因为有镜头标记所以容易设定开始位置。

（由圣尤达医疗公司提供）

安装方法

- ILUMIEN 和 ILUMIEN OPTIS 是基本相同的。本节将阐述 ILUMIEN 安装方法。

Dragonfly™ 导管的准备

- 使用专用注射器，向 Dragonfly™ 导管内慢慢地注入造影剂原液直至从导管头端滴出 2~3 滴（图 3）。这时为了防止光纤断线，将 **Dragonfly™ 导管连接到驱动马达光学控制器（DOC）之前，需要冲洗导管内腔。**

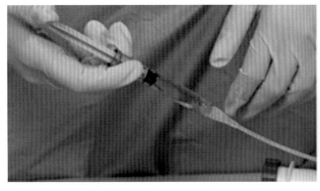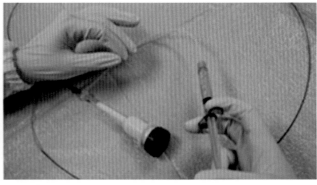

a：专用注射器。　　　　　　　　　　　　　　　　　　b：通过专用注射器注入造影剂。

图3　Dragonfly™导管的冲洗

使用专用注射器将造影剂填充到导管内。在成像导管内混入血液或者残留空气将不能得到清晰的图像，有时会产生伪像。

（由圣尤达医疗公司提供）

Dragonfly™ 导管和 DOC 的连接（图 4、5）

● 将 DOC 插入附带的灭菌袋，通过灭菌袋的头端插入口将 Dragonfly™ 导管插入连接到 DOC（注意不要污染）。连接 DOC 后，自动进行校准。

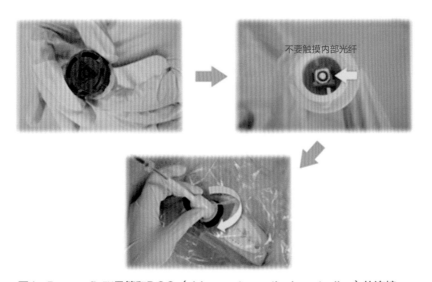

图4　Dragonfly™导管和DOC（drive motor optical controller）的连接。

不要接触 Dragonfly™ 导管内部的光纤。
（由圣尤达医疗公司提供）

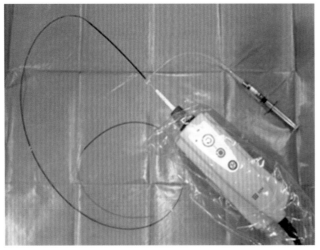

图5　安装完成状态

Dragonfly™ 导管插入冠状动脉内（图 6）

- 沿着已插入冠状动脉内的 0.014inch（0.36mm）导丝，单轨形式插入 Dragonfly 导管，使其位于观察部的远端。扫描开始点，如果是 **Dragonfly™ 是在近端标记大约 5mm 近端处，如果是 Dragonfly™JP 是在镜头标记的约 2mm 远端处，需要注意两者的镜头位置的差异。**

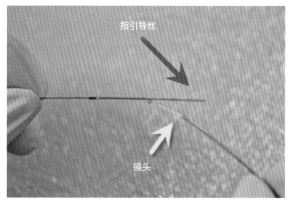

图6　Dragonfly™导管的导丝插入

导丝不要插入镜头侧。
（由圣尤达医疗公司提供）

造影剂的注入、图像扫描

- 图像扫描需要注入造影剂，**重要的是确认指引导管与冠状动脉开口是否同轴，指引导管头端不要嵌入冠状动脉开口部位。**另外，扫描前还需要确认指引导管内不要混入血液。

- Dragonfly™ 导管内混入血液的话，不能得到清晰的图像（图 7）。点击 ILUMIEN 主机的"Enable Pullback"后，启动 15s 的计数定时器。之后，开始从指引导管注入造影剂（或低分子右旋糖酐），左冠状动脉注入 3~4mL/s，右冠状动脉注入 2.5~3mL/s。当冠状动脉腔内图像出现在 OCT 屏幕上时，在手动模式下按下"Start Pullback"，自动模式下自动识别清晰图像后开始回拉。图像扫描结束后立即停止注入造影剂。

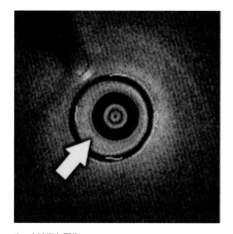

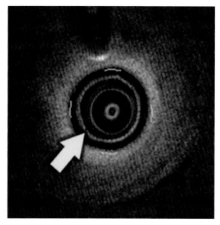

a：血液混入图像。

b：冲洗后的图像。

图7　Dragonfly™导管内混入血液

（由圣尤达医疗公司提供）

注意点 **Tips & Tricks**

- 病变重度狭窄时，通过 Dragonfly™ 导管后不能向病变远端注入造影剂，远端的图像不能清楚地显示出来。在扫描图像前进行造影剂的试验造影，如果在病变的远端得不到图像，可先进行预扩张，或 Dragonfly™ 导管放 | 在病变近端冲洗造影剂同时将导管送到病变远端进行图像扫描，进行即推法（岩手医科大学心内科教授，房崎哲也先生推荐）。

Dragonfly™ 导管的拆卸

- 从 DOC 取下 Dragonfly™ 导管时，按下 DOC 的 Unload 键后，逆时针方向旋转导管基部并取下（图 8）。

Unload 按键

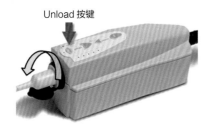

图8　Dragonfly™导管拆卸载时一定要按 Unload按钮后进行卸载。
（由圣尤达医疗公司提供）

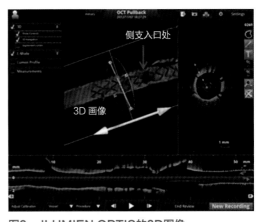

图9　ILUMIEN OPTIS的3D图像
在左前降支中段与对角支的分叉病变中植入 Nobori stent，进行球囊对吻（KBT）之后的 OCT 画像。可以清晰地观察到对角支开口。

ILUMIEN 和 ILUMIEN OPTIS 的区别

- ILUMIEN OPTIS 最大的优点在于，分辨率从 100frames/s 增加到 180frames/s。与此同时，提高了回拉速度以及延长了回拉长度，并配备了腔内轮廓功能以及 3D 图像等新功能。与 ILUMIEN 的回拉长度 54mm 相比，ILUMIEN OPTIS 具有更长回撤标准模式（S 模式：扫描长度 75mm；回撤速度 36mm/s 和高密度回撤模式（HD mode）［扫描长度：54mm，回撤速度：20mm/s］两个模式。S 模式和 HD 模式每毫米的分辨率不同，S 模式与 ILUMIEN 相同，为 5frames/min，而 HD 模式为 10frames/min，适合更详细地观察（表 1）。
- 本院支架植入前冠状动脉扫描采用 S 模式，支架植入后和支架的追踪使用 HD 模式，因为分叉病变等构成 3D 图像（图 9），支架植入后病变成像变得容易。另外，由于功能能够迅速、正确地进行腔内的自动测量，因此在指导支架植入的方面可以说是非常有用的影像学工具（图 10）。轮廓 DOC 也有差异，ILUMIEN OPTIS 中 LiveView、Enable，Pullback 开始至停止在主机以外的 DOC 也有备选（图 11）。

表1　ILUMIEN和ILUMIEN OPTIS的比较

参数	ILUMIEN	ILUMIEN OPTIS	
	初始模式	长距离回撤S模式	高精度回撤HD模式
分辨率	100frames/s	180frames/s	180frames/s
回撤速度	20mm/s	36mm/s	18mm/s
分辨率距离	5frames/mm	5frames/mm	10frames/mm
回撤总长	54mm	75mm	54mm
回撤时间	2.7s	2.1s	3.0s
造影剂（最大）	14～4mL/s	14～4mL/s	14～4mL/s
文件大小	271frames 270MB	375frames 375MB	540frames 540MB

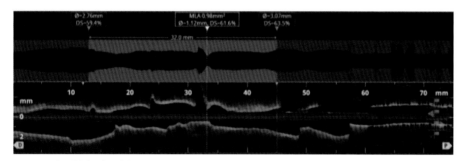

图10　腔内轮廓显示功能

可以自动检测选择远端及近端对照血管腔内面积、平均直径及血管间距离，因此
可以迅速地选择支架尺寸。

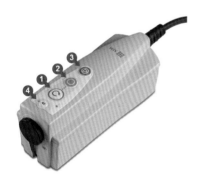

图11　ILUMIEN OPTIS的DOC

（由圣尤达医疗公司提供）

通过按下DOC上的按钮，就能开始Pullback操作（将Trigger设为手动模式时）。
① LiveView（再按一次就会返回到Standby）；②按一次Enable状态，按两次
Pullback；③停止按钮（Pullback或扫描停止）；④Unload按钮（导管的拆卸）。

LUNAWAVE

成像导管的结构

Fastview™ 成像导管

● Fastview™ 成像导管（以后 fastview 导管）全长 137cm，头端 19cm 部分为 2.6Fr 管径，而且头端 100cm 有亲水涂层，因此通过性非常出色（图 12）。离头端 5mm 和 24mm 处分别具有远端标记和镜头标记，与 Dragonfly™ JP 导管一样，将镜头标记放在要开始回撤的地方然后开始回撤（图 13）。

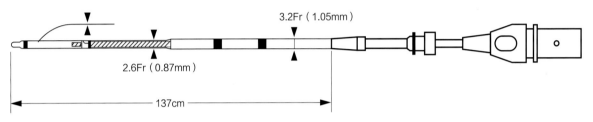

图12 Fastview™成像导管的结构
（由泰尔茂公司提供）

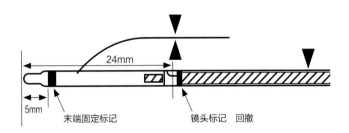

图13 Fastview™成像导管的头端结构
（由泰尔茂公司提供）

安装方法

FastView 导管的准备

● 与 Dragonfly 导管不同，由于是封闭结构，所以不需要启动，直接与马达驱动单元（motor drive unit：MDU）的扫描仪相连接。

FastView 导管与 MDU 的连接

● MDU 分为扫描和回撤单元，构造与 IVUS 相似（图 14）。首先按压位于后撤单元的 backward 按钮（不能手动）使扫描仪后退到白线（图 15），将 MDU 插入附带的灭菌罩（图 16），通过灭菌罩插入口插入 fastview 导管，连接到 MDU 扫描仪（图 17），Fastview 导管的滑动部分固定到回撤单元，按下 auto forward 按钮（图 18），安装完成（图 19）。另外，回撤后使导管回到原位时，同样需要按下 auto forward 按钮回到原位，绝对不能像 IVUS 那样手动操作。

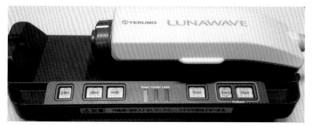

图14　马达驱动单元的结构

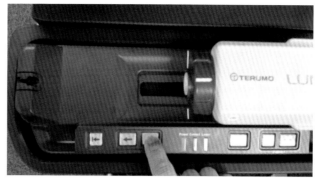

图15　马达驱动单元导管连接前的准备
（由泰尔茂公司提供）

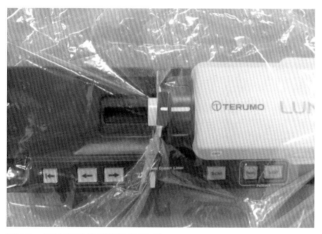

图16　马达驱动单元插入灭菌袋
（由泰尔茂公司提供）

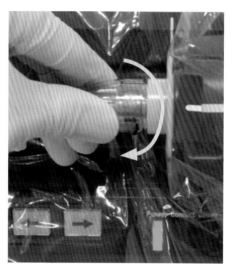

图17　Fastview™成像导管与扫描仪的连接
一边按压，一边顺时针旋转连接。
（由泰尔茂公司提供）

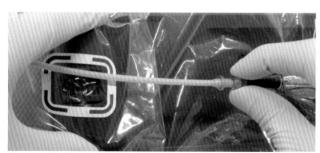

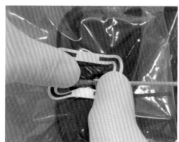

图18　Fastview™成像导管与回撤单元的固定
（由泰尔茂公司提供）

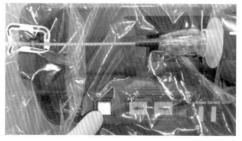

a：auto forward。

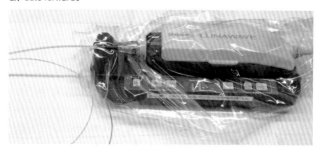

b：安装完成。

图19　安装完成状态
按下 auto forward 按钮，进入开始回撤状态，安装结束。

图像扫描

● 关于 FastView 导管插入冠状动脉内以及造影剂的使用，与 ILUMIEN/ILUMIEN OPTIS 是相同的。不管是回撤开始还是控制台的操作，都与 ILUMIEN OPTIS 一样，按下 MDU 回撤单元中的"pullback Ready and Start"按钮就可以了。

与 ILUMIEN/ILUMIEN OPTIS 的不同

● 表 2 列出主要的差异。除 frame rate、pullback speed 和 pullback length 不同外，LUNAWAVE 没有配备 ILUMIEN/ILUMIEN OPTIS 的血管腔内自动测量功能和 ILUMIEN OPTIS 的 lumen profile 功能以及 3 D 重建功能。但是，具有 angio co-registration 功能（造影、OCT 图像同步功能）（图 20）和记录 2 个动画的同步再现功能（例如支架放置前后的动画同步等）（图 21）等。

表2 ILUMIEN/ILUMIEN OPTIS和LUNAWAVE的主要区别

	ILUMIEN Dragonfly（圣尤达医疗公司）	ILUMIEN OPTIS Dragonfly JP（圣尤达医疗公司）	LUNAWAVE Fast View（泰尔茂公司）
成像窗的外径	2.7Fr	2.7Fr	2.6Fr
导管启动	必要	必要	不需要
头端到镜头的距离	30mm	28mm	24mm
镜头标记	无	有（第二标记，50 毫米处）	有
分辨率	100fps（0.2mm）	180fps（0.1/0.2mm）	158fps（0.125mm @20mm/sec）
回撤距离	50mm	54mm/75mm	达150mm（可变）
回撤速度	20mm/s	18 or 36mm/s	最快40mm/s
3D	无	有	无
造影同步功能	无	无	有

（引用自泰尔茂公司的资料）

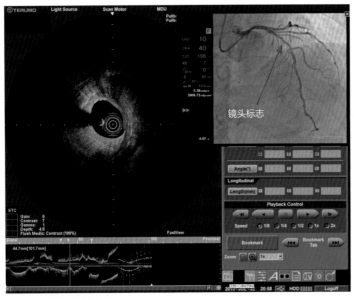

图20 造影同步图像

在控制台屏幕上显示 OCT 图像和冠状动脉造影图像，配合 OCT 图像造影图像上的镜头标记同步运动。

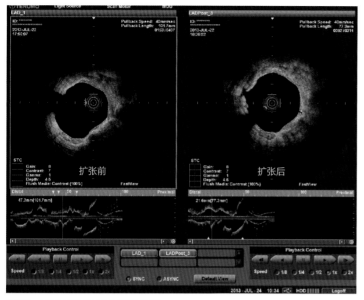

图21 两个动画的同步重放图像

将钙化病变在球囊扩张前后同步重放图像。可以进行治疗前后的比较。

OCT 指导 PCI 治疗

- 笔者医院 FD-OCT 积极用于指导普通病变的支架植入，除了冠状动脉开口病变。另外，OCT 与 IVUS 不同，由于能够描绘出钙化的厚度，所以对旋磨指导也很有意义。以下是本院使用 ILUMIEN/ILUMIEN OPTIS OCT 指导 PCI 治疗的步骤。

操作步骤

① 送入 PCI 导丝后进行 PCI 前的 OCT 检查。此时，将 Dragonfly™ 导管的镜头推进到病变远端进行试验拍摄，确认指引导管的同轴状态及 OCT 图像是否能够显现清晰。确认指引导管的同轴没有问题但不能清晰显现出 OCT 图像的时候，应进行预扩张，或者用上述推进法进行摄影（图 22）。

② 根据得到的 OCT 图像，测定病变前后的靶血管直径（或靶血管腔内直径）及病变长度，决定最合适的支架尺寸（图 23）。治疗前由于 OCT 导管通过狭窄部，远端的靶血管直径比实际要小，决定支架尺寸时要考虑到这些。由于 **FD-OCT 能够在短时间内成像，因此不受心动周期的影响，测量病变长度与 IVUS 不同，非常准确**。

③ 支架植入时，将 OCT 的起点分支作为记号，使造影图像和 OCT 图像定位准确。根据 OCT 图像决定支架的大小尺寸，反映在造影像上。

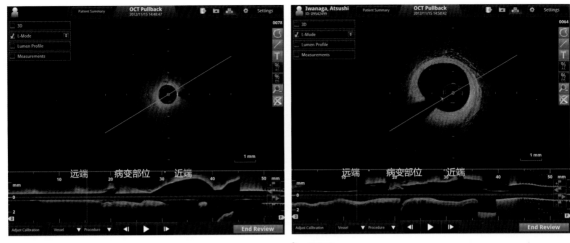

a：扩张前。

b：扩张后。

图22 病变远端扩张前后的OCT图像

扩张前不能将造影剂输送到病变部位的远端，无法显示出 OCT 图像。扩张后远端也清晰地显示出 OCT 图像。

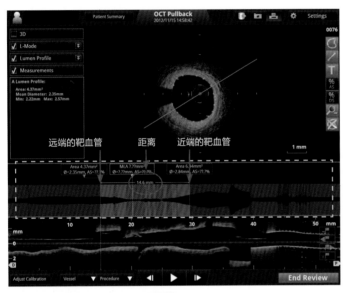

图23 ILMIEN OPTISOCT图像

图像显示远端的靶血管内径。远端为 2.2mm×2.6mm，近端为 2.8mm×2.9mm 的内径，长度为 14.6mm，植入 Xience PRIME 3.0mm×15mm。通过在腔内轮廓（黄框）内移动光标，可以显示靶血管的直径和距离。

一点建议

● 支架植入后，或者后扩张后不进行确认造影，就不能确认是否有穿孔等严重的并发症，OCT 摄影的同时进行确认造影，可以减少造影剂使用。

OCT 的优势

● 对 FD-OCT 的 OCT 的安装方法和使用方法、OCT 指导 PCI 做了说明。**FD-OCT 与 IVUS 一样，可以沿着导丝单轨成像，可以在短时间内扫描较长的范围。**由于能够识别出 IVUS 无法显示的冠状动脉内的微细结构，并且能够正确测量 PCI 所需的病变长度，所以今后有望被广泛使用。

图像评估方法和测量方法

近年来引进了频率主导 OCT（FD-OCT），能够简单且安全地获得高分辨率的冠状动脉图像。在本节对 FD-OCT 的代表性图像和读法进行说明。

> 首先掌握
> 此处要点

1 FD-OCT 具有与 IVUS 相同的单轨导管结构，扫描区最大直径为 10mm，分辨率为 10～15μm。

2 因为分辨率高，能清晰地显示出血管腔内与血管内膜表面的边界，从而可对冠状动脉横断面进行详细评价。

3 能够进行 20mm/s 的高速回撤，经指引导管注射造影剂冲洗去除红细胞，进行摄像。

4 如果红细胞去除不充分，图像就会不清晰，所以要充分进行冲洗。

5 因为图像内存在导丝伪影，所以避开它进行测量（OCT 图像中的 5 标记：导丝伪影）。

病变形态

正常冠状动脉（normal vessel wall）

● 正常冠状动脉有 3 层结构，由内膜、中膜、外膜构成。**OCT 中内膜呈高亮度层、中膜呈低亮度层、外膜呈高亮度层清晰地显示出来**（图 1）。

内膜增厚

● 内膜增厚为早期的动脉硬化性改变。OCT 显示高亮度、均匀的内膜增厚（图 2）。

脂质性斑块（lipidic plaque）

● OCT 中，脂质性（黄色虚线 11—17 点）显示为低亮度信号。在其背侧，OCT 信号衰减（图 3）。

纤维斑块（fibrous plaque）

● 纤维斑块**在组织学上为胶原纤维和弹性纤维为主的斑块**，在 OCT 中显示为高亮度均匀的图像（图 4）。

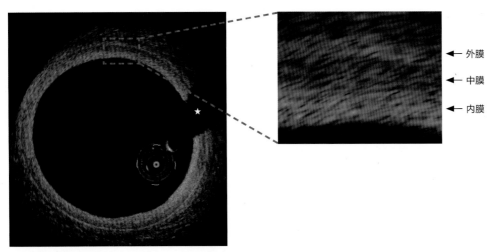

外膜
中膜
内膜

图1 正常冠状动脉（normal vessel wall）

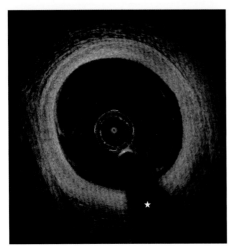

图2 内膜增厚（intimal thickening）

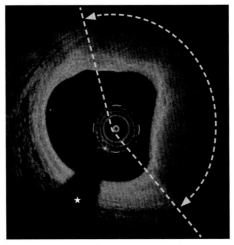

图3 脂质性斑块（lipidic plaque）

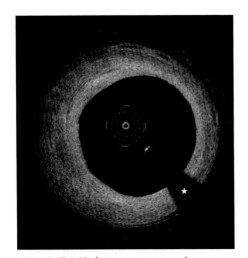

图4 纤维斑块（fibrous plaque）

纤维钙化斑块（fibrocalcific plaque）

- OCT 中，钙化与周围纤维组织的界限以低亮度清楚地显示出来（*）。OCT 信号能通过钙化病变，因此可以观察其背侧（图5）。

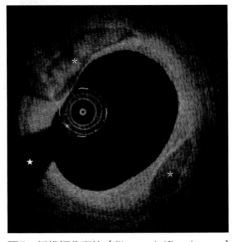

图5 纤维钙化斑块（fibrocalcific plaque）

薄纤维帽粥样斑块（thin-cap fibroatheroma：TCFA）

● 纤维帽（箭头）位于脂质坏死性核心的表层，呈现为均匀高亮度的带状组织。TCFA 由富含脂质的坏死性核心（黄色虚线 11—17 点）和不足 65μm 的薄纤维帽（箭头）构成，**被认为是斑块破裂的前期病变**（图6）。

巨噬细胞聚集（macrophage accumulation）

● OCT 中显示为伴随后方信号衰减的高亮度线状区域（图7 箭头）。

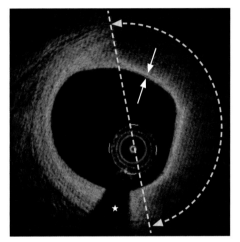

图6　薄纤维帽粥样斑块（TCFA）

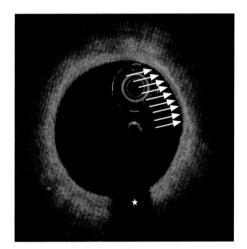

图7　巨噬细胞的聚集（macrophage accumulation）

内膜的血管（intimal vasculature）

● 也被称为**血管滋养血管（vasa vasorum）**，与动脉硬化的进展和斑块内出和血有关。在 OCT 中，在内膜内呈现为边界清晰且信号缺乏的空间（箭头），可在连续的断面上观察到（图8）。

胆固醇结晶（cholesterol crystals）

● 在 OCT 中显示为高亮度线状区域（图9 箭头）。不清楚是否与动脉硬化的进展及斑块的不稳定有关。

血栓（thrombus）

● 血栓分为由红细胞和纤维蛋白构成的红色血栓（图 10a*）和由血小板、纤维蛋白和白细胞构成的白色血栓（图 10b*）。OCT 显示红色血栓向后方信号衰减显著，而白色血栓则信号衰减轻微。

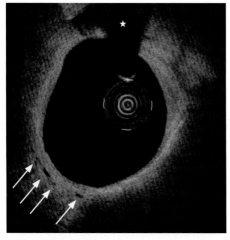

图8 内膜的滋养血管（intimal vasculature）

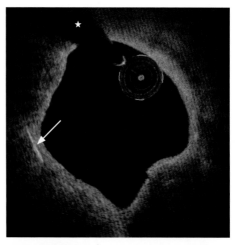

图9 胆固醇结晶（cholesterol crystals）

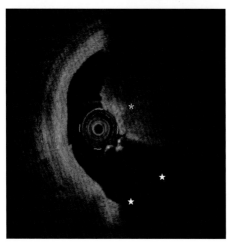

a：红色血栓

图10 血栓（thrombus）

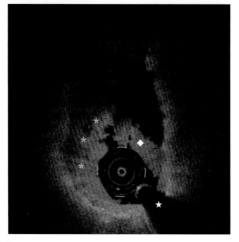

b：白色血栓

斑块破裂（ruptured plaques）

● 斑块破裂约占急性冠状动脉内血栓形成的70%，是急性冠脉综合征（acute coronary syndrome：ACS）的主要发病机制。OCT显示斑块破裂的特征为断裂的纤维帽（图11箭头）和脂质坏死性核心部分消失而形成的斑块内溃疡（*）。

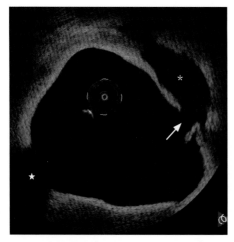

图11 斑块破裂（ruptured plaques）

支架周围的评估

组织脱垂（tissue prolapse）

● 支架植入后，可以观察到斑块成分和血栓成分从支架梁（*）之间向血管腔内脱垂的现象（箭头）。在含有脆性组织的不稳定斑块上放置支架时，容易观察到（图12）。

支架贴壁不良
（stent malapposition）

● 测量从支架信号的中央部到血管表面的距离，当比实际的支架厚度大时，判断为支架贴壁不全（图13箭头：贴壁不良的支架）。

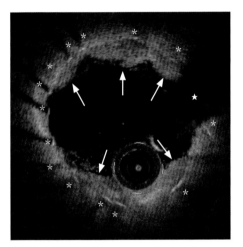

图12 组织脱垂（tissue prolapse）

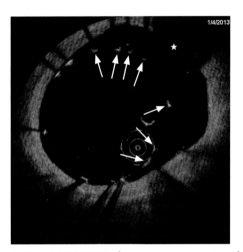

图13 支架贴壁不良（stent malapposition）
箭头：贴壁不良的支架。

PCI 后的夹层（dissection）

● OCT可观察到从内膜到中膜的断裂（*）。**多见于支架直径比冠状动脉直径大时的支架远端**（白色箭头：支架梁；黄色箭头：血栓）。

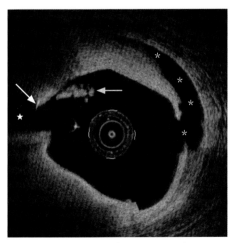

图14 PCI后的夹层（dissection）
白色箭头：支架梁；黄色箭头：血栓。

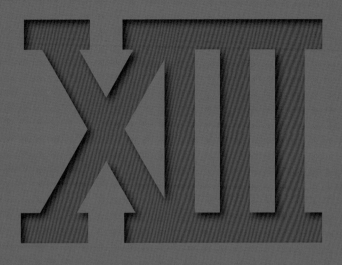

其他血管的造影

太田 洋

主动脉造影方法（AOG）和选择性造影方法

心血管内科医生不仅要认识冠状动脉硬化性病变，还应认识全身性动脉硬化病变。不仅要掌握冠状动脉造影，还要掌握其他血管的动脉造影。良好的造影检查可以提高血管内治疗（endovascular therapy：EVT）的质量。

首先掌握此处要点

1 随着 CT 血管造影和 MRI 的进步，尤其是下肢，一般是在选择性血管造影之前就进行了 CT 和 MRI 检查。

2 下肢的血流流量大，用手进行下肢动脉造影不能得到清晰的图像，所以多使用自动注射器。

3 肾动脉造影多合并有肾功能障碍，与主动脉造影相比，多选择肾动脉选择性造影。

4 锁骨下动脉造影中，有时会看到血压的左右差异，特别是在临床上使用左内乳动脉进行冠动脉搭桥手术后或左上肢有透析分流的情况下可见。

下肢动脉造影

- 继心脏导管检查后进行下肢动脉造影较多。不过下肢的血流流量多，用手造影不能得到清楚的图像，最好使用自动注射器。

髂动脉区域

- 如果髂总动脉没有狭窄，则选择性地留置猪尾导管，用自动注入器注入 20～ 30mL 的造影剂（图 1a）。也有头端形状细长的猪尾导管（135cm），从桡动脉一直到达股动脉。
- **想要得到整个髂动脉的情况下，需在腹主动脉下部进行造影**（图 1b）。通过自动注射器，如果能够使用足够量造影剂的话，通过摄像装置臂的移动能够摄像到下肢外周动脉。

股动脉－腘动脉区域

- 与髂动脉造影同样，使用自动注射器，移动 DSA 手臂，分别对左右下肢进行造影。**一定要决定左右哪边进行造影**（左右移动会分散图像构建）。少量的造影剂难以清晰显示图像，至少需要 30mL。
- 有经对侧的股动脉或经上肢使用长导管、经股浅动脉直接插入 JR 导管或多功能导管进行造影。

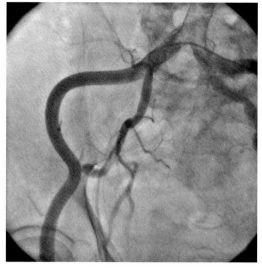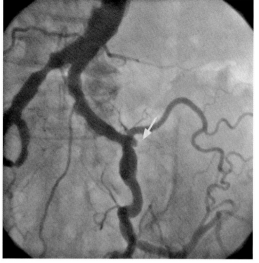

a：从左股动脉向对侧的髂总动脉插入 4Fr 猪尾导管，用自动注射器以 10mL/ s 的速度注入总量为 30mL 的造影剂。

b：在腹主动脉下部，用猪尾导管注入总量为 30mL 的造影剂进行造影。左髂外动脉完全闭塞（箭头），发达的髂内动脉形成侧支血供。

图1　髂动脉的造影

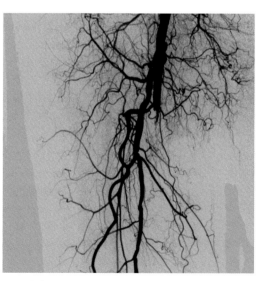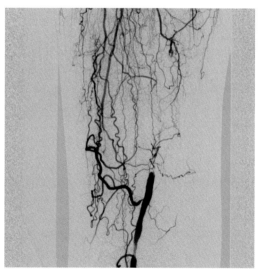

a：股浅动脉完全闭塞，股深动脉（deep femoral artery：DFA）代偿性增粗提供良好的侧支循环。

b：与图 2a 同一病例的更远端的 DSA 影像。通过 DFA 的侧支显示出末梢的 SFA。DSA 图像可以清楚地显示侧支循环。

图2　右股浅动脉的DSA图像

膝下动脉远端区域

● 从腘动脉到末梢（below the knee：bk）区域的造影，通过主动脉和髂动脉造影很多情况下无法得到清晰的图像，**注意导管至少从右股浅动脉（superficial femoral artery：SFA）的中间部插入腘动脉进行造影。**

- SFA 有病变的情况下，不要勉强插入导管，SFA 治疗后将导管推进到末梢进行 BK 的评价。
- DSA 能更清楚地显示末梢的状态（图 3a），不过，**在钙化病变的情况下，普通血管造影可能会更好**（图 3b）。

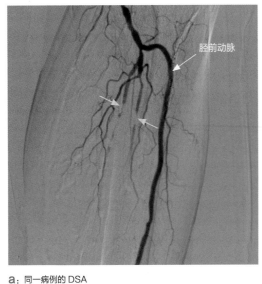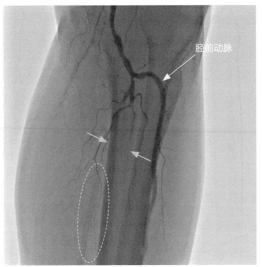

a：同一病例的 DSA

b：普通血管造影
胫前动脉开通，腓骨动脉和胫后动脉闭塞（箭头）。
在 b 中能发现伴有钙化的闭塞血管的阴影（○）。

图3　膝下动脉的选择性造影

肾动脉造影

- 继冠状动脉造影之后，进行肾动脉造影筛选的情况很多，但是发现肾动脉狭窄有意义的情况并不多。
- 经常合并肾功能障碍，与主动脉造影相比，选择性造影可以减少造影剂用量。**使用的导管为冠状动脉造影中使用的 Judkins 类型就足够了**（图 4a, b）。

注意点

这里应注意肾动脉硬化大多存在于开口部，因此导管不能进入太深，造影时倾斜角度，找到开口能够充分显示的角度是必要的。

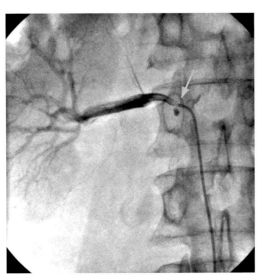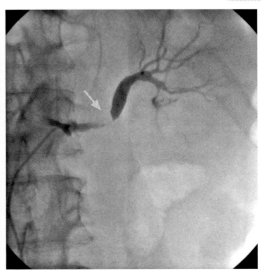

a：右肾动脉选择性造影

b：左肾动脉选择性造影

图4　从股动脉进行冠状动脉造影后，作为筛选实施肾动脉造影的病例
很多患者合并了至少肾功能障碍，所以要注意造影剂的用量。

锁骨下动脉造影

- 多数的锁骨下动脉狭窄用 CT 筛查的情况较多，治疗前首次造影的情况也较多（图 5）。
- 发现血压的左右差异是较多的，特别是临床上使用左内乳动脉做冠动脉旁路手术后和左上肢有透析分流的情况下多见。

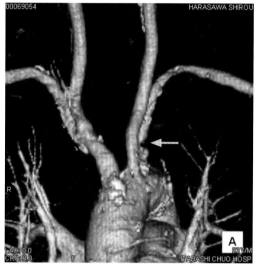
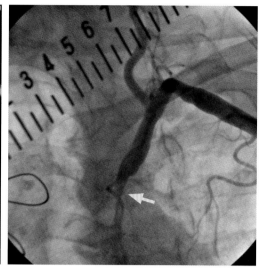

a：锁骨下动脉狭窄病例的 CTA 。　　　b：治疗时左上肢插入指引导管进行造影。

图5　上肢血压左右有差异，CTA发现锁骨下动脉狭窄的病例

颈动脉造影（图 6）

- 继冠状动脉造影后实行颈动脉造影，注意几个问题。
- 冠状动脉造影剂浓度为 350、370，但颈动脉最好使用 300。使用时，**注意有头痛和眼前发黑的情况。**
- 导管类型，桡动脉入路使用 smong、JB2、YUMIKO 等，股动脉入路可以用 JR 造影。
- 造影时，**不仅要让患者屏住呼吸，而且要提醒患者不要吞咽。**
- 颅内血管造影，在颈动脉支架植入时进行就可以了，没必要诊断性造影。

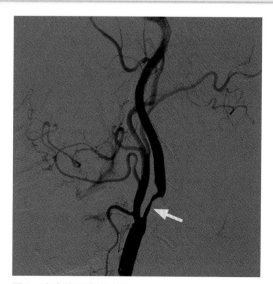

图6　治疗前颈动脉造影

使用 DSA 在充分的憋气和抑制吞咽时进行造影。
（东海大学医学部循环内科，绪方信彦老师提供）

一点建议

- 外周血管造影本来最好使用具有比心脏专用造影装置更大的面板保护器的装置，但心内科医生大多使用心脏专用设备进行造影。

- 近年来，CT 血管造影和 MRI 取得了进步，由于能够显示外周动脉疾病，特别是下肢病变的整体情况，所以在进行选择性血管造影之前，一般先做 CT 和 MRI 检查。

XIV

电生理检查

缓慢性心律失常

缓慢性心律失常的电生理检查是治疗心律失常的基础。对于是否决定起搏器植入很重要。本章将讲述如何读取心内电图以及所需了解相关的基础知识。

Point

> 首先掌握
> 此处要点

1 缓慢性心律失常的电生理检查是治疗心律失常的基础。尤其决定是否起搏器植入非常。

2 读懂心内电图至关重要。通过检查后，对所有检查结果的了解，更能加深理解电生理检查的意义。

3 由于电极导管的尖端较尖锐，因此请轻柔操作并避免粗暴检查。

心脏电生理检查的必要仪器

● 进行心脏电生理检查时，需要用于记录体表和心内电图的记录装置、电刺激器（图1）和电极导管（图2）。由于这是一项需要严格专业知识的培训及训练，因此**最初必须在上级医生的指导下进行**。

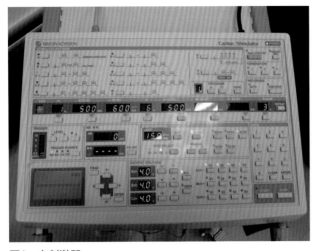

图1 电刺激器

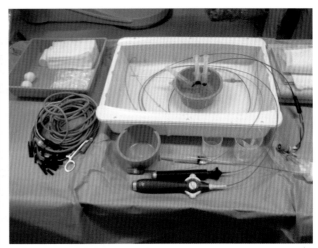

图2 检查必备的电极导管

导管入路

- 在对缓慢性心律失常进行心脏电生理检查时，**通常将电极导管放置于右心房上部（HRA）、His 束（His）和右室心尖部（RVA）**。
- 电极导管通常从股静脉穿刺，**尤其是右股静脉进入最容易**（左股静脉与腹主动脉相交，较难穿过电极导管）。
- 操作需要 3 个电极导管，若使用能够插入 3 个导管的鞘管进行穿刺更容易一些。

注意

插入3个导管所共用鞘管时，必须在鞘管与鞘管之间留出约5 mm的间隙进行穿刺，并注意避免损伤动脉。

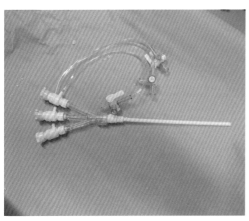
a
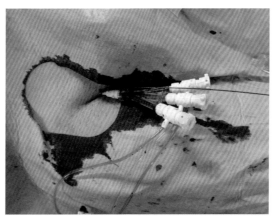
b

图3　带有3个导管的鞘管

电极导管的留置

- 插入时，将导管植入下腔静脉，**同时要防止电极导管卡在静脉分支中**。如果存在阻力，最重要的是要通过拉动导管和改变方向顺利地将其送入。将 3 个电极导管放在 HRA、His 和 RVA 中，如图 4 所示。
- 在记录 His 束时，将导管插入右心室并在顺时针旋转的同时将其拉出。 此外，**使用带有可变尖端的导管或 10 极导管可能更容易记录 His 束电位**。

注意

将电极导管在心脏内过度用力操作，会导致心包压塞。

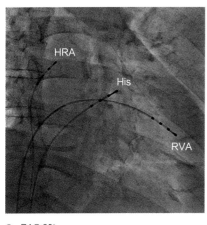
a：RAO 30°。

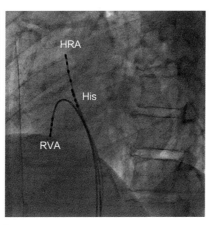
b：LAO 60°。

图4　电极导管的位置

- 记录速度为 25~200mm/s，但是在大多数情况下，记录速度为 100mm/s。由于**正
常的 12 导联心电图记录速度为 25mm/s，因此记录速度为 4 倍。**
- 心电图以双极记录，但电极的远端用 1~2 表示，数字越大，电极越近。
- 与作为心房兴奋的 **P 波**相对应的是心内电位中的 **A 波**，与 QRS 波相对应的称为 **V
波**。在 His 束中，在 A 波和 V 波之间记录了类似尖峰的电位。

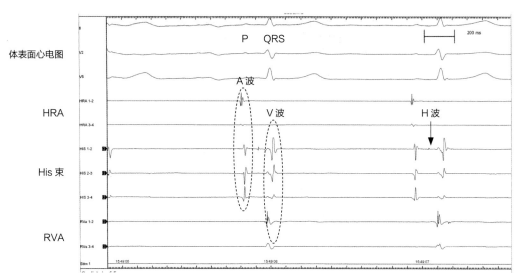

图5　窦性心律中体表以及心内电图

电刺激方法

- 使用电刺激装置从 HRA 到 RVA 执行程序刺激。 刺激方法大致分为**期前刺激法**
（图 6a）和**连续刺激方法**（图 6b）。前者用于**测量心脏各部位的不应期**，后者用于
超速抑制和房室传导的评估。
- 心房早期刺激可测量房室传导和心房肌的不应期，而心室早期刺激可测量室房传导
和心室肌的不应期。

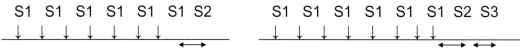

a：期前刺激
以基本刺激周期 S1 为基础，以 S2 作为最后刺激间隔，以 10~20ms 逐渐缩短。以最后两个刺激为 2 个期前刺激，3 个连续期前刺激。

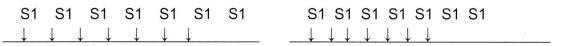

b：连续刺激
以基本刺激周期 S1 为基础，逐渐缩短的方法。

图6　期前刺激和连续刺激的不同

窦房结的心脏电生理检查

- 为了评估窦房结的功能，通过超速抑制来测量窦房结的恢复时间（图7）。 在逐渐缩短刺激周期的同时，连续进行约 30s 的心房刺激，并测量从最后一次刺激到窦性心律出现的时间。
- **通常，在停止刺激后 1.5s 内出现窦性心律。** 在图 7 中，从最后一次刺激到出现窦性心律的时间为 844ms，因此判断窦房结恢复时间是正常的。

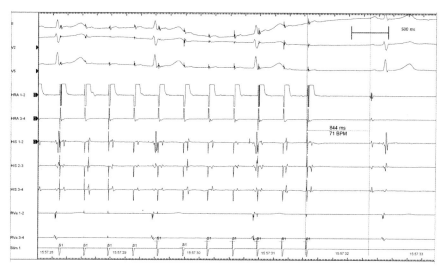

图7 超速抑制测量窦房结的恢复时间的病例

房室传导阻滞心脏电生理检查

- 为了评价房室传导，**通过心房期前刺激和连续刺激来确认阻滞部位。**
- 根据传导中断的部位，将部位分为 AH 部位、His 束部位和 HV 部位阻滞。 AH 阻滞是在健康受试者中常见的现象（图 8）。随着刺激间隔的缩短，AH 时间逐渐增加，A 波和 H 之间的传导被中断（**Wenckebach 型房室传导阻滞**）。

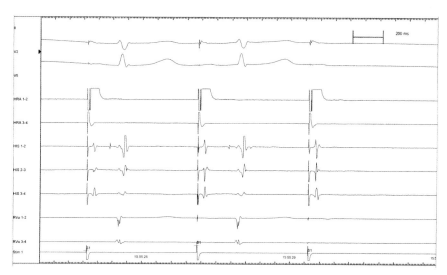

注意

- AH 阻滞出现在低于 100bpm 的起搏周期中相对较少。

图8 AH阻滞的病例

从心房 80bmp 起搏开始，可看到 Wenckebach 型房室传导阻滞。第二心动周期的 AH 时间比第一次心动周期的 AH 时间延长，第三心动周期 AH 间传导阻滞。

His 束阻滞

逸博（tissue prolapse）

- His 束阻滞显示分裂的 His 束电位，并表示**在两个 His 束电位之间的传导被阻断的状态**。在图 9 中，第二个心动周期的 His 束电位被分离，在第三个心动周期中观察到 H 以下的传导阻滞，诊断为 His 束阻滞。

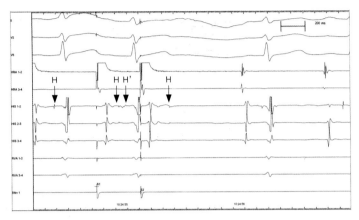

图9　His束内传导阻滞病例

一点建议

- 即使在没有主观症状的 2 度、高度和 3 度房室传导阻滞的情况下出现了 His 束阻滞，将起搏器植入术列为 IIa 类推荐。

HV 阻滞

逸博（tissue prolapse）

- HV 阻滞时房室传导在 His 束以下中断，并且像 His 束阻滞一样，**即使没有主观症状，也可能需要起搏器植入**。
- 图 10 为 HV 阻滞的病例。体表心电图的 QRS 波形显示右束支阻滞和电轴左偏，并被视为 2 束支阻滞（右束支 + 左前分支）。第一个心动周期的 HV 时间延长至 85ms（通常为 55ms 或更短），并且第二个心动周期的 His 束电位后发现 QRS 波脱落，由此可诊断 HV 阻滞。

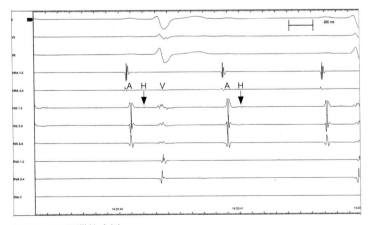

图10　HV阻滞的病例

2

大塚崇之

快速性心律失常

快速性心律失常的症状包括心悸、呼吸急促、头昏眼花，之外还有黑蒙、晕厥、心脏骤停危及生命的情况，治疗多可采用射频消融手术治疗。本章将通过具体示例进行说明。

> 首先掌握
> 此处要点

1 入路方法和使用的电极导管的类型和数量根据要治疗的心律失常而有所不同，因此请在手术前进行检查。

2 使用 3-D 标测系统时，有必要在手术前进行 CT 和 MRI 等检查。

3 阵发性室上性心动过速和典型心房扑动是电生理检查中的基本疾病，因此应掌握。

检查的实例

导管入路

- **心动过速的电生理检查通常与导管射频消融同时进行，这需要多个电极导管。**
- 对于阵发性室上性心动过速，除高位右心房（HRA）、His 束（His）和右室心尖部（RVA）外，因通常也要在冠状窦中放置电极导管，颈内静脉和锁骨下静脉入路也十分必要。如图 1 所示，使用三导管一鞘管可以使电极导管接近 HRA, His 和 RVA(关于电极放置的方法，请参阅 p.380：缓慢性心律失常)。
- 如果同时进行消融，则如图 1 所示，**在穿刺时将导丝留在穿刺处，这样消融导管插入更加容易。**

> **注意**
>
> 如图**2**所示，所需的鞘管数量和类型将根据操作步骤而有所不同，因此手术前应充分了解。

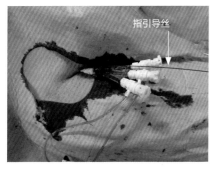

a

b

图1　室上性心动过速股静脉路入

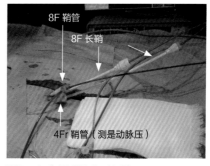

图2　心房颤动治疗时入路

如何将电极导管送入冠状静脉窦

- 在冠状静脉窦中放置电极导管可在二尖瓣环上提供电位信息，**对于许多心动过速心律失常的诊断和治疗是必不可少的。**
- 有通过上腔静脉和下腔静脉两种方法，并且所使用的导管是不同的。

导管在冠状静脉窦中的位置

- 首先，通过 LAO 进行观察，并将电极导管推进右房内（图 3a）。当电极导管在右心房中时，顺时针旋转导管以使尖端指向后方（图 3b）。继续推进，电极导管将进入冠状静脉窦的入口，之后如图 3c 所示，电极导管将置入冠状静脉窦中。
- 冠状静脉窦的形态和直径因人而异，也有难以送入的情况。**应选择适当导管和导丝。**

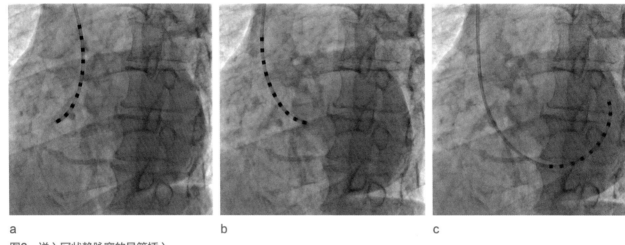

a b c

图3　送入冠状静脉窦的导管插入

一点建议

- 如果找不到冠状静脉窦，则可以通过冠状动脉造影的静脉期对其进行确认。

根据目的放置电极导管

- 根据治疗的心律失常的类型，放置具有特殊形状的导管可以更容易地检测电位，并顺利治疗。
- 当治疗典型的心房扑动时，将如图 4a 所示的多极导管放置在三尖瓣环中（图 4b）。通过放置该导管，可以容易地观察到三尖瓣环的兴奋传导模式，确认治疗后的阻滞部位也很有用。
- 当进行心房颤动肺静脉隔离术时，将如图 5a 所示的环形导管放置在肺静脉中（图 5b），以确认左心房和肺静脉之间的传导情况。

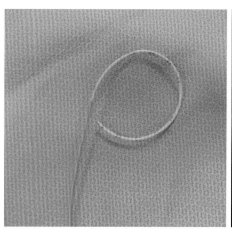
a：多电极导管

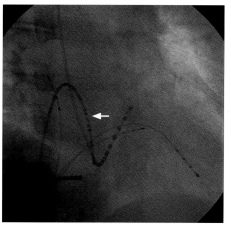
b：将电极导管放置三尖瓣环

图4　瓣膜环标志用导管

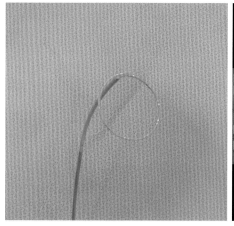
a：圆状电极导管

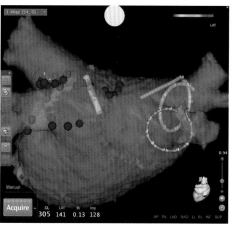
b：将圆状电极导管放置在肺静脉

图5　肺静脉隔离用导管

使用 3-D 标测系统

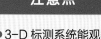
注意点

● 3-D 标测系统能观察到标测信息和电位信息，对治疗特别复杂的心律失常非常重要。在心房颤动射频消融术，是心室性心律失常（室早，室速）射频消融术中使用频率较高，但是并不是所有的快速心律失常都适用。根据心律失常的种类不同，花费了过多的时间没有提供有用信息的情况也有发生，因此使用前应该根据个体化来选择。

● 也可以结合 CT、MRI 和超声的解剖信息（图 6，7），因此有必要时在手术前做好各项检查及准备。

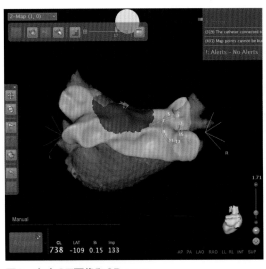

图6　左房CT图像和3D map

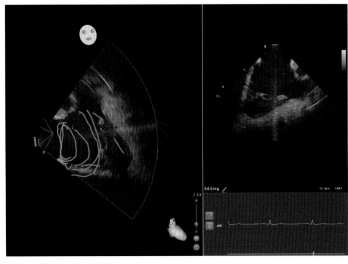

图7　右室心腔内超声和3D map

导管射频消融的主要适应证

- 对于大多数的快速心动过速性心律失常，都需要进行导管射频消融术。
- **电生理知识对于导管射频消融至关重要**。其中，阵发性室上性心动过速和典型心房扑动是电生理的基础疾病。如果想要在本节中对此有所了解，请参阅教科书（表1）。

表1　射频消融手术的成功率，手术时间，难易程度

	成功率	手术时间	难易程度
· WPW综合征	高	短	容易
· 阵发性室上性心动过速			
房室旁路所致室上性心动过速			
房室结折返性心动过速			
· 典型心房扑动			
· 特发性室性心动过速			
· 房性心动过速			
· 阵发性心房颤动			
· 持续性心房颤动			
· 慢性心房颤动			
· 器质性心脏病所致室性心动过速	低	长	难

阵发性室上性心动过速

房室结折返性心动过速和房室折返性心动过速

- 房室结折返性心动过速（atrioventricular nodal reetrant tachycardia AVNRT）是指，除正常的**房室结快径（fast pathway）**外，它还具有**慢径（slow pathway）**，也称为**双房室结双径路**。由于存在两个房室传导路径，当电刺激在这两个传导路径之间传导兴奋时，出现心动过速。通常的 AVNRT **慢径下传经快径折返**（图8）。

- 在 AVRT 病例中，在心房－心室之间存在一条旁路，经过旁路下传时，即是**显性 WPW 综合征**。相反，则为隐性 WPW 综合征。正向性的 **AVRT** 沿房室结节顺传，**旁路逆传**（图9）。

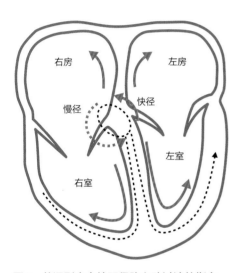

图8　普通型房室结双径路心动过速的指向

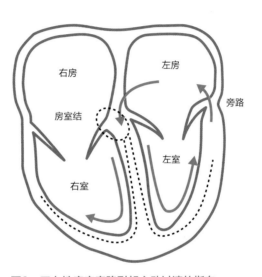

图9　正向性房室旁路引起心动过速的指向

室房传导的区别

- 室房传导的本质之一是区分 AVNRT 和 AVRT 的重要电生理特征。**室房传导的电位特征为高位右心房、His 束和冠状静脉窦的电位。**

- 通常，心室起搏时，**室房传导通过房室结快速传导路径，因此最早的心房兴奋部位应为 His 束中的心房波。**此时，如果缩短刺激间隔，则从心室到房室的传导时间期逐渐延长，这也是通过房室结节的基本证据（图10a）。

- 当出现旁路时，通常最早的激动部位不是 His 束，并且观察不到衰减传导特性（图10b）。在极少数情况下，His 束附近存在旁路，并且具有衰减传导特性。

- 当慢传导路径通过房室结节时，在冠状静脉窦的入口处可观察到 AV 间期和较长的房室传导（图10c）。

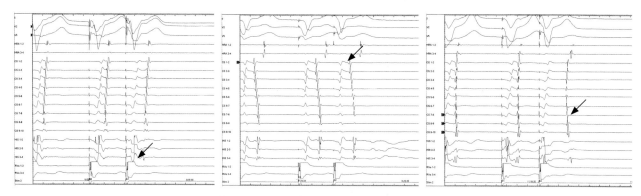

a：介于房室结传导的室房传导
心室刺激，最早心房兴奋点位于 His 束，行期前刺激时 VA 间期是延长的。

b：介于左侧旁路的室房传导
进行心室刺激时，最早心房兴奋部位是冠状静脉窦远端（cs1-2），即使进行期前刺激，也见不到 VA 间期的延长。

c：介于房室结的室房传导
基本刺激时最早出现的是 His 束，行期前刺激时，VA 间期显著延长，最早出现在冠状静脉窦入口部位。

图10　室房传导的区别

jump up 现象（跳跃现象）

● 当从心房进行期外刺激时，随着 S2 间隔逐渐缩短（衰减传导），AH 时间逐渐增加，但是缩短 10ms 时的 AH 间期突然增加 50ms 或更多。此种现象为跳跃现象（图11）。

● 跳跃现象是由于房室传导迟到快速传导路径的不应期，经有慢径传导到心室的现象。

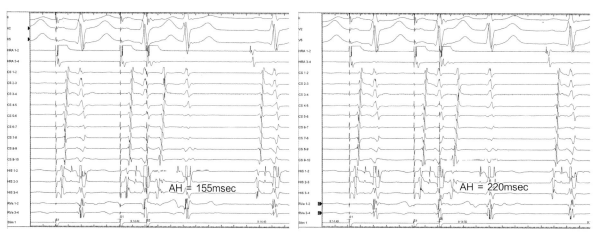

a：AH 间期 155ms

b：AH 间期 200ms

图11　跳跃现象

从心房开始基本刺激 500ms，以 210ms 的连续进行期前刺激时的 AH 间期是 155ms（a），缩短到 220ms（b），AH 间期为 220ms，将此判断为跳跃现象。

> **注意点**
>
> ● 房室结折返性心动过速中，"jump up 现象"是一个表明房室结存在传导有两条传导径路的重要发现。

心动过速的心内电图

- 在普通型的 AVNRT 中，房室结节慢径是顺行性传导的，而房室结快径是逆行传导的，因此心动过速期间最早的兴奋部位通常是 His 束。在大多数情况下，由于**心动过速期间心房和心室几乎同时兴奋，因此心房和心室波似乎重叠**（图12）。
- 另一方面，正向性 AVRT 的旁路经逆向传导，因此旁路的附着部位是最早的心房兴奋部位（图13）。

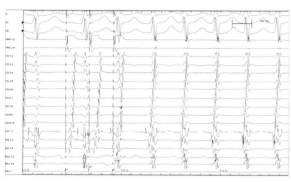

图12 普通型AVNRT

心房连续两次刺激引起心动过速，心动过速中的心房波与心室波几乎重叠。

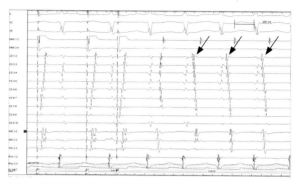

图13 由旁路介导的正向性AVRT

心房期前刺激诱发心动过速，在冠状静脉窦远端 V 波后面可见 A 波，考虑同部位有旁路。

注意点 !

- 心动过速期间的心内电图检查结果对于区分 AVNRT 和 AVRT 是很重要的。由于两种心动过速都是通过房室传导的，因此在心动过速中捕获心房电波的特征很重要。

典型心房扑动

心电图检查结果和机制

- 典型心房扑动也是日常临床实践中常见并要进行导管射频消融的疾病之一。
- 在 12 导联心电图中（图14），下壁导联中可见锯齿状波为负向波，在 V1 导联中可见正波波，在 V5 导联中观察为负向波。如果是这种心电图，可高度怀疑为**三尖瓣环的逆时针旋折返指向所致**（图15）。

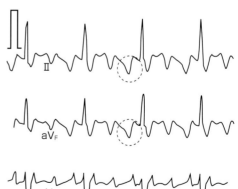

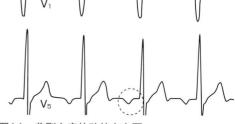

图14 典型心房扑动的心电图

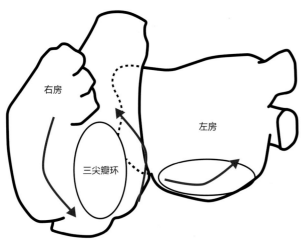

图15　典型心房扑动的电生理检查指向

心内电位和导管射频消融

● 在治疗典型心房扑动时，将多极电极导管放置在冠状窦和三尖瓣环中（图16）。典型心房扑动的心房兴奋（图17）为：放置在三重瓣环中的多极导管（H）的近端（H19-20）→远端（H1-2）→冠状静脉窦入口（CS9-10）传导时，可以确认三尖瓣环的逆时针旋转。

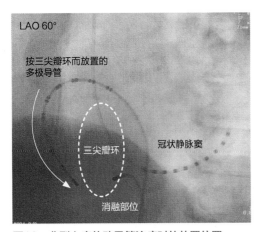

图16　典型心房扑动导管治疗时的放置位置

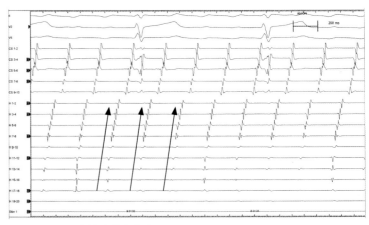

图17　典型心房扑动的心内电图

　　一点建议

● 对于典型心房扑动，可以通过在9点钟方向的三尖瓣环和下腔静脉之间的解剖峡部进行线性消融来创建阻滞线，进行治疗。

3 心腔内超声（ICE）

奥村恭男

心腔内超声（ICE）是在进行心房颤动和室性心律失常的导管射频消融时，用于了解心脏详细解剖结构的必要手段。也应熟练掌握使用 ICE 引导房间隔穿刺。

> 首先掌握
> 此处要点

1 心腔内超声（intracardiac echocardiography：ICE）是使用 ICE 引导房间隔穿刺最安全的方法，因此应熟练掌握该方法。

2 在 Brockenbrough（房间隔穿刺）法中，重要的是要通过 ICE 图像上的穿刺针确认房间隔的 tenting（穿刺部位）。

3 进行心房颤动和室性心律失常的导管射频消融时，ICE 有助于了解心脏的详细解剖结构。

4 ICE 导管的操作基本上是将其放置在右房或右室中，然后顺时针或逆时针旋转。通过此操作，可以观察到两个心房、两个心室和主动脉结构。

5 借助 ICE，可以实时看到导管尖端与组织之间的接触，这对于早期发现心包压塞是很有帮助的。

房间隔穿刺（Brockenbrough）法的使用

心腔内超声（ICE）导管的位置

方法步骤

① 首先，将 ICE 导管插入上腔静脉并缓慢送入，将看到主动脉瓣、肺动脉和左心室，如图 1 所示。

② 图 1 显示的是：左侧三维右房、主动脉 CT 图像、ICE 导管尖端处的探头（★）和超声波波束的位置，以及中央的超声波波束获得的二维 ICE 图像。由于 ICE 导管波束是沿的长轴方向发射的，故实际获得的 ICE 图像右侧为头端，左侧为尾端。此外，由于 **ICE 导管基本上位于右心系统中，因此所获得图像中探头的近端始终位于右心系统中**（图 1c）。

③ 如果沿顺时针方向稍向下转动，则可以看到房间隔（图 2b）。图 2a 的左右两侧显示的是两侧心房的 CT 图像和其对应的左右前斜位图像，中央显示的是前后像。可以看到 ICE 导管尖端探头（★）位于房间隔的稍向后侧壁方向。

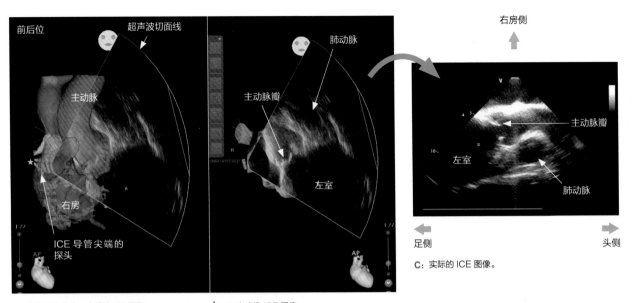

a：三维图像右房，主动脉 CT 图像。

b：二次成像 ICE 图像。

c：实际的 ICE 图像。

图1　ICE导管的位置

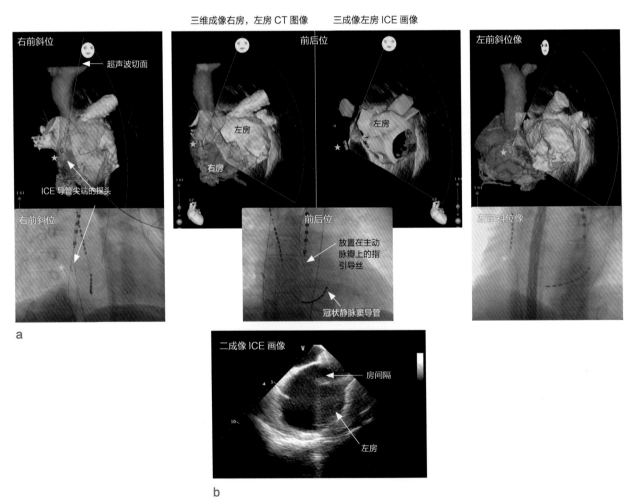

图2　三次成像左右心房CT图像以及对应的透视图像

一点建议

● 如图 2 所示，如果将其放置在距房间隔稍远的位置，则可以更好地显示房间隔。

房间隔穿刺

● 通常来说，将穿刺针从上腔静脉向下移动，同时用长鞘顺时针旋转穿刺针，并在 4 点半至 6 点方向进入卵圆窝时，检查穿刺针的位置。**如果穿刺针正在指向房间隔，即为正确的位置**（图 3a）。

方法步骤

① 在检查左前倾斜位 45° 至 55° 的透视图上针尖位置的同时，推进穿刺针。穿刺后，房间隔的隆起消失即可确认（图 3b）。若微调 ICE 导管，仍可看到穿刺针。

② 通过从穿刺针注入生理盐水，并在左心房中看到由于生理盐水引起的气泡，可以确认穿刺针已进入左心房中（图 3c）。

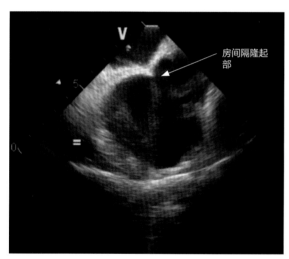

a：tenting 图像

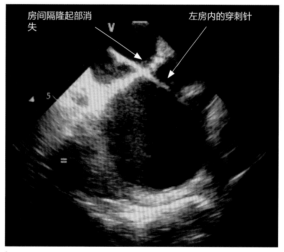

b：穿刺后

图中标注：房间隔隆起部

图中标注：房间隔隆起部消失　左房内的穿刺针

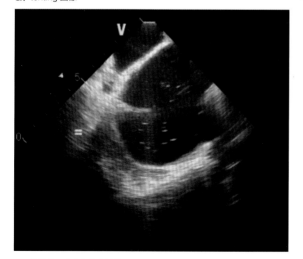

c：声学造影确认左房穿刺成功

图3　房间隔穿刺

如何描出心脏的每个腔室

左房和肺静脉的描绘

● 将 ICE 导管放在右房的中间。 因此看到左房时，**ICE 导管应比心房穿刺法中图 2 的位置更靠近心房间隔**。

● 图 4 的左侧显示了左房和肺静脉的三维 CT 图像，ICE 导管尖端显示了来自探头（★）的超声波束的位置，在右侧显示了从超声波束获得的次级 ICE 图像。

方法步骤

① 逆时针旋转后，从二尖瓣侧观察，然后稍向顺时针旋转，可以看到左心耳的底部（图 4a）。也有左心耳无法清晰可见的情况。之后进一步顺时针旋转，则可以看到左上、下肺静脉（图 4b）。左下肺静脉通常清晰可见，但左上肺静脉的冠层和前壁有时不能完全看到。

② 之后，可以看到左房的后壁（图 4c）。 仔细观察左房后壁的背侧可能会发现食道。

③ 之后，可以看到右上下肺静脉的分支（图 4d），再进一步旋转时，可以看到右上肺静脉和右下肺静脉。

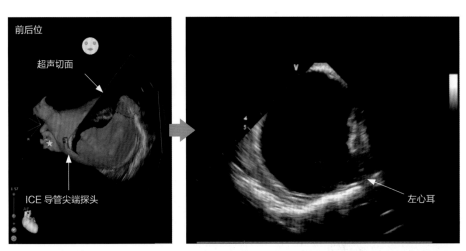

a：可见左心耳基底部

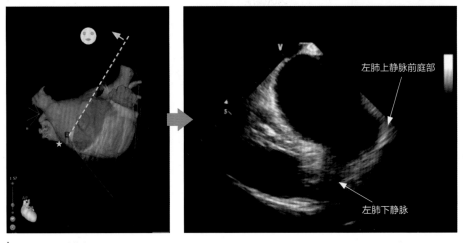

b：可见左上下肺静脉

390

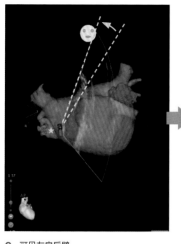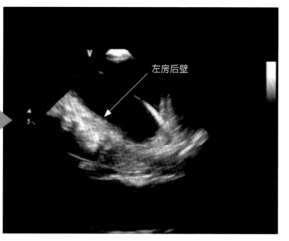

c：可见左房后壁

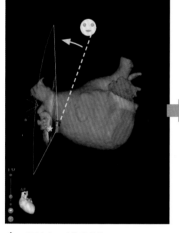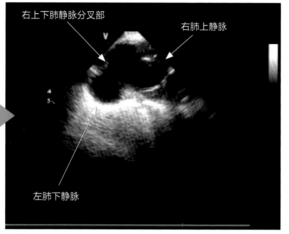

d：可见右上下肺静脉分支

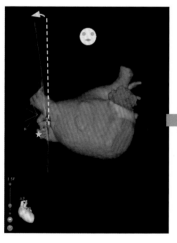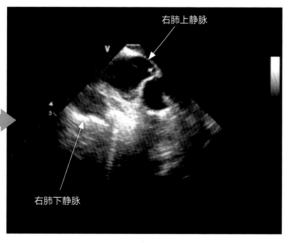

e：可见右上肺静脉、右下肺静脉

图4 三次成像左房CT图像（左）和二次成像ICE图像（右）

注意点 !

● 技巧是顺时针旋转 ICE 导管，同时将其稍微向上移动，以便可以看到右上肺静脉（**图 4e** ➡）。

主动脉瓣和冠状动脉的描绘

方法步骤

① 图 5 显示了右前斜位的透视影像。将 ICE 导管强烈向前弯曲，略微顺时针旋转（朝着隔膜），穿过三尖瓣环，然后将其推向右心室中部（图 5a，b）。

② 恢复弯曲的 ICE 导管，并将其放置在右室流出道中（图 5b，c）。可以感觉到 his 束的电位记录部位恰好位于右室侧。

③ 图 6 的左侧显示了右室、左室和主动脉的三维 ICE 构造图像以及 ICE 导管尖端处来自探头（★）的超声波束的位置，而右侧则显示了从超声波束获得的二维 ICE 图像。将右室流出道中的 ICE 导管沿顺时针方向稍旋转，便可看到主动脉瓣和右冠状动脉的开口（图 5c、d、图 6a）。

④ 如果将其缓慢顺时针旋转（图 6b），则会看到左冠状动脉开口（图 6b）。

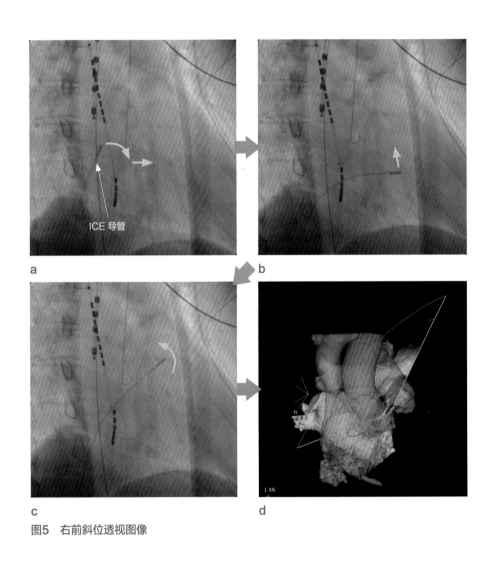

a

b

c

d

图5 右前斜位透视图像

一点建议

● 但是 ICE 导管的尖端较硬，因此操作中动作幅度不宜过大。

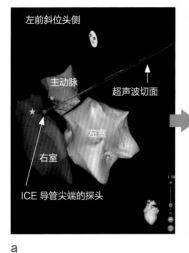
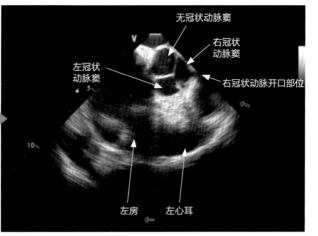

a

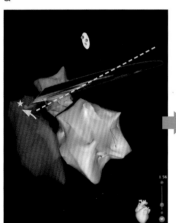
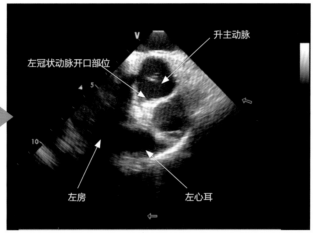

b

图6　三次成像ICE所构筑的图像（左）和二次成像ICE图像（右）

左室的描绘

- 像主动脉瓣一样，ICE 导管应放置在右室流出道附近。
- 图 7 的左侧显示：右室及左心室的三维 CT 图像以及 ICE 导管尖端处来自探头（★）的超声波束的位置，右侧显示从超声束获得的二维 ICE 图像。

方法步骤

① 将位于右室流出道附近的 ICE 导管稍微顺时针旋转时，可以看到左室的基部以及二尖瓣的前叶和后叶（图 7a）。 在这里进一步顺时针旋转 ICE 导管，以获取图 6 中主动脉瓣的 ICE 图像。稍向逆时针旋转一点，会看到左室底部前方的前乳头肌（图 7b）。 如果逆时针旋转，可按顺序看到左室的中部（图 7c）和左室的心尖部（图 7d）。 此时，**尝试尽可能缓慢地逆时针旋转 ICE 导管**。

② 将 ICE 导管向前方右室中部弯曲（➡），并稍微顺时针旋转，以观查左室的后侧壁和后乳头肌（图 7e）。

- 图 7f 的左侧显示出了左室的三维 ICE 构造图像以及从每个超声波束获得的二维 ICE 图像的切面，右侧显示出了相应的三维 CT 图像。通过将 ICE 导管放置在右室流出道（黄色线）中，可以看到左室前壁室间隔、前壁和前侧壁。左室的后间隔、后下壁和后侧壁是通过将 ICE 导管放置于右室的中部方向（橙色线）绘制的图像。

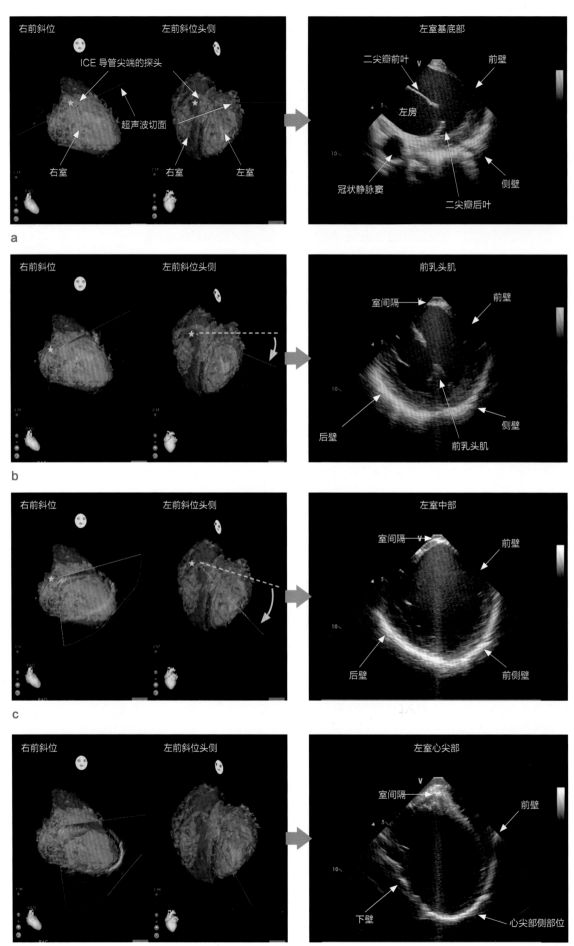

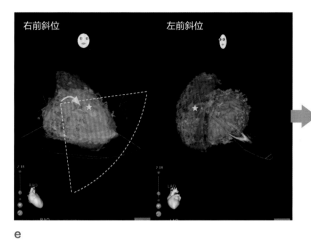
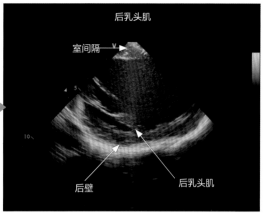

e

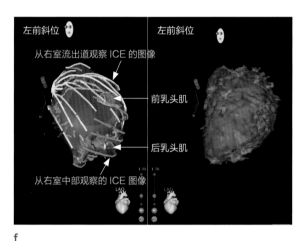

f

图7 三维成像左室、右室CT图像（左）和二维成像ICE成像（右）

其他的使用方法

导管尖端 – 组织接触的描绘

● 心房颤动消融隔离右肺静脉时，将 ICE 导管放置在图 4d、e 附近。

● **通过顺时针和逆时针微调 ICE 导管，可以观察到导管尖端与左房、肺静脉壁之间的接触。** 图 8a 的右侧显示了左房的三维 ICE 构造图像以及 ICE 导管尖端处来自探头（★）的超声波束的位置，而左侧则显示了从超声波束获得的二维 ICE 图像。可以观察到导管尖端（★）与右下肺静脉入口的前壁接触。 这样可以进行安全有效地消融。

心包压塞的早期发现

● 当怀疑有心包积液潴留时，可立即将导管放置在图 5 的右室流出道中，然后将 ICE 导管逆时针旋转，放置在图 7e 的右室中部，而后顺时针旋转。在左室后壁上可以看到心包积液（图 8b）。

> **注意**
>
> 在左肺静脉很多时候看不到左上肺静脉，超声波的波速对肺静脉壁有反射，导管可以通过超声反射束初步判断。

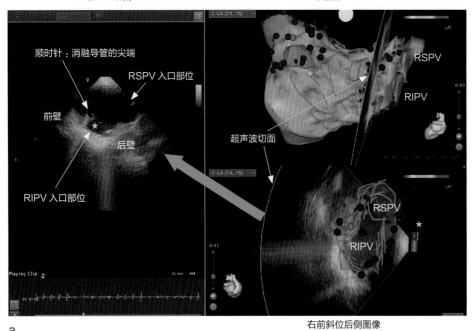

二维 ICE 成像　　　　　　　　　　　　　　　後前像

顺时针：消融导管的尖端

RSPV 入口部位

前壁

后壁

RIPV 入口部位

超声波切面

右前斜位后侧图像

a

RSPV：右肺上静脉；RIPV：右肺下静脉，★：ICE 导管尖端探头

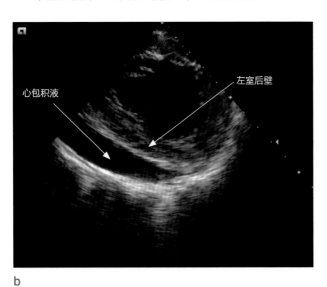

心包积液

左室后壁

b

图8　组织局部的测出和心包积液的检出

本书的主要内容和
应该掌握的知识点

心脏导管检查必备的物品	进行导管检查之前要了解掌握必备物品的特性，准备好物品和药品等。虽然血管造影的装置、出厂年份、操作方法有些差异，但希望熟练掌握本院相应的装置设备。
心脏导管检查的合并症及处置	有创的检查会出现一些并发症，操作前要掌握其相关的知识和处理方法，在本书里介绍了一些频发的合并症或者是偶发但能致命的并发症及关于并发症的处置方法。
心脏导管检查前的准备及检查流程	对检查中所必备的物品按照规则进行准备，另外在检查中的各论之前都要大致了解导管检查的方法。
穿刺和止血	导管检查完备之后，接下来是穿刺，根据患者的条件及造影部位的不同，穿刺部位也不同，不仅是检查，也介绍了治疗的穿刺方法。 另外，检查治疗结束后，进行止血，也介绍了止血方法。
右心导管	介绍了在临床中常用的右心导管检查方法，也介绍了通过右心导管诊断的相关疾病。
左心导管	介绍了在临床中常用的左心导管方法，也介绍了通过左心导管诊断的相关疾病。
冠状动脉造影	是缺血性心脏病诊断的必要手段，要充分理解掌握冠状动脉的解剖及造影方法。
冠状动脉造影的评价方法	冠状动脉造影以后，有必要对其进行正确的评价，掌握读图记住分段是非常有用的。
冠状动脉功能评价	评价冠状动脉不仅是形态上的评价，对其功能评价也非常重要。掌握冠状动脉血流储备分数（fractional flow reserve，FFR）的方法，以便于更好地评价其功能。
血管内超声	冠状动脉造影只能描绘血管内腔的形态，不能观察冠状动脉粥样硬化斑块的形态，通过血管内超声来掌握血管内腔的影像。
血管内镜	能目测血管内腔，判断血栓和斑块的颜色，要掌握其操作方法及评价方法。
光学相干断层扫描技术 （optical coherence tomography: OCT）	目前比较新的腔内影像学技术与血管内超声及血管内镜有不同之处，在本书要理解并掌握。
其他的血管造影	本书记录了大血管、外周血管的造影及评价方法，也要掌握外周血管造影的必要知识。
电生理检查	本书记录了基本的电生理检查方法，还应掌握应用射频导管等描记心内电图并且掌握射频消融技术。

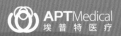

CONQUEROR NC Pro球囊扩张导管

CONQUEROR NC Pro Balloon Catheter

独有球头，一步到位

专利球头设计： 避免顶撞支架梁，有利通过连续迂曲

双层球囊皮设计： 可靠耐压能力，有效扩张病变

优异推送性及通过性

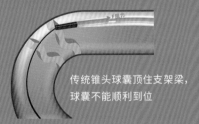

传统锥头球囊顶住支架梁，球囊不能顺利到位

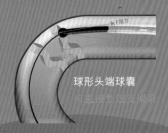

球形头端球囊
可直接接切过支架梁

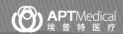

医工专利，立竿见影，高效造影直通车

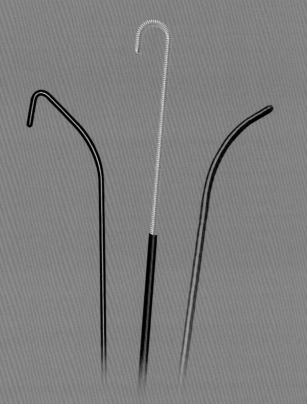

Blackeel 亲水涂层导丝

专利技术：

专利亲水涂层，顺滑推送，持久润滑

医工创新：

独有C弯亲水涂层造影导丝，预塑型
双弯结构保证造影效率

35°

R1.5mm 小弯

独特弹簧头涂层导丝，既具有金属造影
导丝的安全性，又具有亲水涂层导丝的
通过性

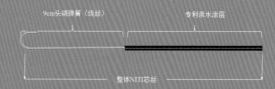

9cm头端弹簧（绕丝）　专利亲水涂层

整体NITI芯丝

4Fr:1.04mm
5Fr:1.22mm
6Fr:1.42mm

大内腔：高流量，耐高压，造影卓越

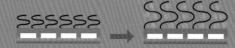

专利亲水涂层：顺滑推送，减少痉挛

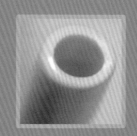

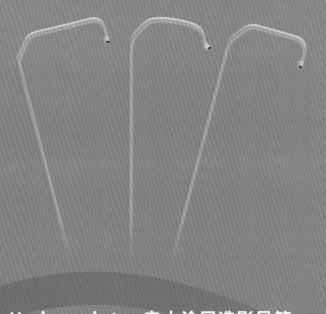

Hydropointer 亲水涂层造影导管

内外圆角设计，高亮柔软头端，保护血管安全

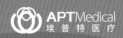

薄壁微创，高效止血，介入好搭档

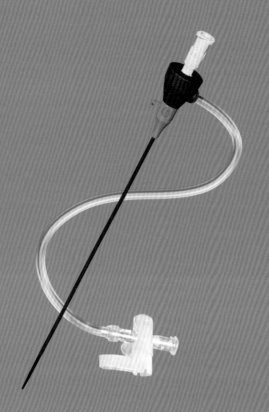

Braidin 系列 薄壁鞘

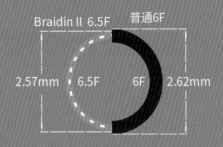

Braidin II 6.5F　普通6F

2.57mm　6.5F　6F　2.62mm

壁薄0.005"，外径最小薄壁鞘，减少穿刺损伤

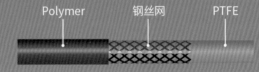

Polymer　钢丝网　PTFE

独特钢丝网编制3层管身结构，极强的抗折性能

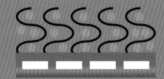

专利亲水涂层激活后鞘管表面

专利亲水涂层，置鞘顺滑

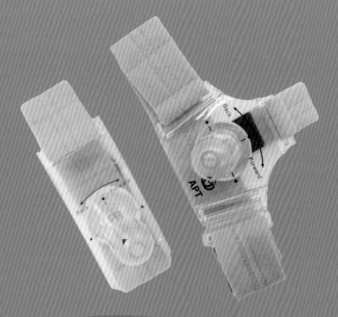

桡动脉款　　远端桡动脉款

RadiLock 系列 桡动脉止血器

圆形球面：精准压迫，快速止血

旋转式螺帽：无须充气，操作便捷

施力数量：科学压迫，减少疼痛

透明压迫区域：透明可视，方便观察

远桡压迫器独有特色：

三角形拇指扣设计，轻松调节，适应各类远桡穿刺点